हृदय रोग से मुक्ति

हृदय रोग से मुक्ति

डॉ. बिमल छाजेड़, एम.डी.

FULL CIRCLE

Reversal of Heart Disease in 5 Easy Steps
का हिन्दी अनुवाद

हृदय रोग से मुक्ति (स्वास्थ्य)

अनुवादक : अनुज गोस्वामी
प्रथम संस्करण : 2001
पहला रिप्रिंट : 2001(2)
दूसरा रिप्रिंट : 2002
तीसरा रिप्रिंट : 2002 (संशोधित)
चौथा रिप्रिंट : 2002 (3)
पांचवां रिप्रिंट : 2002 (4)
छठा रिप्रिंट : 2003
सातवां रिप्रिंट : 2004
आठवां रिप्रिंट : 2006
नवां रिप्रिंट : 2008
दसवां रिप्रिंट : 2010
ग्यारहवां रिप्रिंट : 2013
बारहवां रिप्रिंट : 2014
तेरहवां रिप्रिंट : 2017
प्रकाशक : फुल सर्कल पब्लिशिंग
जे-40, जोरबाग लेन, नई दिल्ली-110003
टाइपसेटिंग : स्कैनसेट, नई दिल्ली-110003
मुद्रक : यश प्रिंटोग्रॉफिक्स, सी-37, सेक्टर-58, नोएडा-201301

HRIDAYA ROG SE MUKTI (HEALTH)
By Dr. Bimal Chhajer, MD

ISBN 978-81-7621-097-3

दो शब्द

डॉ. बिमल छाजेड़ द्वारा लिखी *हृदय रोग से मुक्ति* पुस्तक की प्रस्तावना लिखते हुए मुझे बहुत खुशी हो रही है।

हृदय रोग जानकारी और व्यावहारिक प्रशिक्षण की कमी के कारण पैदा होनेवाला रोग है। सबसे सही वैज्ञानिक इलाज यही है कि हृदय रोग को पूरी तरह समझा जाए और इसे जड़ से खत्म करने के लिए जीवन-शैली में पर्याप्त बदलाव लाए जाएं। एक सामान्य आदमी के लिए कार्डियोलॉजी की किताब में से हजारों पन्ने पढ़कर जानकारी हासिल करना बहुत मुश्किल है और असरदार तरीके से दैनिक जीवन में इसका इस्तेमाल करना तो और भी मुश्किल है। जिस तरीके से डॉ. छाजेड़ और उनकी टीम ने हृदय रोग का हल निकालने के तरीकों को बताया और दिखाया है, वह वाकई तारीफ के काबिल और पूरी तरह से वैज्ञानिक है।

जबसे मैंने साओल हार्ट प्रोग्राम अपनाया और इसके फायदे उठाए, मेरी इच्छा रही कि यह जानकारी ज्यादा-से-ज्यादा लोगों में फैले, ताकि लोगों को असली इलाज मिले और वे सर्जिकल इलाज से बच सकें। कोर्स के दौरान मुझे 'मैनुअल' (Manual) का शुरुआती संस्करण मिला और मैं जानता था कि इसके बादवाला संस्करण आम लोगों, जिन्हें हृदय रोग है या जो हृदय रोग से बचना चाहते हैं, उनके लिए वरदान साबित होगा।

जो लोग साओल हार्ट प्रोग्राम में नहीं आ सकते और हृदय रोग को खत्म करने तथा जोखिम को घटानेवाले कारकों के लिए निर्देशों का पालन नहीं कर सकते, उनके लिए मैं इस किताब को पढ़ने पर जोर देता हूं।

मैं कामना करता हूं कि साओल हार्ट प्रोग्राम न सिर्फ भारत में बल्कि सारी दुनिया में लाखों हृदय रोगियों की मदद करेगा।

1. डॉ. पी.डी. पद्मकुमार
2. डॉ. पी.एस.बी.आर. जेम्स
3. डॉ. ए.डी. रमन
4. श्री सोमपाल वार्ष्णेय
5. श्री यू. मुखोपाध्याय
6. श्री बी.ए. आसवाणी
7. श्री तिलक
8. श्री आर. सिंह
9. श्री ए.एन. चावला
10. श्री के. महादेवन्
11. श्री सुरेश गोकुलदास
12. श्री आर.एल. शर्मा
13. श्रीमती ललिता आर. पन्ने
14. श्री भूषण कुमार
15. श्री श्यामलाल
16. श्री ए. जयराजन
17. श्री बी.एन. वाही
18. श्री के. बालसुब्रमण्यम्
19. श्री एस.एन. पुरोहित
20. डॉ. आर.के. भटनागर
21. श्री दिनेश चौरसिया
22. श्री श्रीधरन
23. श्री एन. दामोदर नैयर
24. श्री ए. विश्वनाथ
25. श्री जी.एस. सेठिया
26. श्री ए.एस. सारंगी
27. श्री अशोक सेन
28. श्री रामगोपाल अग्रवाल
29. श्री रमेश चन्द्र

200...तक

(**नोट** : किसी जानी-पहचानी हस्ती द्वारा किताब को मान्यता मिलने की बजाय मैं सोचता हूं कि मेरे रोगियों द्वारा इसे मान्यता मिलना बेहतर रहेगा। अर्थात साओल हार्ट प्रोग्राम के हिस्सेदार/भाग लेनेवाले रोगी/उनमें से दो सौ से अधिक ने इस प्रस्तावना पर हस्ताक्षर किए हैं।)

कृतज्ञता-स्वीकृति

किसी पुस्तक को लिखना एक बहुत बड़ा काम है और इस काम को पूरा करने के लिए बहुत से लोगों की मदद की आवश्यकता पड़ती है। पुस्तक के आरम्भ में ही यह छोटा-सा अध्याय इन सभी लोगों की, जिन्होंने इस पुस्तक के प्रकाशन में मदद की है, कृतज्ञता स्वीकार करने के लिए लिखा गया है।

पिछले उन्नीस वर्षों में, जब से इस क्षेत्र में काम करना आरम्भ किया—मैं जिन लोगों से भी मिला हूं, उन सभी ने इस पुस्तक के प्रयास में कुछ-न-कुछ, किसी-न-किसी प्रकार से सहयोग दिया है। सबसे पहले मैं अपने उन सभी रोगियों को धन्यवाद देना चाहता हूं जिन्होंने मेरे प्रोग्राम का पालन किया और अच्छे परिणामों को प्राप्त किया। यदि उन्होंने वे सब प्रयास न किए होते जो मैं चाहता था, तो यह साओल प्रोग्राम सफल न हुआ होता। उनकी कमजोरियों, कठिनाइयों, व्यावहारिक समस्याओं और मेरे प्रोग्राम व तर्क में अंधविश्वास जैसी श्रद्धा ने इस पुस्तक के लिखने में सहयोग दिया है। इनके बिना मैं हृदय रोगियों के लिए इतना अद्‌भुत व चमत्कारी प्रोग्राम विकसित करने में सफल नहीं हो पाता। ये वे ही लोग हैं जिन्होंने सारे देश में ही नहीं बल्कि पूरे संसार में इस प्रोग्राम को फैलाया है। मैं इन सभी को अपने परिवार का सदस्य मानता हूं। संसार-भर में 5000 से भी अधिक पारिवारिक सदस्य हैं।

धन्यवाद की सूची में, दूसरा नाम मेरी पत्नी मधु का है, जो पिछले तेरह वर्षों से मेरी सहयोगिनी रही है। यह उसका परस्पर प्रभाव ही था जिसने मुझे मेरी जिन्दगी में बहुत कुछ सिखाया। हमारे बहुत से विचार मेल नहीं खाते थे, परन्तु उसके लगातार परस्पर सम्पर्क ने बिना किसी दूसरे को चोट व दुख पहुंचाए उससे बात करना और तनावमुक्त रहना सिखाया। जैसे-जैसे व्यावहारिक रूप से मैं यह सीखता गया तनाव नियन्त्रण व प्रबन्धन पर मेरे व्याख्यान अधिक स्पष्ट, सजीव व व्यावहारिक होते गए। जैसे-जैसे हम एक-दूसरे के स्वभावों के अनुरूप सहनशील होते गए, इससे और अनेकान्त—जिसके अनुसार कभी भी दो व्यक्तियों के विचार एक से नहीं होते—से मेरा जीवन बहुत ही सहज और विनम्र हो गया। ऐसा होने में लगभग पांच वर्ष लगे। विशेषकर जैसे-जैसे मेरी यात्राओं का दौर बढ़ता गया, उसे परिवार चलाने के सारे उत्तरदायित्वों को बर्दाश्त करना पड़ा तथा हमारे बच्चों का पालन-पोषण भी करना पड़ा। हमारे पारिवारिक

जीवन के दूसरे छोर का ध्यान रखने में, सम्भवतः उसने मुझसे अधिक मेहनत की। जहां कहीं मुझमें कमी थी, उसने पूरक का काम किया। एक ऐसी पद्धति जिसमें केवल सर्जरी और रसायनों को ही बढ़ावा दिया जाता है, के विरुद्ध संघर्ष करने में वह मेरी शक्ति-स्रोत रही है। जब कभी भी मैं हारा हुआ-सा महसूस करता, वह मेरे साथ चट्टान की भांति खड़ी रही। मैं जो कुछ भी हूं, उसका सारा श्रेय उसी को जाता है।

उन सभी को जिन्होंने मुझे मेरे कार्य में सहयोग दिया है। मैं पिछले उन्नीस वर्षों की अवधि को याद करने का प्रयास कर रहा हूं।

मेरे गुरुजी, स्वर्गीय आचार्य श्री तुलसी जी ने, इस अनुसन्धान के लिए मुझे उत्साहित किया, जिसे मैंने 1986 में शुरू किया था। उस समय वह दिल्ली में ही थे। 'ध्यान' की प्रेक्षा पद्धति तथा इस पद्धति में मस्तिष्क की भूमिका तथा बहुत से विचार आचार्य महाप्रज्ञ ने मुझे दिए तथा बताया कि ये सब हृदय रोग के निवारण में बहुत अहम भूमिका निभा सकते हैं। वर्ष 1987 में जब मैं लखनऊ में इस पर रिसर्च कर रहा था, सम्भवतया तभी मुझे हृदय रोगियों के उपचार का पहला व सीधा अनुभव प्राप्त हुआ। आश्रम के संस्थापक श्री सुधीर शर्मा, उनके सहयोगी रेनु जी, पांडे जी, तिवारी जी इत्यादि तथा मेरे मार्गदर्शक डॉ. टंडन का मैं जीवन-भर आभारी रहूंगा। उन्होंने ही मुझे सच्चे अर्थों में योग की शिक्षा दी।

जब मैं 1989 में दिल्ली वापस आया तो मैं अपने मित्र श्री डुगर के माध्यम से श्री धर्मानन्द जी से मिला, जो उस समय अध्यात्म साधना केन्द्र महरौली के सहायक निर्देशक थे। श्री धर्मानन्द जी ने प्राचीन भारतीय साधना के प्रति मेरी रुचि तथा अखिल भारतीय आयुर्विज्ञान संस्थान, नई दिल्ली से प्राप्त उपलब्धियों को ध्यान में रखकर, मुझे कभी अपने प्रयास में अकेला महसूस नहीं होने दिया। अगले नौ वर्षों में मुझे हृदय रोग से सम्बन्धित रिसर्च को आगे बढ़ाने में जिन भी चीजों की आवश्यकता थी जैसे धन, संसाधन या प्रशिक्षण सभी में, उन्होंने मुझे भरपूर सहयोग दिया। उनके बिना मैं जीवन में बहुत-सी चीजों को प्राप्त नहीं कर पाता। अखिल भारतीय आयुर्विज्ञान संस्थान, नई दिल्ली में डॉ. विजय कुमार, जो अब चेन्नई में काम करते हैं, एक मित्र से अधिक मार्गदर्शक थे, उन्होंने इस अन्वेषण में मुझे वैज्ञानिक तथ्य व पृष्ठभूमि प्रदान की। डॉ. के.एस. रेड्डी जो भारत में प्रिवेन्टिव कार्डियोलॉजी के सर्वविख्यात डॉक्टर हैं तथा आयुर्विज्ञान संस्थान के फिजियोलॉजी व कार्डियोलॉजी विभाग के डॉ. मनचन्दा, डॉ. उषा सचदेव तथा डॉ. महापात्र को संस्थान में मुझे व्यक्तिगत रूप से प्रशिक्षण देने का श्रेय जाता है। 1995 में मैंने आयुर्विज्ञान संस्थान से इस्तीफा दे दिया। मुझे इस बात की बेहद खुशी है कि इलाज की परियोजना, जो

आयुर्विज्ञान संस्थान में शुरू की थी, अब काफी विकसित हो गई है और रिसर्च के परिणाम अभी हाल ही में प्रकाशित हुए हैं। मुझे और भी अधिक खुशी होती यदि उन्होंने भोजन-सम्बन्धी नियमों को रोगियों की सुविधानुसार ढीला न किया होता, तो परिणाम और भी अच्छे प्राप्त होते।

1990 में आयुर्विज्ञान संस्थान, नई दिल्ली में डॉ. रेड्डी द्वारा प्रायोजित एक बड़ी कॉन्फ्रेंस में डॉ. डीन ऑर्निश (Dr. Dean Ornish) के ग्रुप से मिलना हुआ। डॉ. डीन ऑर्निश के अध्ययन दल के सहयोगी अन्वेषक डॉ. लॉरी सेरविरज आए हुए थे और उन्होंने मेरे निवेदन पर दिल्ली में डीन ऑर्निश के अनुसन्धान के अनुरूप, एक 'वर्कशॉप' का आयोजन किया था। दो वर्ष बाद मैंने डॉ. ऑर्निश की वर्कशॉप में भाग लिया और इसके उपरान्त प्रतिदिन मैं उनकी योजनाओं, उनकी पुस्तकों—**कैसेट्स व रिसर्च पेपर्स** से लाभ प्राप्त करता रहा। डीन ऑर्निश के प्रोग्राम में मैंने इतना ही अन्तर किया कि उनकी खाना बनाने की पद्धति को भारतीय जामा पहना दिया, तनाव प्रबन्धन का बहुत अच्छा प्रोग्राम इसके साथ जोड़ दिया तथा डॉ. ऑर्निश के साधारण ध्यान के स्थान पर उससे निश्चित रूप से बेहतर ध्यान की प्रेक्षा पद्धति का प्रयोग किया। इसके साथ ही अपने रोगियों से लम्बे समय तक इलाज के सम्बन्ध में मित्रतापूर्वक सम्पर्क बनाए रखना शुरू किया। हर समय डॉ. ऑर्निश ही मेरे प्रेरणा-स्रोत रहे तथा उनके अनुसन्धान परिणामों में मेरे अटूट विश्वास के फलस्वरूप ही साओल हृदय प्रोग्राम का विकास हुआ है।

वर्ष 1995 में अखिल भारतीय आयुर्विज्ञान संस्थान में मैंने जीवन-शैली व स्वास्थ्य पर एक अन्तर्राष्ट्रीय कॉन्फ्रेंस का आयोजन किया। मेरे प्रोग्राम को इसने बढ़ावा दिया। मैं अधिक अच्छी तरह से एक और बड़े समुदाय के भले की सोचने लगा। कॉन्फ्रेंस के दौरान मुझे श्री डी.आर. बैद, श्री विनय मालू और श्री धर्मानन्द जी से बेहद सहायता मिली, जिसे मैं कभी भुला नहीं सकता।

जब मैंने आयुर्विज्ञान जैसी सरकारी संस्था में भी अपने विचारों को प्रतिपादित करने में रुकावट व लाल फीताशाही पाई, तो मैंने इस्तीफा देने व स्वयं प्रोग्राम को आगे बढ़ाने का निश्चय किया। इसके लिए मेरे पास न धन था, न साधन और न ही अन्य सुविधाएं। मेरी धर्मपत्नी मेरी सहायता की स्रोत थी तथा मेरे भाई कमल ने धन की व्यवस्था की। इस तरह से साओल का जन्म हुआ। उसके बाद मैंने पीछे मुड़कर नहीं देखा।

साओल को आरम्भिक दिनों में अपने रोगियों को इस प्रोग्राम में भाग लेने के लिए राजी करने में बड़ी कठिनाइयां आईं। राजी करने के लिए मैं जितना अधिक प्रयास करता, मेरा ज्ञान उसी अनुपात में बढ़ता जाता, जिन्होंने मुझ पर

विश्वास किया, उन्हें अच्छे परिणाम मिले और उन्हीं के द्वारा मेरा परिचय हुआ। जिन्होंने मेरे प्रोग्राम में पहले साल में भाग लिया—सम्भवतया वे मेरे सबसे अधिक नजदीक थे। इस प्रोग्राम में उन्होंने बहुत अधिक विश्वास न होते हुए भी इस आधार पर भाग लिया कि एक नवयुवक डॉक्टर तर्कसंगत बात कर रहा था, ऐसा मैंने महसूस किया। वे सब अभी भी मेरे साथ हैं और उनमें से कईयों से आज तक भी प्रत्येक महीने मिलता रहता हूं। मुझ पर भरोसा करने और प्रोग्राम के आरम्भिक चरण में उसको भरपूर सहयोग देने के लिए वे सभी मेरे धन्यवाद के हकदार हैं।

साओल के पिछले दस वर्षों (1995-2005) में मेरे सहयोगी और मैंने साओल हृदय प्रोग्राम में मूलभूत परिवर्तन किए हैं। मूलभूत तथ्यों से बिना कोई समझौता किए इस प्रोग्राम को अधिक-से-अधिक व्यावहारिक व सरल बनाते रहे हैं। हमने बिना तेल के भोजन बनाने की नई कला का विकास किया है। तनाव के प्रबंधन की पूरी पद्धति विकसित की है तथा रोगियों तक इस सबको पहुंचाने और समझाने का उचित व बेहतर माध्यम अपनाया है। हमने पुराने रोगियों के समूहों को नए रोगियों के समूह से मिलवाया, जिससे वे उन्हें बता सकें कि उन्होंने क्या किया तथा उसके परिणामस्वरूप क्या-क्या सम्भव है। इस प्रक्रिया ने इस प्रोग्राम को बहुत बढ़ावा दिया तथा नए समूहों को यह समझाने में सफलता प्राप्त की कि इस प्रोग्राम के माध्यम से वे अपनी दशा सुधार सकते हैं। मैं उन सभी सदस्यों का कृतज्ञ हूं जिन्होंने इन मिलन आयोजनों में अपने अनुभवों को दूसरों के साथ बांटा। मैं यह मिलन आयोजन अपने प्रोग्राम के तीसरे दिन रखता हूं।

जिन्होंने पिछले दस वर्षों में मेरे साथ काम किया है, उन्होंने भी इस प्रोग्राम को विकसित करने में मेरी सहायता की है। रेजीडेंट डॉक्टर डॉ. आरिजित चक्रवर्ती, डॉ. सुनील सिकन्द, डॉ. नेहाल अहमद, डॉ. विशाल शर्मा, डॉ. कपिल शर्मा, डॉ. राजीव शर्मा ने मेरे साथ काम किया है और हर एक ने प्रत्यक्ष व अप्रत्यक्ष रूप से, इस प्रोग्राम को स्थापित करने में मेरी मदद की है। नेहाल व विशाल मेरे साथ काफी समय तक रहे हैं तथा दोनों ने तथ्यों की जानकारी के सम्बन्ध में काफी योगदान दिया है। आहार विशेषज्ञों में दो महिलाओं, यामिनी व वीनू, जिनका मैं प्रशंसक हूं, ने हमारे साथ दो वर्षों से अधिक काम किया तथा मेरी बिना तेल से भोजन बनाने सम्बन्धी अत्यन्त लोकप्रिय पुस्तक 'फूड फॉर रिवर्सिंग हार्ट डिजीज' के प्रकाशन में मेरी मदद की। यद्यपि अनु और अंजना ने भी कभी-न-कभी साओल के साथ काम किया तथा हमारे काम के आरम्भिक दिनों में मदद भी की। सहयोगी कार्यकर्ताओं तथा मेरे साथियों में सोनिया वाधवा, अब श्रीमती प्रदीप, और दीप्ति चौधरी असाधारण रूप से मेरी मददगार साबित हुईं।

देने के लिए वे सभी मेरे धन्यवाद के हकदार हैं।

साओल के पिछले छह वर्षों (1995-2001) में मेरे सहयोगी और मैंने साओल हृदय प्रोग्राम में मूलभूत परिवर्तन किए हैं। मूलभूत तथ्यों से बिना कोई समझौता किए इस प्रोग्राम को अधिक-से-अधिक व्यावहारिक व सरल बनाते रहे हैं। हमने बिना तेल के भोजन बनाने की नई कला का विकास किया है। तनाव के प्रबंधन की पूरी पद्धति विकसित की है तथा रोगियों तक इस सबको पहुंचाने और समझाने का उचित व बेहतर माध्यम अपनाया है। हमने पुराने रोगियों के समूहों को नए रोगियों के समूह से मिलवाया, जिससे वे उन्हें बता सकें कि उन्होंने क्या किया तथा उसके परिणामस्वरूप क्या-क्या सम्भव है। इस प्रक्रिया ने इस प्रोग्राम को बहुत बढ़ावा दिया तथा नए समूहों को यह समझाने में सफलता प्राप्त की कि इस प्रोग्राम के माध्यम से वे अपनी दशा सुधार सकते हैं। मैं उन सभी सदस्यों का कृतज्ञ हूं जिन्होंने इन मिलन आयोजनों में अपने अनुभवों को दूसरों के साथ बांटा। मैं यह मिलन आयोजन अपने प्रोग्राम के तीसरे दिन रखता हूं।

जिन्होंने पिछले छह वर्षों में मेरे साथ काम किया है, उन्होंने भी इस प्रोग्राम को विकसित करने में मेरी सहायता की है। रेजीडेंट डॉक्टर डॉ. आरिजित चक्रवर्ती, डॉ. सुनील सिकन्द, डॉ. नेहाल अहमद, डॉ. विशाल शर्मा, डॉ. कपिल शर्मा, डॉ. राजीव शर्मा ने मेरे साथ काम किया है और हर एक ने प्रत्यक्ष व अप्रत्यक्ष रूप से, इस प्रोग्राम को स्थापित करने में मेरी मदद की है। नेहाल व विशाल मेरे साथ काफी समय तक रहे हैं तथा दोनों ने तथ्यों की जानकारी के सम्बन्ध में काफी योगदान दिया है। आहार विशेषज्ञों में दो महिलाओं, यामिनी व वीनू, जिनका मैं प्रशंसक हूं, ने हमारे साथ दो वर्षों से अधिक काम किया तथा मेरी बिना तेल से भोजन बनाने सम्बन्धी अत्यन्त लोकप्रिय पुस्तक 'फूड फॉर रिवर्सिंग हार्ट डिजीज' के प्रकाशन में मेरी मदद की। यद्यपि अनु और अंजना ने भी कभी-न-कभी साओल के साथ काम किया तथा हमारे काम के आरम्भिक दिनों में मदद भी की। सहयोगी कार्यकर्ताओं तथा मेरे साथियों में सोनिया वाधवा, अब श्रीमती प्रदीप, और दीप्ति चौधरी असाधारण रूप से मेरी मददगार साबित हुईं।

हमें जब भी उनकी आवश्यकता पड़ी, वे सदैव ही हमारे साथ रहीं। विवाह के बाद, सोनिया जी चली गईं और दीप्ति अभी भी हमारे साथ काम कर रही हैं और एक बड़ा उत्तरदायित्व निभा रही हैं। मेघराज जी और किशोर हमारे एकाउंटेंट, गीता, मीनाक्षी, मोनिका नरुला, सागर, अमित, सरबजीत, बी.के. शर्मा, उषा, छोटेलाल, भुजराम, संजय, बाबू और कुछ और लोगों ने जिनके नाम इस समय मैं भूल रहा हूं, इस पुस्तक के संयोजन व प्रकाशन में कुछ-न-कुछ मदद अवश्य की है। मैं दिल से उन सभी को धन्यवाद दे रहा हूं।

जहां तक इस पुस्तक के लेखन का प्रश्न है, सुधीर व अजित के बिना यह सम्भव नहीं हो पाता। सुधीर ने पिछले एक वर्ष में, इस पुस्तक के पृष्ठों को टाइप किया और कई बार सम्पादित किया। यद्यपि उनका कार्य-समय शाम को सात बजे समाप्त हो जाता था, फिर भी उन्होंने कई बार मध्य रात्रि तक काम किया था। उनकी सहनशीलता का मैं प्रशंसक हूं। मेरे भतीजे अजित लगभग दो वर्ष से मेरे साथ काम करने लगे। मेरे काम के एक बहुत बड़े भाग का उत्तरदायित्व उन्होंने संभाल लिया, इससे मुझे ज्यादा समय मिल गया। पुस्तक के प्रकाशन में भी उन्होंने मेरी बहुत मदद की। उनके सहयोग को मैं भुला नहीं सकता।

जिन चार व्यक्तियों ने पिछले कुछ वर्षों में मेरे द्वारा संचालित कैम्प में मेरी मदद की है, वे हैं श्री जैन, श्री त्रेहान, श्री अरुण कुमार और श्री एल.के. झा। वे सब योग में दक्ष हैं और उन्होंने साओल हृदय प्रोग्राम के विकास में बहुत सहयोग दिया है। मैं उनका आभारी हूं।

यह पुस्तक कई बार संशोधित हुई है और हमारे मुम्बई के कॉर्डिनेटर श्री दीपक दलाल को, जिन पर मैं बहुत विश्वास करता हूं, इस पुस्तक के मुख्य संशोधन का श्रेय जाता है। उन्होंने बड़े ध्यान व परिश्रम के साथ सारे पृष्ठों को पढ़ा व संशोधित किया। जिन अन्य लोगों ने इस पुस्तक का संशोधन किया है, उनके नाम हैं—डॉ. एरी, डॉ. डिसूजा और श्री एस.एस. यादव। इन सबके प्रति मैं अपनी कृतज्ञता व्यक्त करता हूं। सागर ने बहुत सुन्दर ढंग से इस पुस्तक का रूपांकन किया है।

मैं अपना आदर अपने माता-पिता के प्रति भी व्यक्त करना चाहूंगा, जो मेरे विश्वास के प्रेरणा स्रोत रहे। मैं जहां कहीं भी कार्य करता था, मैंने सदैव यह याद रखा कि उनका आशीर्वाद सदैव मेरे साथ है और इसी विश्वास ने मेरे इस अच्छे कार्य को बल दिया। मेरी बहन कविता ने भी मुझे मनोवैज्ञानिक स्तर पर सम्बल प्रदान किया और मुझे पता है कि उसने मेरा सदैव ही ध्यान रखा है। मेरे दोनों भाई व उनकी पत्नियां, जो क्रमशः हैदराबाद व चेन्नई में रहते हैं, मेरी ऊर्जा व शक्ति के स्रोत हैं। उनके प्यार व विश्वास ने मेरे कार्य को आगे बढ़ाने में बहुत अहम भूमिका निभाई है। मेरे बच्चे—गौरव व गर्वित जो मेरे कभी न समाप्त होनेवाली ऊर्जा के स्रोत हैं और इसी ने इतना कठिन परिश्रम करने तथा साओल का सन्देश सारे भारत में फैलाने में मेरी मदद की है।

मेरे जीवन को और भी अनेक लोगों ने प्रेरित व प्रभावित किया है और सम्भवतया इस समय उन सबको मैं याद कर पाने में असमर्थ हूं। पर जब कभी मैं उनको याद करता हूं तो मन-ही-मन धन्यवाद देता रहता हूं।

मैं यह अच्छी तरह से जानता हूं कि जब यह पुस्तक प्रकाशित होकर बाजार में आएगी और लाखों लोगों को हार्ट अटैक या सर्जरी की कठिनाइयों की तकलीफों से बचाने में मदद करेगी तो ये सब लोग बहुत ही प्रसन्न होंगे।

अनुक्रम

भाग 1 : परिचय

भाग 2 : जानिए अपने हृदय और उसके रोग के बारे में

भाग 3 : हृदय रोग किस वजह से होता हैं

भाग 4 : कॉरोनरी हृदय रोग का पता लगाना

भाग 5 : हार्ट अटैक और इससे बचाव

भाग 6 : हृदय की देखभाल की वर्तमान पद्धति

भाग 7 : साओल अवधारणा

भाग 8 : हृदय रोग के उपचार में तनाव प्रबन्धन

भाग 9 : आपका भोजन और कॉरोनरी हृदय रोग

भाग 10 : योग की भूमिका

भाग 11 : व्यायाम की भूमिका

भाग 12 : हृदय रोगियों के लिए अनुकरण

साओल हृदय कार्यक्रम

साओल हृदय प्रोग्राम सभी हृदय रोगियों के लिए तीन दिनों का उपचार कार्यक्रम, भारतवर्ष के सभी प्रमुख शहरों में आयोजित किया जाता है। दिल्ली में प्रत्येक महीने में एक कार्यक्रम, कोलकाता एवं मुम्बई में प्रत्येक दूसरे महीने में एक बार एवं दक्षिण भारत चैन्नई, हैदराबाद एवं बैंगलोर में प्रत्येक 6 माह में एक बार आयोजित किया जाता है। इस कार्यक्रम में सम्मिलित होने के बाद जीवन में बाईपास सर्जरी, एंजियोप्लास्टी तथा एंजियोग्राफी की कोई आवश्यकता नहीं रहती। साथ ही हार्ट अटैक का खतरा भी नहीं होता।

हमारे कार्यक्रम के सम्बन्ध में विस्तृत जानकारी एवं मुफ्त पुस्तिका मंगाने के लिए लिखें या सम्पर्क करें :

भाग 1

परिचय

क्या (स्वस्थ हृदय की) वापसी सम्भव है?

क्या हृदय धमनियों में जमे पदार्थ हटाए जा सकते हैं? यह मेरे लिए एक ऐसा आम प्रश्न है जिसे मेरे सहयोगी डॉक्टर, रोगी, मित्र, आगंतुक तथा हर मिलनेवाला पिछले कई वर्षों से पूछते रहे हैं।

अनगिनत, असंख्य बार मुझसे यह पूछा गया है कि क्या स्वस्थ हृदय की वापसी सम्भव है? हृदय धमनियों में जमे पदार्थ हटने की बात पर लोग आश्चर्य व्यक्त करते रहे हैं। जिस सिद्धान्त के बारे में उन्होंने सुना ही नहीं, उस सिद्धान्त के प्रति उनका सन्देह रखना स्वाभाविक ही था।

लेकिन मैं आश्चर्य करता हूं कि इस सम्बन्ध में सन्देह क्यों होना चाहिए, जबकि यह सामान्य ज्ञान की बात है कि जो चीज जमा की जाती है, वह निकलवाई भी जा सकती है। यदि बैंक में धन जमा किया गया है तो वह वापस निकाला जा सकता है। फर्श पर जमा की गई कोई वस्तु हटाई जा सकती है। भवन जो बनाए हैं, तोड़े जा सकते हैं। बुढ़ापे में हड्डियों में जमा हुआ कैल्शियम हटाया जा सकता है। कपड़ों पर लगा दाग भी मिटाया जा सकता है, तब हृदय की धमनियों में जमे हुए पदार्थों को क्यों नहीं हटाया जा सकता! यह साधारण-सा भाव है कि हृदय की धमनियों में कोलेस्ट्रोल (Cholesterol) के जमाव के सम्बन्ध में भला इतना हास्यास्पद क्यों लगता है। हृदय के अवरोधों का घटना, कम होना, क्यों सम्भव नहीं है!

इसका उत्तर यही है कि यह पहले मालूम नहीं था। दिन-प्रतिदिन जीवन की गिरती जीवन-शैली के चलते लोगों ने इस दशा को घटते, कम होते नहीं देखा था। डॉक्टरों तथा कार्डियोलॉजिस्टों (Cardiologists) ने हृदय की धमनियों की जमावट को दूर करने का कोई प्रयास नहीं किया, क्योंकि उन्होंने कभी भी लोगों को इस जमावट के कारणों को दूर करने की सलाह नहीं दी। परिणाम यह हुआ कि जमावट पिछले कई सालों में धीरे-धीरे बढ़ती रही है और किसी ने भी इसे हटाने या घटाने की तरफ ध्यान नहीं दिया।

विज्ञान जगत में हर दिन ही कोई-न-कोई नई खोज हो रही है। कुछ बातें जो पहले नहीं मानी जाती थीं, स्वीकार नहीं की जाती थीं, जब सबूतों के साथ, सन्देह से परे प्रमाणित होती हैं, तो उन्हें तथ्य के रूप में स्वीकार कर लिया जाता है। आज के दिन यह तथ्य कि हृदय की धमनियों में जमे पदार्थ हटाए जा सकते

हैं, पूर्ण रूप से स्वीकार कर लिया गया है। आजकल कार्डियोलॉजी (Cardiology) की पाठ्यक्रम की पुस्तकों में इस तथ्य का वर्णन हो रहा है।

इस पुस्तक को प्रकाशित करने का यही उद्देश्य है कि इसके माध्यम से सभी व्यक्तियों को जिन्हें इस विषय में साधारण ज्ञान है, यह बताया जाए कि इस भयानक रोग को जड़ से खत्म करना पूरी तरह सम्भव है। व्यक्तियों को इस बीमारी को भली प्रकार समझने तथा उन कारणों को, जिनके कारण यह बीमारी बढ़ती है, जानने की जरूरत है जिससे वे ऐसी जीवन-शैली अपनाएं कि हृदय की धमनियों में जमे पदार्थ हट जाएं।

साओल :
हृदय रोग का वास्तविक उपचार

हृदय रोग आधुनिक समय का सबसे अधिक सामान्य और घातक रोग है। पन्द्रह वर्ष पहले तक यह धारणा थी कि यदि एक बार यह रोग किसी को हो जाए तो वह केवल बढ़ता ही रहता है। यह माना जाता रहा है कि यह लगातार बढ़ते रहनेवाली बीमारी है। पिछले कुछ दशकों में हमने इस रोग से पीड़ित रोगियों की संख्या दिन-प्रतिदिन बढ़ते देखी है और इस रोग का कोई निदान भी नहीं था। बड़ी संख्या में लोगों को हार्ट अटैक (Heart Attack) होने लगे और उनमें से आधे लोग अस्पताल पहुंचने से पहले ही दम तोड़ देते थे।

यदि इस रोग का भलीभांति अध्ययन करें तो यह पता चलेगा कि इस बीमारी का मुख्य कारण हृदय की धमनियों में वसा का अर्थात कोलेस्ट्रोल व ट्राइग्लिसराइड्स का लगातार स्थायी रूप से जमा होना है और इस जमाव को हमने अपनी आधुनिक जीवन-शैली से और बढ़ावा दिया है।

हमने शारीरिक रूप से परिश्रम करना प्रायः समाप्त कर दिया है। अतः हम लोग जो तेल, घी तथा अन्य वसाओं से बने भोजन खाते हैं, उसे शरीर पूर्णरूप से प्रयोग में नहीं ला पाता। अनुपयुक्त तथा अतिरिक्त वसा, अन्य तत्त्वों की मदद से ज़ैसे आधुनिक जीवन का तनाव, धूम्रपान की आदत तथा ऐसे ही अनेक कारण, शरीर तथा हृदय की धमनियों में धीरे-धीरे जमाव शुरू कर देते हैं जिससे हृदय रोग की उत्पत्ति होती है। हम इन साधारण-सी बातों को वर्ष-दर-वर्ष अनदेखा करते रहे हैं, जिसका परिणाम हुआ है कि मानव समाज इस हमेशा बढ़ते रहनेवाली तथा प्राणघातक हृदय रोग की बीमारी के शिकंजे में फंसता ही जा रहा है।

अच्छी खबर यह है कि हम अपनी जीवन-शैली में छोटे-छोटे सही परिवर्तन करके, न केवल बढ़ते हृदय रोग को रोक सकते हैं बल्कि उसको घटा भी सकते हैं। यदि इसी बात को दूसरी तरह से कहें तो यह कहा जा सकता है कि अब वसा व कोलेस्ट्रोल को जो हृदय की धमनियों में रक्त के बहाव को रोकते हैं, हटाया जा सकता है।

मेडिकल शोध (Medical Research) ने अब बिना किसी सन्देह के तथा एंजियोग्राफी सबूतों के आधार पर यह सिद्ध कर दिया है कि हृदय रोग अब

मेडिकल विज्ञान के ज्ञान, योगासन की कला, पाककला, तनाव का नियन्त्रण, ध्यान व साधारण ज्ञान के आधार पर कम किया जा सकता है और मिटाया भी जा सकता है। मैंने इसका नाम साओल (SAAOL) रखा है जिसका अर्थ है 'विज्ञान व जीवन-शैली का सुन्दर मेल (Science And Art Of Living)।

ऐलोपैथी अर्थात आधुनिक चिकित्सा विज्ञान मानव शरीर का ज्ञान रखता है, कोलेस्ट्रोल के जमाव के बारे में बताता है, ट्राइग्लिसराइड्स की रासायनिक रचना के बारे में जानकारी देता है। चिकित्सा विज्ञान यह भी बताता है कि वे कौन-से खाद्य पदार्थ हैं जिनमें कोलेस्ट्रोल व ट्राइग्लिसराइड्स पाया जाता है; शरीर को कितनी कैलोरीज की आवश्यकता होती है तथा शरीर को कौन-से व्यायामों की आवश्यकता होती है। चिकित्सा-विज्ञान की इस जानकारी के बिना, हम बीमारी और उसके कारणों के बारे में नहीं जान सकते। बिना आधुनिक मेडिकल यन्त्रों व पद्धतियों, जैसे ईसीजी (ECG) टीएमटी, (Stress Test), कोलेस्ट्रोल टेस्ट इत्यादि के बिना हृदय रोग को घटाना लगभग असम्भव-सा है। मेडिकल डॉक्टर होने के नाते मैंने ऐलोपैथिक चिकित्सा की अच्छी बातों को अपने हृदय रोग के इलाज में सफलतापूर्वक शामिल किया है। इसी चिकित्सा विज्ञान की कुछ असंगत बातों को मैंने अस्वीकार भी किया है जिसे समझाने का प्रयास मैंने इस पुस्तक के बाद के भागों में किया है।

ऐलोपैथिक चिकित्सा की अपनी कुछ त्रुटियां भी हैं। जैसेकि इसमें जीवन के उन तनावों का कोई जिक्र नहीं है जो आज के युग में, हृदय रोग तथा हार्ट अटैक के मुख्य कारण हैं। ऐलोपैथिक चिकित्सा, तनाव तथा उसकी मात्रा व गहनता को नापने में असफल है। केवल कुछ सोने की गोलियों तथा परेशानी व उलझन कम करने की दवाओं के अलावा इसके पास इस समस्या का कोई निदान नहीं है। यद्यपि यह चिकित्सा प्रणाली जानती है कि मनुष्य का मस्तिष्क ही इन तनावों का घर है, परन्तु वह यह पूर्णतया स्वीकार करने में असमर्थ है कि ध्यान व मनोचिकित्सा के जरिए वास्तव में मस्तिष्क को नियन्त्रण करना सम्भव है।

यद्यपि ऐलोपैथिक चिकित्सा विज्ञान यह बताता है कि केवल कोलेस्ट्रोल व वसा ही हृदय रोग के अवरोधों के कारण हैं, परन्तु वह यह बताने का प्रयास नहीं करता कि इनके बिना भोजन कैसे बनाया जाए। व्यायाम की आवश्यकता को तो स्वीकार करता है, लेकिन भारत के योगासन को, जो हृदय रोगियों के लिए सबसे सुरक्षित व्यायाम है, अभी भी नहीं अपनाया है।

विडम्बना यह है कि ऐलोपैथी विज्ञान ने साधारण-सी समझ को भी भुला दिया है। हृदय रोग की वास्तविक समस्याओं को हल करने की बजाय इस विज्ञान में असामान्य व अतार्किक तरीकों जैसे 'बाईपास सर्जरी' (Bypass Sargery) व

'एंजियोप्लास्टी' (Angioplasty) को अपनाया है। यह ऐलोपैथी चिकित्सा वास्तविक समस्याओं का निदान किए बिना, अधिक-से-अधिक दवाओं, केवल दवाओं के ऊपर पूर्ण रूप से निर्भर हो गई है। यही वे कारण हैं जिनकी वजह से मैंने, ऐलोपैथी चिकित्सा की इन बातों को नहीं अपनाया। मैंने आधुनिक विज्ञान की केवल दो ही अच्छी बातों को अपनाया है।

दूसरी तरफ, साओल प्रोग्राम के अन्तर्गत हृदय की बीमारी के रोगियों का उपचार करने के लिए हमने जीवन-शैली की सबसे अच्छी बातों को चुना है तथा ऐलोपैथी चिकित्सा की भी सबसे अच्छी बातों को लेकर, दोनों का अति उत्तम सम्मिश्रण किया है। इस मिली-जुली पद्धति को पिछले सत्रह वर्षों में किंग जॉर्ज मेडिकल कॉलेज, लखनऊ, ऑल इंडिया इंस्टीट्यूट ऑफ मेडिकल साइंसेज, नई दिल्ली तथा पूरे भारत में साओल हृदय प्रोग्राम के विस्तार व विकास के दौरान विकसित किया है। इस लम्बी अवधि के दौरान, इस पद्धति की सार्थकता 2000 रोगियों के द्वारा सिद्ध की जा चुकी है। इस पद्धति के विस्तार के दौरान, अप्रत्यक्ष रूप से हृदय रोग को रोकने व अवरोधों को घटाने में हमने लाखों लोगों की मदद की है। यह पुस्तक पिछले सत्रह वर्षों के गहन रिसर्च व विकास का परिणाम है।

साओल ने एक छोटी-सी संस्था के रूप में सितम्बर, 1995 में लाजपत नगर, नई दिल्ली में अपना काम आरम्भ किया था और आज भारत के सभी भागों में यह फैल चुका है। मुख्य रूप से इसका विस्तार लोगों की मौखिक प्रशंसा और सद्भावना से हुआ है। जो इस पद्धति के उपचार से अच्छे हुए, उन्होंने दूसरों को प्रेरित किया। जिन्होंने इस पद्धति को पसन्द किया, उन्होंने इसकी सूचना दूसरों तक पहुंचाई। हमने अपने रोगियों के परिवारों को साओल परिवार का भाग माना और इस संस्कृति को साओल संस्कृति का नाम दिया। आज यह शब्द, सार्वभौमिक हो गया है। आज साओल परिवार देश के सभी भागों में फैला हुआ है। देश के सभी राज्यों में तथा संसार के तीस से भी अधिक देशों में प्रचार व प्रसार पा चुका है।

हमने भोजन के ऊपर एक पुस्तक निकाली है, नाम है—'फूड फॉर रिवर्सिंग हार्ट डिजीज'(Food for Reversing Heart Disease)। 'हार्ट टॉल्क' (Heart Talk) नाम से एक जर्नल भी प्रकाशित कर रहे हैं। एक और पुस्तक 'अंडरस्टैंडिंग हार्ट डिजीज' (Understanding Heart Disease) भी प्रकाशित की है। यह पुस्तक इस श्रृंखला में प्रकाशित नई कृति है।

कार्डियोलॉजी की प्रगति अथवा असफलता

कॉरोनरी हृदय रोग (Angina) की बढ़ती घटनाओं ने कृत्रिम व अप्राकृतिक दृष्टिकोणों की नई दवाओं, कॉरोनरी केयर यूनिटों, बाईपास सर्जरी व एंजियोप्लास्टी आदि को अधिक मात्रा में बढ़ाया है। इनके परिणाम कभी-कभी तो बड़े चमत्कारिक होते हैं पर बहुत अधिक संख्या में मरीजों के कारण तथा अस्थायी लाभ की प्रकृति के कारण, इन दवाओं व सुविधाओं का लाभ नगण्य मात्र ही है। मैंने यह भी पाया है कि आधुनिक चिकित्सा विज्ञान के ये नवीनतम-से-नवीनतम तरीके समस्या के मूल कारण तक नहीं पहुंच पाते। इन बहुत अधिक विज्ञापित, कृत्रिम, तकनीकी, खर्चीली उपचार पद्धतियों ने डॉक्टरों को बहुत अधिक मात्रा में धन प्रदान किया है और उन्होंने बहुत बड़े-बड़े अस्पताल व कार्डियक केंद्र तो बना लिए हैं, लेकिन रोगियों को कोई स्थायी या लम्बे समय तक लाभ नहीं प्राप्त हो सके, क्योंकि हृदय रोग को जड़ से मिटाने का कोई भी प्रयास नहीं किया गया।

अनुमान के अनुसार, वर्ष 2001 तक भारत में हृदय की धमनियों के रोग से पीड़ित व्यक्तियों की संख्या तीन करोड़ से अधिक होगी और यदि हम बहुत अधिक विज्ञापित व चर्चित आंकड़ों को ध्यान में रखें तो भारत में एक वर्ष में पन्द्रह हजार बाईपास सर्जरी और इतनी ही एंजियोप्लास्टी भी हो सकती हैं। यदि रोगियों की संख्या व सुविधाएं, दोनों ही दस प्रतिशत प्रतिवर्ष बढ़ती रहें तो स्थिति बहुत ही खतरनाक हो जाएगी। तीस हजार व्यक्तियों की इन सेवाओं को प्राप्त करने में लगभग छह सौ करोड़ रुपये खर्च होंगे। बचे हुए अन्य व्यक्तियों का क्या होगा? पुनः अवरोध होंगे? जरा कल्पना कीजिए कि वे जो बाईपास सर्जरी नहीं करवाना चाहते या जो पैसे की कमी के कारण नहीं करवा सकते, उनकी संख्या 2,99,60,000 होगी। इनमें से ज्यादातर रोगी यथास्थिति बनाए रखने के लिए लगभग एक हजार प्रतिमाह लगातार खर्च करते रहते हैं लेकिन वे खर्च की क्षमता रखने के बावजूद सही इलाज कराने के बाद भी कभी भी एक स्थायी उपचार नहीं प्राप्त कर पाते।

बड़े कार्डियक अस्पतालों की मुख्य रूप से अधिक सफलता को देखकर बहुत से लोगों को यह मत रखते हुए मैंने पाया है कि कार्डियोलॉजी ने बहुत तरक्की की है। कोई भी व्यक्ति जिसे थोड़ा-सा भी सामान्य ज्ञान है, वह इस बात को भलीभांति समझेगा कि तथाकथित तरक्की के काल में भी, जब हृदय

रोगियों की संख्या बढ़ रही है, तब कैसे कहा जा सकता है कि इस क्षेत्र में प्रगति हुई है। स्कोर कार्ड आपको असफलता ही दिखलाएगा। किसी उपचार पद्धति को तभी सफल कहा जा सकता है, जब यातना भोगती जनसंख्या की पीड़ाएं, उस पद्धति से कम होती हों।

किसी व्यक्ति ने एक दिन कहा—डॉक्टर, कार्डियोलॉजी विभाग चिकित्सा विज्ञान के किसी भी अन्य विभाग की तुलना में सबसे अधिक प्रगतिशील विभाग है।

आपने किस प्रकार की प्रगति देखी—मैंने जानना चाहा।

उन्होंने उत्तर दिया—प्रत्येक दिन ही, बाईपास सर्जरी व एंजियोप्लास्टी के नए-नए व बड़े अस्पताल खुलते जा रहे हैं। न जाने कितनी नई तरह की तकनीकों का विकास किया जा रहा है।

मैंने उनसे एक बहुत ही सरल से तथ्य की जानकारी चाही कि रोगियों की संख्या के बारे में उनका क्या विचार है?

उन्होंने उत्तर दिया—रोगियों की संख्या तो बहुत तीव्र गति से बढ़ रही है। ऐसा लगता है कि प्रत्येक घर में एक हृदय का रोगी है और इसी कारण इन हृदय अस्पतालों के आगे हृदय रोगियों की लम्बी कतारें बढ़ती ही जा रही हैं।

इस पर मैंने उनसे पूछा, कि जब रोगियों की संख्या बढ़ती ही जा रही है, तब इसे वह सफलता मानेंगे या असफलता?

चेचक व पोलियो का उन्मूलन करने में भारत को बड़ी सफलता मिली है। आजकल चेचक हमें कहीं भी दिखाई नहीं देती और मुश्किल से कोई पोलियो रोगी दिखाई देता है। इसे सफलता कहा जा सकता है। लेकिन जब हृदय रोगियों की संख्या बढ़ती जा रही हो तो इसे सफलता या प्रगति का नाम कैसे दे सकते हैं।

मैं कहना चाहूंगा कि कार्डियोलॉजिस्टों व सर्जनों ने आर्थिक व प्रतिष्ठा के दृष्टिकोण से अवश्य ही प्रगति की होगी पर आधुनिक कार्डियोलॉजी पद्धति पूर्णरूप से असफल रही है। कार्डियोलॉजी व रोगियों, दोनों के ही स्तरों में गिरावट आई है। ये बड़ी-बड़ी इमारतें, इन अस्पतालों की व्यापारिक क्रियाओं की आर्थिक सफलता की प्रतीक चिह्न हैं और नई-नई तकनीकों का विचार मुख्य रूप से वर्तमान तकनीक की असफलताओं व जटिलताओं को रोकने का प्रयासमात्र है।

चूंकि किसी ने भी हृदय रोग के मूलभूत कारणों का हल ढूंढ़ने का प्रयास ही नहीं किया, इसलिए इस रोग का वास्तविक निदान हम अभी तक नहीं जान पाए हैं। अस्पतालों, बाईपास सर्जनों और एंजियोप्लास्टी विशेषज्ञों का इस पद्धति

को प्रोत्साहन देने के पीछे उनकी शिक्षा तथा आर्थिक हित हैं। इसकी ओर उन्होंने कभी नहीं सोचा। मेडिकल कम्पनियों तथा हृदय विशेषज्ञों ने सदैव ही दवाओं आपातकालीन उपचार तथा लम्बे समय तक इलाज चलाए रखने की पद्धति को बढ़ावा दिया है। परिणामस्वरूप कोई वास्तविक और स्थायी हल या उपचार न कभी गम्भीरतापूर्वक सोचा गया और न ही (दिया गया) तलाशा गया।

साओल एक अद्भुत प्रयास है जो न केवल धमनियों के इस भयावह हृदय रोग के कारणों पर विचार करता है, वरन दीर्घकालीन निदान के साथ-साथ वास्तविक जीवन का मार्ग भी दिखाता है। इसका उद्देश्य हृदय रोग के तमाम खतरा पैदा करनेवाले तथ्यों के ऊपर साथ-साथ नियन्त्रण पाकर प्रथम इस रोग को बढ़ने से रोकना है, फिर इसे जड़ से दूर करना है। इसमें चिकित्सा विज्ञान का सर्वोत्तम ज्ञान तथा प्राचीन युग की बेहतरीन जीवन पद्धति की कला का सुन्दर सम्मिश्रण है। पिछले दशक के परिणामों में यह साफ है कि इससे अवरोधों की प्रगति ही नहीं रुकती, वरन अवरोधों में कमी भी आने लगती है। चिकित्सक कार्डियोलॉजी इस रोग का हल प्राप्त करने में असफल रही है क्योंकि इसका दृष्टिकोण ही गलत•था। वास्तव में आवश्यकता है विज्ञान और जीवन की कला के सुन्दर मिलाप की।

निर्देशित जीवन-पद्धति, शिक्षा, ज्ञान, योग, ध्यान, तनाव को कम करने के तरीके तथा आहार व पाककला का शिक्षण, यही सब वे बातें हैं जिन्हें साओल ने, साओल प्रोग्राम में भाग लेने वाले रोगियों को प्रदान किया है। इस पद्धति के सुन्दर परिणाम धीरे-धीरे फल रहे हैं और दिन-प्रतिदिन अधिक-से-अधिक लोग इसका पालन कर रहे हैं और हृदय रोग से मुक्ति पा रहे हैं।

भारत तथा विदेशों में भी, हृदय रोगियों तथा उन लोगों में जो हृदय रोग से बचना चाहते हैं, आजकल यह जागरूकता बहुत बढ़ी है कि बिना चीर-फाड़ के भी हृदय रोग का उपचार सम्भव है।

हृदय रोगियों की संख्या क्यों बढ़ रही है?

यह अचम्भे की बात है कि हृदय रोग (जो एनजाइना—कॉरोनरी हृदय रोग, कॉरोनरी धमनियों का रोग—इस्कीमिया या इस्कीमिक हृदय रोग के नाम से भी जाना जाता है) बहुत ही सामान्य रोग है और इस रोग के कारणों से भी लोग भलीभांति परिचित हैं। न केवल यह रोग बड़ा सामान्य है, वरन अनेक हृदय रोग विशेषज्ञों के इलाज व अनेक हृदय अस्पतालों में इन रोगियों की समस्या का निदान करने के बावजूद, रोगियों की संख्या बड़ी ऊंची दर से बढ़ रही है। इसका क्या कारण हो सकता है?

आज, अपने देश की जनसंख्या सौ करोड़ के पार है और अनुमान है कि तीन करोड़ से पांच करोड़ व्यक्ति हृदय रोग की समस्याओं से पीड़ित हैं। इनमें से लगभग तीस करोड़ व्यक्ति आज के आधुनिक युग में हाल ही में या भविष्य में हृदय रोग से पीड़ित होने की संकट अवस्था में हैं। यह संख्या बहुत तीव्र गति से बढ़ रही है। दूसरी चिंता की बात यह है कि अब यह रोग कम उम्र के लोगों में भी फैलता जा रहा है। चालीस वर्ष की आयु के नीचे के अधिक-से-अधिक लोग हृदय रोग से पीड़ित होते जा रहे हैं। इन भयानक परिणामों के कारणों का अब पता चल गया है। किसी भी आयु के लोगों की जीवन-शैली, विशेषकर इस आयु के लोगों की और वह भी अधिकांशतः शहरों में, बद-से-बदतर होती जा रही है।

यह बिल्कुल स्पष्ट है कि युवा लोगों ने एकदम, एक बहुत हानिकारक जीवन-शैली अपना ली है और इसीलिए पहले की तुलना में, जब हृदय अवरोध तीस-पैंतीस की उम्र में बनते थे, अब यही बीस-पच्चीस की उम्र में बनने लगे हैं।

यदि हम हृदय रोग के कारणों को देखें तो पता चलता है कि यह रोग हृदय की धमनियों, जो हृदय मांसपेशियों को रक्त पहुंचाती हैं, के अन्दर अत्यधिक कोलेस्ट्रोल व वसा के जमाव के कारण होता है। इन दो वसा-तत्त्वों का अत्यधिक प्रयोग व कम खपत या खर्च ही इस जमाव के मुख्य कारण हैं। जो तत्त्व इन अवरोधों को बढ़ने में सहायक होते हैं, वे हैं अत्यधिक तनाव, कसरत की कमी, धूम्रपान, उच्च रक्तचाप और हाई ब्लड शुगर। लगभग ये सभी हमारी जीवन-शैली से सम्बन्धित हैं। हम जो भी करें, परन्तु यदि हम अवरोधों के कारणों को दूर

के कारणों को दूर नहीं करते, तो यह बीमारी व ये अवरोध बढ़ते ही रहते हैं।

विडम्बना यह है कि आधुनिक चिकित्सा विज्ञान ने इस रोग के कारणों को हल करने का कोई प्रयास नहीं किया है। न केवल उन्होंने इस रोग को अनदेखा किया है, वरन उन्होंने लोगों का निरीक्षण करके इस रोग का लाभ उठाया है। उन कारणों को, जिनसे कोलेस्ट्रोल व वसा का जमाव बढ़ता है हटाए बिना, उन्होंने लगातार दवाओं का प्रयोग करके रोगियों को अपनी हृदय रोग की बीमारी की समस्या को केवल टालने-भर की सीख दी है। लेकिन रोग तो बढ़ता ही रहा। डॉक्टरों व हृदय रोग विशेषज्ञों के एक दूसरे दल ने एंजियोप्लास्टी व बाईपास सर्जरी जैसे अस्थायी तरीकों की शुरुआत की। उन्होंने चीर-फाड़ के तरीकों को अपनाकर अवरोधों को कम करने या हटाने की प्रक्रिया को अपनाया क्योंकि यह प्रक्रिया उनके लिए बहुत लाभकारी है, पर उन्होंने इस रोग को जड़ से समाप्त करने की कोई परवाह नहीं की, क्योंकि लोगों को ज्ञान देनेवाले या यह समझानेवाला कि यह प्रक्रियाएं थोड़े समय के लिए अस्थायी लाभ की प्रक्रियाएं हैं, लोग इस छल-कपट के जाल में फंसते जा रहे हैं।

एक कृत्रिम भय दिखाकर एंजियोप्लास्टी की सर्जरी से पहले दवाओं के द्वारा अस्थायी रूप से एनजाइना के कष्ट से मुक्ति दिलाकर, वे रोगियों को प्रसन्न कर देते हैं, लेकिन रोग अपनी जगह पर ही बना रहता है।

दोनों ही तरह से रोगियों की संख्या बढ़ती है।

हृदय रोग होने पर भी लोग ध्यान क्यों नहीं देते?

सामान्यतया तथा अधिकांश लोगों का हृदय रोग के बारे में ज्ञान अधूरा व अस्पष्ट-सा है। उन्हें बताया गया है कि या तो उन्हें बहुत ही खर्चीली, चीर-फाड़ वाली सर्जरी करवानी होगी या आराम पाने के लिए गोलियां लेनी होंगी, और इन दो तरीकों से ही वे अपने को सन्तुष्ट कर लेते हैं, पर अन्त में जब (समुचित जीवन-शैली के परिवर्तन के अभाव में) यह रोग बढ़ता जाता है और परिणामस्वरूप रोगी प्राणघातक दशा, जिसे 'हार्ट अटैक' कहते हैं, तक पहुंच जाता है।

वर्तमान समय में, हृदय रोग के सम्बन्ध में लोगों में एक अजीब-सा भय फैलता जा रहा है, लेकिन वे यह नहीं जानते कि क्या करें? वे इसके बारे में थोड़ा-बहुत ही जानते हैं, लेकिन अधिकांशतः वह भी गलत होता है, अतः जब उन्हें अपने हृदय रोग के बारे में पता चलता है, तब वे अपने ज्ञान के आधार पर इलाज कराते हैं। पर चूंकि उनके ज्ञान का आधार सही व पर्याप्त नहीं होता, इसलिए अधिकांश लोगों को समुचित आराम व परिणाम नहीं मिल पाते। जितना कुछ वे जानते हैं (जो प्रायः गलत व अपर्याप्त होता है) उसका अंशतः पालन करने के बाद भी जब समुचित परिणाम प्राप्त नहीं होते, तो वे अपने प्रयासों को छोड़ देते हैं। अब वे हृदय रोग विशेषज्ञों (Cardiologists) को दिखाते हैं, तो उन्हें कुछ दवाइयां मिलती हैं। अतः वे दवाइयों से चिपक जाते हैं। इन डॉक्टरों के पास इतना समय नहीं होता कि वे अपने रोगियों को जीवन-शैली में परिवर्तन की आवश्यकता के बारे में बतलाएं और न रोगी ही इसके महत्त्व को समझते हैं। मुझे अक्सर यह आभास होता है कि जहां तक हृदय रोग का सम्बन्ध है, वहां डॉक्टर, डॉक्टर का कम तथा फार्माकोलॉजिस्ट (Pharmacologists) का काम आजकल अधिक कर रहे हैं। परिणामस्वरूप वे स्वास्थ्य का उत्थान नहीं कर रहे हैं वरन मेडिकल कम्पनियों का विकास कर रहे हैं।

अब क्या किया जाना चाहिए?

अब आवश्यकता यह है कि रोगियों को प्रशिक्षण के साथ-साथ वास्तविक व व्यावहारिक शिक्षा प्रदान की जाए। असल में यह उत्तरदायित्व डॉक्टरों व कार्डियोलॉजिस्टों का है। ये वो लोग हैं जिन्हें 'स्वास्थ्यवर्द्धक जीवन-शैली' और वैज्ञानिक शिक्षा को प्रोत्साहित करना चाहिए था। लेकिन ये लोग अपने इस कर्त्तव्य व दायित्व को निभाने में लगभग पूर्णतया असफल रहे हैं।

इसके लिए मैं केवल डॉक्टरों को ही दोष नहीं देना चाहता। हमारी चिकित्सा-पद्धति का ऑरियंटेशन ही ठीक नहीं रहा है। कार्डियोलॉजिस्ट इतने व्यस्त हैं कि इस प्रकार की व्याख्या करने या समझाने का उनके पास समय नहीं है। रोगियों की बढ़ती संख्या के सामने (जो डॉक्टरों व रोगियों की त्रुटियों के कारण ही है) उनके पास केवल इतना ही समय रह गया है कि वे रोगियों के लिए दवाइयां ही लिख पाते हैं या फिर आपातकालीन सुविधाएं ही दे पाते हैं। इस दृष्टिकोण के लिए उनकी 'प्राइवेट प्रैक्टिस' की सफलता की व्यापारिक प्रकृति की एकमात्र दिशा ही उत्तरदायी कही जा सकती है। यह भी सम्भव है कि उनमें से कुछ लोग भोजन, योग तथा अभ्यास के विषय में रोगियों से बात करना अपनी सम्पन्नता (Dignity) से नीचे स्तर का मानते हैं।

कार्डियोलॉजी का भविष्य बेकार की उच्च श्रेणी की टेक्नोलॉजी द्वारा ऑपरेशनों की बजाय, उपयुक्त सरल स्तर की टेक्नोलॉजी द्वारा जीवन-शैली में परिवर्तन करके हृदय रोगियों का इलाज करने में निहित है। यद्यपि यह पद्धति टेक्नोलॉजी के दृष्टिकोण से सरल और व्यवहार में आसान है, पर पूर्णरूप से सुरक्षित, लम्बे समय तक लाभ देनेवाली तथा सबसे अधिक प्रभावशाली है। हृदय रोगियों की संख्या केवल जीवन-शैली में परिवर्तन करने से ही घटाई जा सकती है और यह सन्देश डॉक्टरों द्वारा बहुत ही वैज्ञानिक, व्यावहारिक तथा प्रयोग में आसान पद्धति के प्रतिपादन से ही सम्भव है। कार्डियोलॉजिस्टों को चाहिए कि वे अपने 'स्वार्थ आवरण' से बाहर आएं और रोगियों को यह समझाने का प्रयास करें कि उनके लिए सबसे अच्छा क्या है।

मैं दवाएं दिए जाने तथा सर्जरी के पूरी तरह खिलाफ नहीं हूं। जब तक रोगी अपने हृदय रोग को बिल्कुल घटा नहीं देते, दवाएं तो ली ही जाएंगी।

ऐसा करने से, दवाइयों के रसायनों से कुछ साइड इफेक्ट्स के अतिरिक्त रोगी को कोई विशेष नुकसान नहीं है। मेरा मानना है कि सुझाई गई परिवर्तित जीवन-शैली को यदि रोगियों के जीवन का अंग बना दिया जाए तो भविष्य में ऊंची टेक्नोलॉजी द्वारा बाईपास सर्जरी व एंजियोप्लास्टी की आवश्यकता ही नहीं पड़ेगी।

मुझे संशय है कि इस पद्धति को एक बड़े पैमाने पर सम्भव व सफल बनाया जा सकता है; इसलिए नहीं कि रोगियों को अपनी जीवन-शैली में परिवर्तन करने में कोई कठिनाई होगी, बल्कि इसलिए कि हृदय रोग से सम्बन्धित डॉक्टरों का ग्रुप अस्पतालों तथा उसकी सुविधाओं का उपयोग करते रहेंगे, जो बहुत लागत से बनाई गई है।

कम-से-कम, मुझे इस बात की खुशी है कि धीरे-धीरे लोगों में 'सर्जरी' के विरुद्ध तथा रोगियों की जीवन-शैली में परिवर्तन के प्रति जागरूकता बढ़ रही है। मेरी विचारधारा वाले अनेक कार्डियोलॉजिस्ट अपने रोगियों को खान-पान की आदतों में परिवर्तन करने के लिए उत्साहित कर रहे हैं और उनको नियमित रूप से व्यायाम करने की सलाह दे रहे हैं। अन्त में रोगी यह अनुभव करने लगेंगे कि अपने रोग के निदान के लिए कौन-सी पद्धति सबसे अधिक उपयुक्त व आसान है।

हृदय रोगियों के इलाज का मेरा अनुभव तथा हृदय रोग को घटाने का प्रोग्राम विकसित करना

1986 में कलकत्ता से एमबीबीएस करने के बाद, अपने कैरियर के शुरू के दस वर्षों के शोधकार्य के दौरान मैंने धीरे-धीरे हृदय रोगियों को अपनी जीवन-शैली में अधिक-से-अधिक परिवर्तन करने को प्रोत्साहित करना आरम्भ कर दिया था। आरम्भ में हृदय रोगियों के इलाज में, मैं केवल 'योग' व 'ध्यान' का प्रयोग करता था, पर मैंने पाया कि यह कदम प्रभावशाली तो है पर पर्याप्त नहीं। किंग जार्ज मेडिकल कॉलेज, लखनऊ, में एमडी के शोधकार्य के दौरान 1989 तक अपने इलाज प्रोटोकॉल (Protocol) में मैंने योग का अधिकतर प्रयोग किया। धीरे-धीरे मैं उन्हें वसा व तेलों का प्रयोग न करने की भी सलाह देने लगा। इससे मेरी इलाज पद्धति को और भी बल मिला।

जब 1990 में मैंने आल इंडिया इंस्टीट्यूट ऑफ मेडिकल साइंसेज (AIIMS) में शोधकार्य आरम्भ किया, तब मैंने इलाज पद्धति में तीन असरदार या कहें कि कांटेदार चीजों—योग, भोजन तथा तनाव प्रबन्धन—को सम्मिलित किया। अब इलाज के परिणाम तेजी से दिखाई देने लगे और रोगियों की दशा में उल्लेखनीय तरीके से सुधार हुआ।

आल इंडिया इंस्टीट्यूट ऑफ मेडिकल साइंसेज (AIIMS) में हुए रोगियों के साथ अपने अनुभवों तथा डॉ. ऑर्निश से लिए प्रशिक्षण को बाद में मैंने अपने इलाज प्रोग्राम में धीरे-धीरे शामिल किया जैसे—रोगियों को रोग के विषय में ज्यादा-से-ज्यादा बताना तथा उनके लिए नियमित व्यायाम। मैंने यह महसूस किया कि यदि रोगी, हृदय रोग के बारे में तथा इलाज प्रोग्राम के प्रत्येक अंग के पीछे के तत्त्वों के बारे में ठीक से नहीं जानेंगे, तो ये आसानी से गलती कर सकते हैं तथा इस प्रकार इलाज प्रोग्राम से धीरे-धीरे हट भी सकते हैं।

आल इंडिया इंस्टीट्यूट से त्यागपत्र देने तथा, 'साओल हृदय प्रोग्राम' आरम्भ करने के बाद ही पूरे प्रोग्राम की अन्तिम रूपरेखा बनी। आयुर्वेद संस्थान में मैं अपने रोगियों से वसा व कोलेस्ट्रोल से दूर रहने की सलाह देता था। चूंकि वे हृदय रोग से छुटकारा चाहते थे, इसलिए बताए हुए मार्ग पर चलने के लिए बाध्य थे। परिणामस्वरूप उनका भोजन स्वादहीन था। जैसे ही उनकी दशा में सुधार हुआ, उनके अन्दर सामान्य लोगों की तरह भोजन खाने की इच्छा

ने भी जोर पकड़ा, जो तेलों तथा वसा से बना होता है। चूंकि मैं स्थायी इलाज की खोज में अपने रोगियों को इसकी इजाजत नहीं दे सकता था, इसलिए इसका एकमात्र विकल्प था कि भोजन को स्वादिष्ट बनाया जाए।

एक कहावत है—'आवश्यकता ही आविष्कार की जननी है।' इस आवश्यकता तथा उसकी पूर्ति की तीव्र आकांक्षा ने 1995 में एक प्रश्न खड़ा किया कि हम बिना तेल के स्वादिष्ट भोजन क्यों नहीं बना सकते? प्रयोग प्रारम्भ हुए और धीरे-धीरे एक भी बूंद तेल डाले बिना स्वादिष्ट भोजन बनाने की सफल पद्धति का विकास हुआ। भोजन की समस्या का इस प्रकार लगभग पूरी तरह से समाधान हो गया।

जैसे-जैसे 'साओल हार्ट प्रोग्राम' के अन्तर्गत रोगियों की संख्या बढ़ती गई, हमने उनकी व्यावहारिक कठिनाइयों तथा प्रोग्राम के पालन के प्रति दृढ़ता और लगाव पर विशेष ध्यान रखा। योग ने प्रोग्राम को धीरे-धीरे प्रभावशाली बनाया। भारत के सभी क्षेत्रों—उत्तर, दक्षिण, पूर्व, पश्चिम में किए गए प्रत्येक कैम्प से हमने फीडबैक इकट्ठा किया और अपने प्रोग्राम में शामिल किया। धीरे-धीरे परिणाम अच्छे होते गए।

मैंने, अब तक सारे भारत में 'साओल हार्ट प्रोग्राम' के बैनर तले 2000 से अधिक हृदय रोगियों का उल्लेखनीय सफलता के साथ इलाज किया है।

यह पुस्तक किसलिए?

जब मैंने देखा कि 'साओल हार्ट प्रोग्राम' ने समस्त भारत व महाद्वीप में (हम यह प्रोग्राम नेपाल व थाइलैंड में भी कर रहे हैं) बहुत जागरूकता उत्पन्न कर दी है, तो मैंने महसूस किया कि हम प्रत्यक्ष रूप से बहुत अधिक रोगियों को प्रशिक्षण नहीं दे सकेंगे, क्योंकि ऐसे प्रशिक्षण की मांग मेरी क्षमता से बहुत अधिक है। मैंने अपनी क्षमता को विकसित किया तथा सभी महानगरों में 'प्रशिक्षण प्रोग्राम' का विस्तार किया। मैंने अपने आपसे स्वयं यह प्रश्न किया कि मेरी क्षमता क्या है? मैंने यह महसूस किया कि लगभग तीन करोड़ हृदय रोगियों की क्षमता में मेरी क्षमता बहुत सीमित थी। ऐसे व्यक्तियों की एक बड़ी संख्या समय या धन अथवा दोनों के अभाव के कारण मेरे प्रोग्राम में भाग नहीं ले पा रही थी। शायद इसीलिए मैनुअल के स्थान पर पुस्तक लिखने का विचार मेरे दिमाग में आया।

मैं यह जानता हूं कि डॉक्टर, डॉक्टर ही होता है। आप किसी रोगी को मेडिकल पुस्तक देकर, यह आशा नहीं कर सकते कि वह अपने लिए नुस्खा स्वयं ही लिख लेगा। आप कॉलेज का स्थान एक पुस्तक को नहीं दे सकते। लेकिन कुछ भी नहीं करने से, कुछ भी कर लेना बेहतर है। यदि मैं पर्यवेक्षक रूप से 2000 रोगियों को ही वर्ष-भर में प्रशिक्षण/मदद दे सकता हूं तो तीन करोड़ में से बचे हुए 2,99,98,000 का भी यह अधिकार बनता है कि कुछ भी न पाने से पुस्तक के माध्यम से ही जितना अधिक-से-अधिक समझ सकते हैं, ज्ञान प्राप्त करें।

मैं यह जानता हूं कि लाखों व्यक्ति जो हृदय रोग से पीड़ित हैं, वे किसी योग के अध्यापक, मित्र या किसी पुस्तक की सहायता से कुछ-न-कुछ कर पाने का प्रयास कर रहे हैं, लेकिन थोड़े-से प्रयासों से रोग के निदान के समुचित परिणाम सामने नहीं आ रहे हैं। जैसाकि मैंने समझाने का प्रयास किया है कि 'प्रोग्राम' के एक भाग का पालन करने से रोग के निदान में मदद तो मिलेगी, लेकिन यह समुचित निदान नहीं होगा। घी के स्थान पर किसी अन्य तेल का प्रयोग करना ही सब-कुछ नहीं है। सैर करना या फलों का रस पीना उपचार के दृष्टिकोण से बहुत ही अपर्याप्त है। यदि कोई व्यक्ति वास्तव में हृदय रोग को रिवर्स (Reverse)/घटाना चाहता है तो उसे उपचार के सभी आयामों को जानना होगा। हृदय रोगी को उसी की भाषा में वह सब-कुछ बताना, जो उसे

जानना चाहिए, यही इस पुस्तक के लिखने का दूसरा महत्त्वपूर्ण कारण है।

यह पुस्तक केवल उन लोगों के लिए ही नहीं है जो हृदय रोग से पीड़ित हैं (जिसका अर्थ है कि उनकी हृदय की धमनियों में सत्तर प्रतिशत से अधिक रुकावट (Blockages) हो गई है) बल्कि उनके लिए भी है, जिनमें हृदय रोग को बढ़ावा देने वाले कई या एक भी गम्भीर कारण पाया जाता है। ये गम्भीर कारण उच्च रक्तचाप, भोजन की बुरी आदतें, मोटापा, तनावयुक्त काम, पारिवारिक जीवन या पारिवारिक हृदय रोग का इतिहास या हाई ब्लड कोलेस्ट्रोल हो सकते हैं।

लोगों को यह जानना चाहिए कि सम्भवतया उनकी हृदय धमनियों में रुकावटें बनना शुरू हो गई हैं। सम्भव है कि रुकावटों का प्रतिशत दस से पचास तक हो, पर इतना होना ही पुस्तक का अनुसरण करने के लिए काफी है। मेरा विचार है कि लगभग तीस करोड़ लोग इस श्रेणी में आते हैं। यह पुस्तक एक बड़ी जनसंख्या के लिए बहुत मददगार साबित होगी।

मैं महसूस करता हूं कि करोड़ों लोगों को इस पुस्तक की आवश्यकता है, क्योंकि इन सब लोगों को अपनी बीमारी को जानने व उसके निदान को समझने का अधिकार है। मैं इन लोगों को इस ज्ञान से वंचित नहीं रखना चाहता जो उनको हार्ट अटैक, बाईपास सर्जरी या एंजियोप्लास्टी से बचा सकता है। मैं चाहूंगा कि इस ज्ञान का विस्तार हो। इस पुस्तक में निहित ज्ञान से, यदि व्यक्तियों का जीवन बचता है, तथा सुधार होता है तो मैं अपने जीवन को धन्य मानूंगा, और मानूंगा कि मेरे पिछले एक दशक के प्रयासों का बहुत ही सुखद परिणाम निकला है।

इस पुस्तक को किस प्रकार प्रयोग करें?

कृपया ध्यान रखें कि यह पुस्तक 'कार्डियोलॉजी' (Cardiology) या हृदय रोग की पाठ्य पुस्तक नहीं है और न ही यह ऐसी पुस्तक है जिसे समझने के लिए हृदय रोग की पूरी जानकारी या तकनीकी ज्ञान या बहुत अधिक ज्ञान की आवश्यकता हो। इस पुस्तक की बातों को समझने के लिए आपको किसी वैज्ञानिक बुद्धि (समझ) की भी आवश्यकता नहीं है। यह पुस्तक साधारण तरह से पढ़ने के लिए है। आप उन बातों को नोट कर लें या उनको रेखांकित कर लें, जिनका अनुसरण करना आपके लिए आवश्यक है। फिर इन रेखांकित बातों को बाद में पुनः थोड़ा-सा विशेष ध्यान देकर पढ़ें और अलग से नोट भी कर लें।

अन्य बहुत-सी पुस्तकों के समान, मैंने इस पुस्तक में भी एक छोटी-सी प्रस्तावना लिखी है। इस अध्याय को पढ़ना आवश्यक है। यह आपको इस पुस्तक के उद्देश्य और तथ्यों का अनुमान कराएगा।

पुस्तक के तथ्यों का पुनः एक बार बारीकी से अवलोकन करें

भाग 1 : परिचय
भाग 2 : जानिए अपने हृदय और उसके रोग के बारे में
भाग 3 : हृदय रोग किस वजह से होता है
भाग 4 : कॉरोनरी हृदय रोग का पता लगाना
भाग 5 : हार्ट अटैक और इससे बचाव
भाग 6 : हृदय की देखभाल की वर्तमान पद्धति
भाग 7 : साओल अवधारणा
भाग 8 : हृदय रोग के उपचार में तनाव प्रबन्धन
भाग 9 : आपका भोजन व कॉरोनरी हृदय रोग
भाग 10 : योग की भूमिका
भाग 11 : व्यायाम की भूमिका
भाग 12 : हृदय रोगियों के लिए अनुसरण

एक नजर में पुस्तक के तथ्य

पुस्तक की प्रस्तावना आप पढ़ चुके हैं। प्रस्तावना में मैंने सामान्यतः पूछे जाने वाले प्रश्न 'क्या हृदय रोग का घटना सम्भव है?', क्या कार्डियोलॉजी प्रगति कर रहा है? तथा ऐसे ही अन्य प्रश्नों का विस्तृत उत्तर देने का प्रयास किया है। मैंने 'साओल हृदय प्रोग्राम' (SAAOL Heart Program) का संक्षिप्त विवरण भी दिया है।

दूसरे भाग (Section) में हृदय और हृदय रोग के बारे में सब-कुछ समझाया गया है। हृदय क्या है? यह कैसा दिखता है? यह क्यों महत्त्वपूर्ण है? इसे रक्त कैसे मिलता है? समानान्तर प्रवाह (Collateral Circulation) क्या है? यह भाग भारत में हृदय रोग के घटनाक्रम तथा इसके विषय में तथ्यों व आंकड़ों को भी दर्शाता है।

तीसरा भाग हृदय रोग के कारणों और इसके खतरनाक तथ्यों का जिक्र करता है। हर कारण, कोलेस्ट्रोल से लेकर ट्राइग्लिसराइड्स, तनाव तक का वर्णन इस भाग में है। यह याद रखने की बात है कि इसी पर साओल उपचार का आधार टिका है। मैंने इन बातों का विश्लेषण किया है कि हृदय रोग क्या है? धमनियों में जमाव कैसे होता है? यह जमाव क्यों होता है? इस जमाव के कारणों का किस प्रकार विश्लेषण करें? इस रोग पर अपना ध्यान लगाएंगे तो यह प्रश्न स्वभावतः अपने आप उठ खड़े होंगे। एक बच्चा भी इस पर ध्यान दे सकता है और वह भी यही प्रश्न पूछेगा। जैसे-जैसे आप पढ़ते जाएंगे, आपको उत्तर मिलते जाएंगे। अपने आप प्रश्न पूछिए और अपने आप ही उत्तर प्राप्त कर लीजिए। हर बात पूरी तरह से स्पष्ट हो जाएगी।

चौथा भाग हृदय रोगियों पर जो परीक्षण होते हैं, उससे सम्बन्धित है। रोग का पता चलना, रोग की स्थिति, उपचार की व्यवस्था और रोगी के सुधार का अनुसरण करना इत्यादि का इसमें वर्णन है। ईसीजी (ECG), इको कार्डियोग्राम (Echo cardiogram), तनाव परीक्षण (Stress test), लिपिड प्रोफाइल परीक्षण (Lipid profile test), थैलियम परीक्षण (Thallium test) इत्यादि के बारे में आप जान सकते हैं।

मैं आपको सलाह दूंगा कि आप इस भाग को, उपचार से सम्बन्धित भागों 7, 8, 9, 10, 11 को पढ़ने से पहले पढ़ें, जिससे आप साओल से सम्बन्धित

प्रत्येक बात, प्रोग्राम तथा अन्य उपचार पद्धतियों को भली प्रकार समझ सकें।

पांचवां भाग हार्ट अटैक, रोग की उस स्थिति की जिससे सब हृदय रोगी ग्रस्त रहते हैं, समझ प्रदान करता है। इस ज्ञान के बिना, हृदय की बीमारी का रोगी, जीवन में कभी विश्वास प्राप्त नहीं कर सकेगा। प्रत्येक व्यक्ति को आश्वस्त होना चाहिए। यदि वह यह जानता है कि उसे क्या करना चाहिए तो उसे हार्ट अटैक से बचाया जा सकता है। अतः प्रत्येक हृदय रोगी तथा उसके घनिष्ठ सम्बन्धियों के लिए यह भाग बहुत ही महत्त्वपूर्ण है।

छठा भाग वर्तमान ऐलोपैथिक उपचार पद्धति के बारे में बताता है जिसका एक हिस्सा मैं साओल हृदय प्रोग्राम में भी प्रयोग करता हूं। इस अध्याय में, मैंने हृदय रोग विशेषज्ञों द्वारा दी जाने वाली दवाइयों तथा सर्जिकल तरीकों, जैसे बाईपास इत्यादि को समझाने का प्रयास किया है। मैंने यह भी समझाने का प्रयास किया है कि क्यों ये सारी पद्धतियां अन्ततः रोगियों का भला नहीं करने वाली हैं। साओल पद्धति के विकास के दौरान, वर्तमान समय में इन प्रचलित पद्धतियों से इतना अनावश्यक विरोध मिलता है कि कभी-कभी मैं कुछ रूखा या व्यंग्यात्मक कह देता हूं, जिसके लिए अब मैं क्षमाप्रार्थी हूं। यह कड़ुवापन कभी-कभी अनजाने में अभिव्यक्त भी हो जाता है!

सातवें भाग में, हृदय रोग के घटाने के सिद्धान्त के तर्क का इतिहास है। क्यों और कैसे, केवल जीवन पद्धति में परिवर्तन ही एकमात्र उपाय है। मेरे रोगी इस सिद्धान्त का पालन करके अपने हृदय रोग में अभूतपूर्व सुधार लाए हैं। मैंने उन्हीं बातों को दृढ़ता से लागू करने का प्रयास किया है। यह पढ़कर ही आपको इस प्रोग्राम की सम्पूर्णता का आभास होगा।

हृदय रोग का जीवन पद्धति से उपचार करने के चार महत्त्वपूर्ण स्तम्भ हैं—तनाव का घटाना, भोजन, योग और व्यायाम। प्रत्येक के बारे में व्याख्या क्रमशः अगले भागों 8, 9, 10, 11 में की गई है।

बारहवें भाग में बहुत ही महत्त्वपूर्ण प्रश्नावली, तालिका और फॉर्म्स दिए गए हैं, जिनका प्रोग्राम का पालन करते समय बहुत महत्त्व है। बहुत अच्छे परिणामों के लिए कृपया इनका प्रयोग करें और अपनी प्रगति और प्रोग्राम के पालन का अच्छी प्रकार हिसाब रखें।

पुस्तक का विशिष्ट विवरण

यह पुस्तक हृदय रोग और उसके निदान के विवरण की कहानी है। यह पुस्तक उन लोगों के लिए नहीं है जो डॉक्टर या हृदय रोग विशेषज्ञ हैं या जो किसी परीक्षा में भाग लेने जा रहे हैं, यह पुस्तक साधारण ज्ञानवाले व्यक्तियों के लिए है या उन सामान्य व्यक्तियों के लिए है जो जटिल व मेडिकल की शब्दावली को नहीं समझ सकते। मैंने जान-बूझकर इस शब्दावली को सरल बनाने, कभी-कभी बहुत ही सरल बनाने का प्रयास किया है। जिनको सामान्य व्यक्ति वैज्ञानिक वैधता को तिलांजलि दिए बिना आसानी से समझ सके।

निःसन्देह यदि कोई डॉक्टर इस पुस्तक को एक साधारण ज्ञानवाले व्यक्ति की हैसियत से पढ़ना चाहता है तो यह पुस्तक उसे एक आनन्द की अनुभूति देगी। वह सभी बातों को तुरन्त ही समझ सकेगा और यह अनुभव करेगा कि हमने जटिल वैज्ञानिक सूचना को रोगियों के भले के लिए कितने प्रभावशाली व सरल ढंग से परिवर्तित करके उन्हें उपलब्ध करा दी है।

लेकिन कुछ व्यक्ति जो हृदय रोग के बारे में वैज्ञानिक रीति से प्राप्त विवरण जानने के इच्छुक हैं, उनके लिए हृदय रोग विशेषज्ञों के लिए मान्य मेडिकल पाठ्य पुस्तकों के विशेष अध्ययन की सिफारिश करके, मुझे प्रसन्नता होगी। हृदय रोग के ऊपर पाठ्य पुस्तकों के लाखों पृष्ठों पर इस सम्बन्ध में सूचना प्राप्त है। सच तो यह है कि इस सूचना का कोई अन्त नहीं है। ये सभी सूचनाएं उन व्यक्तियों को प्रदान करना जो इनका एक प्रतिशत भी समझ नहीं सकते, बुद्धिमत्ता नहीं होगी। सूचना को सरल ढंग से प्राप्त करने का उद्देश्य ही असफल हो जाएगा।

यह पुस्तक वे सभी व्यावहारिक सूचनाएं व निर्देश अपने पाठकों को प्रदान करती है जिनका वे अपने जीवन में अधिक-से-अधिक अनुसरण कर सकते हैं। मैं इस बात को अच्छी तरह से समझता हूं कि विभिन्न शैक्षिक पृष्ठभूमि तथा विभिन्न प्रकार के तार्किक मस्तिष्क के सामने बहुत से व्यक्ति इस पुस्तक में दिए गए निर्देशों का भलीभांति पालन नहीं कर सकेंगे। यह आश्वासन स्पष्ट है कि जितना कम या अधिक—वह प्रोग्राम के किसी भाग का पालन करेंगे, परिणाम उस भाग में, उसी अनुपात से अवश्य मिलेंगे। लेकिन यह निर्देश उन्हें

मैं अवश्य देना चाहता हूं कि एक निश्चित अन्तराल के बाद, नियमित रूप से यह आवश्यक नहीं कि वे हृदय रोग विशेषज्ञ ही हों, अवश्य परामर्श करते रहें। कारण कि एक बार सुधार आरम्भ हो जाने पर सम्बन्धित दवाओं में आवश्यक परिवर्तन कराया जा सके।

यद्यपि यह प्रोग्राम हजारों हृदय रोगियों का उपचार करने में समर्थ व प्रभावशाली रहा है, परन्तु यह याद रखना चाहिए कि सभी मनुष्यों की शरीर रचना व क्रिया एक-दूसरे से भिन्न है। अपवाद रूप में कुछ ऐसे केस हो सकते हैं जो पर्याप्त फल न दें। प्रत्येक क्षेत्र में अपवाद हमेशा ही होते हैं।

हृदय रोग को घटाने के लिए हम साओल हृदय प्रोग्राम में जीवन शैली में परिवर्तन की सिफारिश करते हैं। लेकिन जब तक हृदय रोग में सुधार नहीं हो जाता, दवाएं (मेरा मतलब ऐलोपैथिक दवाओं से है) साथ-साथ चलती रहती हैं और वे केवल एक विधिवत शिक्षित डॉक्टर के परामर्श पर ही बदलनी या बन्द करनी चाहिए। कृपया इस बात को हमेशा ध्यान में रखें।

अन्त में, मैं इस बात पर जोर देना चाहूंगा कि साओल हृदय प्रोग्राम में हम जो व्यावहारिक प्रशिक्षण देते हैं, वह पुस्तक पढ़ने तथा जीवन-शैली में बताए परिवर्तन का पालन करने से, कहीं अधिक बेहतर है। अतः अधिक-से-अधिक लाभ पाने के लिए मैं अपने पाठकों को इस प्रोग्राम में भाग लेने और प्रयास करने की सलाह देता हूं।

पांच चरण क्यों :
मुट्ठी की शक्ति

हृदय रोग कई कारणों से होने वाली बीमारी है। इसका अर्थ है कि यह रोग कई कारणों से होता है। अतः कई कारणों में से केवल एक कारण का इलाज करने से कोई सफल नहीं हो सकता। यदि एक कारण को खत्म करके अच्छे परिणाम पाने हैं, तो उस कारण के पीछे छिपी समस्या को पूरी तरह से नियन्त्रित करना होगा।

'साओल हृदय प्रोग्राम' अब भारत के हर भाग में उपलब्ध है और लोगों द्वारा अपनाया जा रहा है—वह हृदय रोग के इलाज में पांच प्रमुख चरणों का प्रयोग करता है। यह प्रोग्राम नान-इनवेसिव (Non-invasive) है अर्थात बिना सर्जरी का प्रोग्राम है। इन चरणों का पूर्णरूप से तथा बहुत सही तरीके से पालन करता है। वास्तव में प्रोग्राम की रूपरेखा इतनी व्यावहारिक है कि प्रत्येक व्यक्ति इसका आसानी से पालन कर सकता है। इन पांच चरणों में से प्रत्येक चरण के विभिन्न अवयव हैं और हृदय रोग के घटाने में ये विभिन्न अवयव अलग-अलग भूमिका अदा करते हैं। यह प्रोग्राम की सभी तरह से सम्पूर्णता ही है जो इसको इतना प्रभावशाली बनाती है।

इसको एक बार फिर समझाने का प्रयास करता हूं कि यदि हम लोहे की पांच अलग-अलग छड़ियां लें, तो कोई एक छड़ी आसानी से मुड़ जाएगी, लेकिन इन पांच छड़ियों को एक साथ रखते हैं, तो उनकी शक्ति विशाल रूप से बढ़ जाती है और फिर उनको मोड़ना एकदम असम्भव हो जाता है।

हम अपने हाथ को ही लें। यदि मेरी एक ही अंगुली हो तो उससे मैं दस काम कर सकता हूं। यदि उसमें एक अंगुली-अंगूठा और जोड़ दिया जाए तो मैं सौ काम कर सकता हूं। पांच अंगुलियों के साथ होते ही हजारों काम किए जा सकते हैं। हाथ के पूर्ण होते ही, हाथ की कुशलता बहुत बढ़ जाती है।

पांचों चरणों और उनके विभिन्न अवयवों के पालन से प्रोग्राम की शक्ति बहुत बढ़ जाती है और इसी से शीघ्र ही अच्छे परिणाम पाना सम्भव हो पाता है।

ये पांच चरण हैं, शिक्षा (Education), तनाव का घटाना (Stress Reduction), भोजन में परिवर्तन (Diet Modification), योग-ध्यान (Yoga-

Meditation) और व्यायाम (Exercise)।

शिक्षा व व्याख्या, ऐसी सरल भाषा में होने से जिसे साधारण ज्ञान का व्यक्ति भी समझ सके, ही हृदय रोगियों के लिए हृदय रोग के विस्तृत ज्ञान और रोग को घटाने के सिद्धान्त को भली प्रकार जानना सम्भव व सुविधाजनक बनाता है। ब्लडप्रेशर, ब्लड-ग्लूकोज कोलेस्ट्रोल, ट्राइग्लिसराइड्स और इन सबका हृदय रोग पर प्रभाव—रोगियों को भली प्रकार जानना चाहिए। हृदय धमनियों का अवरोध, उसका ज्ञान, हृदय रोग की पहचान व परीक्षण, दबावों का प्रभाव, उनकी किस्में—रोगियों को यह सब सीखना चाहिए। इन सब बातों की शिक्षा इस प्रोग्राम में दी जाती हैं।

यह प्रोग्राम भिन्न-भिन्न रोगियों को जिनके हृदय रोग की स्थिति भी अलग-अलग है, उन सबको तनाव का घटाना, व्यवहार परिवर्तन, भोजन की पूर्ण जानकारी, योग, अभ्यास, ध्यान आदि विस्तार से सिखाता है। सभी निर्देशों का पूरी तरह से पालन करना है—इस बात को मूल रूप से ध्यान में रखें।

हृदय रोग हटाने में जिसकी आवश्यकता है वह है शुद्धता से प्रोग्राम का पालन करना

किसी भी काम को सफलतापूर्वक करने के लिए शुद्धता (accuracy) की आवश्यकता होती है। हृदय रोग को घटाने के लिए यह और भी महत्त्वपूर्ण है। ऐसा नहीं कि साओल हृदय रोग प्रोग्राम से पहले लोगों को जीवन-शैली में परिवर्तन की बात मालूम नहीं थी, लेकिन समस्या यह थी कि इस सम्बन्ध में पूर्ण ज्ञान का अभाव था और सही तरह से इलाज करने की जानकारी भी नहीं थी। हृदय रोग कई कारणों से होता है और उसको ठीक करने के लिए, उन सब कारणों को संक्षिप्त रूप से जानना और उस ज्ञान का व्यावहारिक रूप से पालन करना आवश्यक है।

यदि इन सब बातों का बिल्कुल ठीक प्रकार से पालन नहीं किया गया, तो परिणाम भी अस्पष्ट व भिन्न (illusive) रहेंगे। सही तरीका अनेक वर्षों के प्रयासों व वैज्ञानिक शोध से ही प्राप्त किया जा सकता है। बहुत से व्यक्ति जो मानव शरीर की संरचना के विषय में मेडिकल तौर से प्रशिक्षित नहीं हैं और हृदय रोग के विकास के बारे में नहीं जानते, वे भी हृदय रोग को कम करने का वायदा करके, हृदय रोग के डॉक्टर बनने का दुःसाहस कर सकते हैं और यह बहुत ही खतरनाक बात साबित हो सकती है। कार्डियोलॉजी व बचाव पक्ष की दवाओं की असफलता का मुख्य कारण यही है कि इनको गम्भीरता से नहीं लिया गया और इनका प्रयोग भी बड़े सतही तरीके से किया गया, इसलिए परिणाम भी प्राप्त नहीं हुए। बहुत से व्यक्ति और डॉक्टर जो हृदय रोग को रोकने व बढ़ने देने की प्रक्रिया को कम करने के लिए, जीवन-शैली में कम-सही परिवर्तन का प्रतिपादन करते हैं, वे बहुत ही गलत तरीका सामने रखते हैं। कुछ ने थोड़े से तेल, मछली या ऐसा भोजन जिसमें बहुत अधिक तेल का अंश है, लेने को कहा है जबकि कुछ ने तनाव के प्रबन्धन के प्रशिक्षण को कोई महत्ता नहीं दी है और भुला दिया है। याद रखने की बात है कि तनाव का नियन्त्रण हृदय रोग को घटाने का एक महत्त्वपूर्ण घटक है। अधिकांश ऐसे लोग, इस अवधारणा की सम्पूर्णता को नहीं समझते, तथा उपचार की प्रक्रिया को हल्का बना देते हैं जिससे पर्याप्त परिणाम प्राप्त नहीं हो पाते।

मैंने इस पुस्तक में 'सबसे अधिक क्या किया जाना चाहिए तथा इसका पालन करना चाहिए' के बारे में लिखने का प्रयास किया है।

जानिए अपने ह्रदय और उसके रोग के बारे में

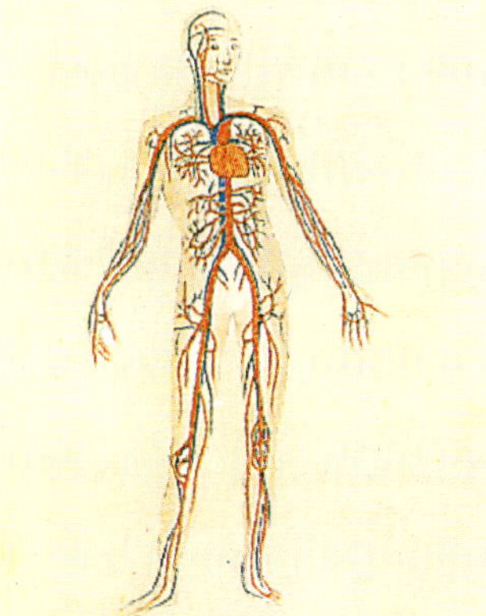

मानव शरीर में रक्त का प्रवाह जिसमें ह्रदय केन्द्रीय भूमिका निभाता है।

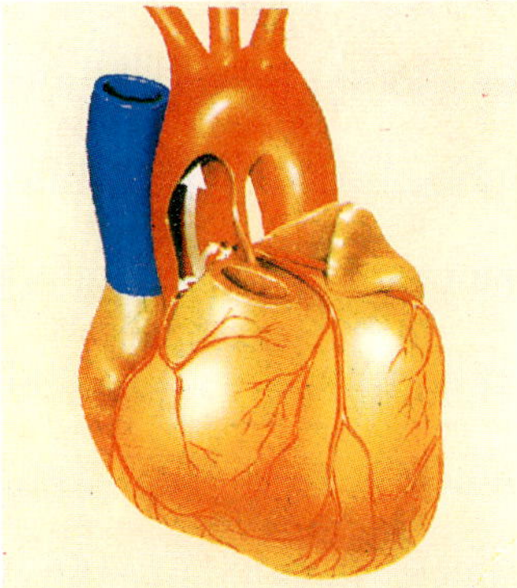

ह्रदय एक सेब की तरह दिखाई देता है। मांसपेशी की ऊपरी परत जो मुख्य धमनी से रक्त की सप्लाई लेती है।

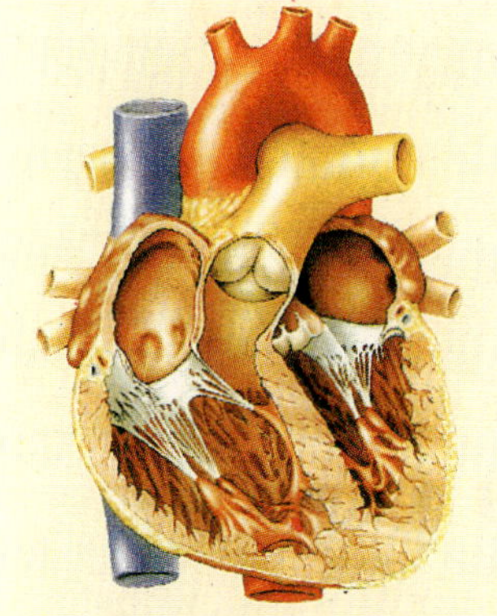

बीच में से कटा हुआ ह्रदय। आप ह्रदय के चारों कक्ष और वाल्स भी देख सकते हैं।

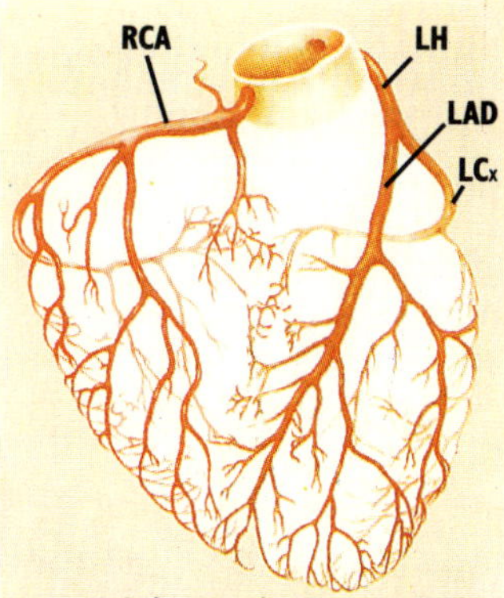

ह्रदय धमनियों का एक रेखाचित्र। इसकी तीन मुख्य शाखाएं हैं, जो अपनी उप-शाखाओं द्वारा पूरे शरीर को रक्त सप्लाई करती हैं।

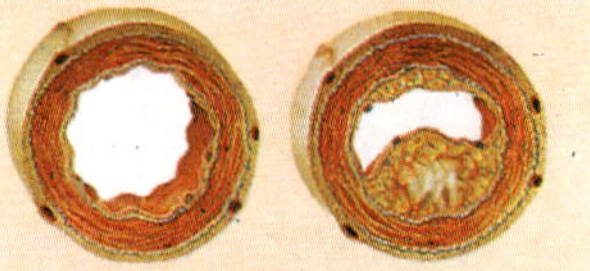

एक सामान्य कॉरोनरी धमनी का भीतरी रेखाचित्र।

कॉरोनरी धमनी की 75% से 80% रुकावट को दर्शाता रेखाचित्र।

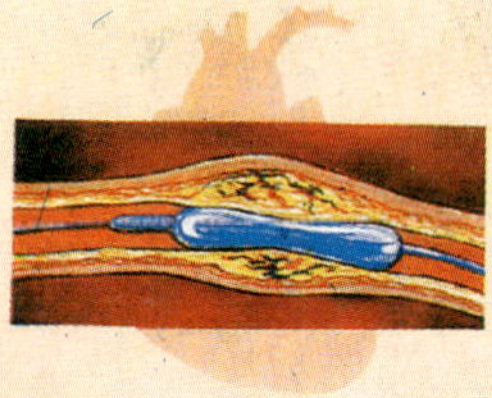

बैलून एंजियोप्लास्टी : जिसमें बन्द और खराब धमनी में एक गुब्बारा फिट किया जाता है। रुकावट तक पहुंचने के लिए शरीर की मुख्य धमनी में एक कैथेटर अन्धाधुंध घुसाई जाती है।

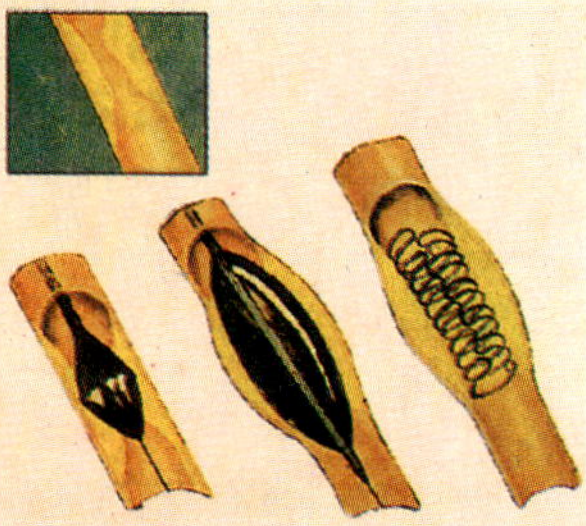

स्टेंट बैलूनिंग : कैथेटर को बाहर निकालने के बाद एक स्प्रिंग फिट की जाती है जो रुकावट को फिर से बनने से रोकती है।

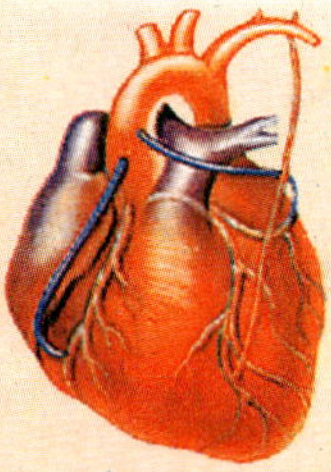

बाईपास सर्जरी : ढेर खर्चे और कई जटिलताओं के साथ किया गया एक बड़ा ऑपरेशन। इसमें नकली नलियों को फिट किया जाता है। चित्र में दो नलियों और एक धमनी को दिखाया गया है।

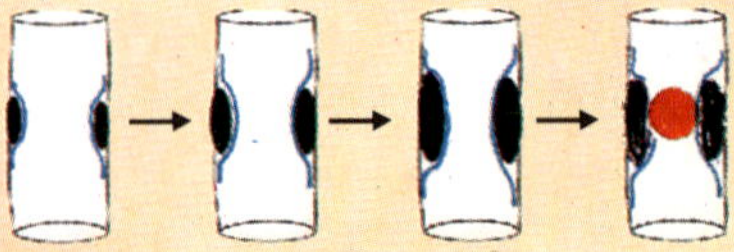

हार्ट अटैक : प्रक्रिया

भाग 2

जानिए अपने हृदय और उसके रोग के बारे में

परिचय

कॉरोनरी हृदय रोग को, जो हृदय रोगियों में पिचानवे प्रतिशत पाई जाती है, 'अज्ञानता का रोग' भी कहा जा सकता है, क्योंकि ज्ञान के अभाव में ही इस रोग में वृद्धि होती है। यदि हम उचित ज्ञान को आत्मसात कर लें तो विरले ही किसी व्यक्ति को हृदय रोग होगा। लेकिन यह ज्ञान केवल मेडिकल पुस्तकों-भर में ही नहीं रह जाना चाहिए। इस ज्ञान को सामान्य व्यक्तियों तक भी पहुंचाना चाहिए। इस ज्ञान को सरल बनाना चाहिए, जिससे वह आसानी से समझा जा सके।

रोग का आधा हल तो हृदय रोग के ज्ञान की समुचित जानकारी में ही निहित है। मानव शरीर की मशीन, संसार की मशीनों में सर्वोत्तम मशीन है। यदि इसे भली प्रकार रखा जाए तो इसमें कोई खामी नहीं आ सकती। हृदय रोग, वास्तव में एक लम्बे समय तक गलत जीवन-शैली अपना कर, हृदय के कुप्रबन्ध का परिणाम है। गलत भोजन, अत्यधिक चर्बी व कोलेस्ट्रोल, मधुमेह व रक्तचाप के नियोजन का अभाव, कम व्यायाम, धूम्रपान, तम्बाकू का सेवन और अत्यधिक तनाव के कारण ही मनुष्य की हृदय धमनियों में अवरोध बनने शुरू होते हैं। आरम्भ तो सदैव ही जीरो से होता है। वर्ष-प्रतिवर्ष गलत जीवन-शैली बनाए रखने से अवरोध धीरे-धीरे बढ़ते रहते हैं और वे सत्तर प्रतिशत तक पहुंच जाते हैं, और तब हृदय रोग की पहचान हो पाती है।

एक बार एक सज्जन बाईपास सर्जरी करवाने के दो वर्ष बाद पुनः हृदय धमनियों में अवरोध हो जाने के कारण मेरे पास आए। मैंने उनके कागज देखे व बाईपास सर्जन का नोट भी देखा। मैंने जब उनसे पूछा कि दोबारा अवरोध कैसे हो गए। उन्होंने कहा, "मुझे नहीं मालूम।" वह सज्जन अवरोधों व उसके कारणों के बारे में पूर्णरूप से अनजान थे। वह हर दिन चिकन व मक्खन खा रहे थे। उनको अपने ऑपरेशन के बारे में कितना ज्ञान था, यह जानने के लिए मैं उत्सुक था। अतः मैंने पूछा, "आपने क्या ऑपरेशन कराया था?"

तुरन्त उन्होंने उत्तर दिया, "मेरे हृदय में एक हड्डी बढ़ रही थी और सर्जन ने बढ़ती हड्डी को निकाल दिया।" उन्होंने अपनी राय दी, "डॉक्टर मुझे लगता है कि वही हड्डी फिर बढ़ गई है।"

जीवन-शैली के परिवर्तन से हृदय रोग का इलाज करते समय मैंने यह अनुभव किया कि बहुत से लोगों को, जिन्होंने बाईपास सर्जरी करा ली है या जो सालों से दवाएं ले रहे हैं, वास्तव में यह जानकारी ही नहीं थी कि उनमें या उनके हृदय में क्या खराबी थी?

जब मैंने हृदय रोग को हटाने का इलाज आरम्भ किया तो प्रथम बात मैंने यह जानी कि रोगियों को हृदय मशीन के बारे में पूरी जानकारी होना बेहद जरूरी है। हृदय कैसे काम करता है, कैसा दिखता है, वे धमनियां कौन-सी हैं, जिनमें अवरोध पैदा हो जाते हैं, हृदय में दर्द और चोकिंग क्यों होती है, कितने प्रतिशत अवरोध होने पर हृदय रोग के लक्षण प्रकट होते हैं, हार्ट अटैक क्या होता है, कैसे अवरोध बढ़ते हैं, अवरोधों के बढ़ने के क्या कारण हैं, रक्तचाप क्या है, कोलेस्ट्रोल क्या है, ट्राइग्लिसराइड्स क्या है इत्यादि। यह सब जाने बिना उनमें आत्मविश्वास पैदा नहीं हो सकता। मैंने यह भी पाया कि अधिकांश डॉक्टरों के पास या तो समय नहीं है या यह सब बताने की विशेषज्ञता नहीं है। इस अध्याय में मैं इसी की व्याख्या करने जा रहा हूं। इन सबको जाने बिना हृदय रोग को घटाना लगभग असम्भव-सा है।

मेरे पास एक रोगी 'एनजाइना' की शिकायत लेकर आया। मैंने उससे, उसके रक्त के कोलेस्ट्रोल के बारे में पूछा। उसने गर्व से कहा, "मैं प्रत्येक वर्ष इसका परीक्षण करवाता हूं और मुझे कोलेस्ट्रोल नहीं है।" मैंने उससे जानना चाहा कि बिल्कुल ठीक संख्या क्या है। उनको नहीं मालूम था। मैंने उनसे घर पर फोन करवाया तथा सही संख्या पता लगाने के लिए कहा, "यह 245 mg/100 ml था। यह हृदय रोगी के लिए काफी ऊंची सीमा थी। यह गलत जानकारी है, अज्ञानता है। कोलेस्ट्रोल की सामान्य सीमा 130 से 200 mg/100 ml है।

एक दूसरे सज्जन मेरे पास आए। उन्हें हृदय रोग था और वह बहुत मोटे भी थे। जब मैंने उनसे कहा कि उनका वजन लगभग बीस किलोग्राम अधिक है तो वह मानने को ही तैयार नहीं थे। जब मैं इस बात पर बल देता रहा तब उन्होंने कहा, "महोदय, मैं पिछले दस वर्षों से ऐसा ही हूं।" जब मैंने उन्हें दिखाया और समझाया कि वह किस प्रकार अधिक भार के हैं तो उन्होंने कहा, "डॉक्टर वास्तव में मेरा वजन तो ठीक है, बस मेरी लम्बाई ही कम है।"

हृदय रोगियों को शिक्षा देना इतनी बड़ी समस्या नहीं है जितनी बड़ी समस्या उनके इस विषय में पहले से पल रहे अज्ञान को मिटाने की है। रोगी के दिमाग में पहले से ही इतनी गलत सूचना भरी हुई है कि इस गलत सूचना को आसानी से निकाल पाना लगभग असम्भव है।

कॉरोनरी रोग : विभिन्न नाम

आप यह ध्यान रखें कि जब कभी हम हृदय रोग के सम्बन्ध में बात करते हैं तो हमारा तात्पर्य एक ऐसे रोग से है जो हृदय धमनियों व नलियों (Tube) में वसा व कोलेस्ट्रोल के जमाव के कारण होता है। ऐसा इसलिए कि हृदय की नाना प्रकार की बीमारियों में पिचानवे प्रतिशत से अधिक इसी बीमारी के रोगी होते हैं। इसका अर्थ है कि दस रोगियों में से नौ से अधिक रोगियों की हृदय की मांसपेशियों (Muscles) में रक्त के संचार में रुकावट रहती है।

हृदय धमनियों के अवरोधों की इस बीमारी को 'कॉरोनरी हृदय रोग' (Coronary Heart Discease–CHD) कहते हैं। वर्षों से विभिन्न कारणों के चलते विभिन्न लोग इस रोग को अलग-अलग नाम से जानते हैं। इन सब नामों में सबसे सामान्य नाम है 'एनजाइना' अर्थात 'हृदय शूल रोग।' हृदय शूल रोग का अर्थ है छाती की बाईं तरफ दर्द जो अक्सर बाएं कंधे की तरफ फैलता है। कॉरोनरी हृदय रोग से प्रभावित अस्सी प्रतिशत रोगियों में चूंकि यह दर्द सामान्य रूप से पाया जाता है, इसलिए 'एनजाइना' सबसे अधिक सामान्य नाम बन गया है।

ऐसा भी पाया गया है कि कॉरोनरी हृदय रोग के बहुत से रोगियों को विशेष प्रकार का छाती का दर्द नहीं होता, बल्कि कंधे में दर्द होता है। सांस फूलती है, सांस अवरुद्ध होने की अनुभूति होती है अथवा छाती के बीच में जलन की अनुभूति होती है। ये सब भी अवरोधों के कारण होते हैं। अतः हमें यह जानना चाहिए कि कॉरोनरी हृदय रोग बिना 'एनजाइना' दर्द के भी हो सकता है।

इसी रोग का कुछ कम प्रचलित नाम है इस्कीमिया (Ischaemia) अर्थात हृदय में ऑक्सीजन की कमी। कॉरोनरी हृदय रोग की सारी समस्याएं ऑक्सीजन की कमी के कारण ही होती हैं, क्योंकि हृदय धमनियों में अवरोधों के कारण हृदय को रक्त कम मिल पाता है। हृदय को भी ऑक्सीजन रक्त से ही मिलता है। 'इस्कीमिया' एक अधिक वैज्ञानिक शब्द है। कॉरोनरी हृदय रोग को इसकिइमिक हृदय रोग या (IHD) भी कहते हैं और अभी भी बहुत से डॉक्टर व रोगी इसी शब्द का प्रयोग करते हैं।

इस रोग का एक और नाम है कॉरोनरी धमनियों की बीमारी (CHD)। यह नाम अधिक उपयुक्त है और आजकल डॉक्टरों व हृदय रोग विशेषज्ञों में लोकप्रियता प्राप्त कर रहा है।

एनजाइना के बारे में कहानियां

रोगी-एक

सैंतालीस वर्षीय श्री लाल एक व्यस्त 'एक्जीक्यूटिव' हैं। दिल्ली में रहते हैं। एक लम्बे अर्से से न वह बीमार पड़े हैं और न ही उन्होंने कोई दवा ली है। कुछ महीने पूर्व छाती के बाएं हिस्से में उन्होंने भारीपन महसूस किया। ऐसा उन्होंने सीढ़ी चढ़ते समय पाया। यह मानकर कि शायद यह थकान के कारण है, उन्होंने इसकी परवाह नहीं की। लेकिन एक महीने के अन्दर ही इस भारीपन का स्थान बाईं तरफ छाती के दर्द ने ले लिया। उन्होंने यह भी पाया कि यह दर्द बाएं हाथ की तरफ फैलता था। यह पता लगाने के लिए कि यह कहीं फिटनेस की कमी के कारण न हो, वह सुबह घूमने के लिए जाने लगे। जैसे ही वह लगभग पांच सौ गज चलते थे, वह दर्द फिर उभर आता था। जैसे ही रुक जाते थे और थोड़ा विश्राम करते थे, दर्द चला जाता था। यह बात उन्होंने अपनी पत्नी को बताई। दूसरे दिन वह अपने फैमिली डॉक्टर, डॉ. पुरी के पास गए और उन्हें सारी बात बताई। ECG लिया गया लेकिन वह ठीक था। डॉ. पुरी ने एक और परीक्षण, जिसे 'स्ट्रेस टेस्ट' (Stress test) या 'ट्रेडमिल टेस्ट' (Tread mill test) कहते हैं, करवाया। मशीन पर तीन मिनट में ही पता चल गया कि परीक्षण सकारात्मक (Possitive) था। श्री लाल को बताया गया कि वह एनजाइना, जिसे कॉरोनरी हृदय रोग भी कहते हैं, से पीड़ित हैं।

बाद में, परीक्षणों के उपरान्त श्री लाल को बताया गया कि धूम्रपान की आदत, ऊंचा कोलेस्ट्रोल तथा बहुत अधिक तनाव उनके दर्द व कॉरोनरी अवरोधों के मुख्य कारण थे।

रोगी-दो

बयालीस वर्षीय श्री अशोक पटेल मुम्बई में एक व्यापारी हैं जो शुरू से ही मोटे हैं और एक लम्बे समय से उच्च मधुमेह से पीड़ित थे। वह कुछ गोलियां खा रहे थे और प्रति छह मास में रक्त में शर्करा का परीक्षण करा लेते थे। ब्लड शुगर के आंकड़े सदैव ही ऊंचे रहते थे। उन्हें इसकी चिन्ता थी, परन्तु व्यापार को बढ़ाने की इच्छा के कारण सदैव ही व्यापार की दबाववाली समस्याएं ही

अधिक प्रभावशाली रहती थीं। वह जानते थे कि उन्हें अपना वजन कम करना चाहिए। हाल ही में उन्होंने यह महसूस किया कि काम पर जाते समय जब भी रेलवे पुल पर चढ़ते थे, उनकी सांस फूल जाती थी। अनजाने ही वह अपने चलने की गति धीमी कर लेते थे तथा सीढ़ियों में ही बैठ लेते थे। ऐसा पहले नहीं होता था। उन्होंने समझा कि यह सब उनके अधिक वजन के कारण है। उन्हें हृदय रोग का भी ध्यान आया, जबकि वह जानते थे कि मधुमेह के रोगी होने के कारण उनके हृदय रोगी होने की सम्भावनाएं अधिक थीं, पर उन्होंने अपने आपको आश्वस्त कर लिया कि चूंकि उन्हें छाती का दर्द नहीं था, अतः हृदय रोग नहीं हो सकता।

यह बात उन्होंने अपने व्यापारिक सहयोगी को बतलाई। उन्होंने एक एमडी चिकित्सक से मिलने की सलाह दी। दूसरे ही दिन 'कम्प्यूटराइज्ड तनाव परीक्षण' (Computerised stress test) के द्वारा यह मालूम हो गया कि श्री पटेल को हृदय रोग है। स्पष्ट था कि हृदय की धमनियों में सत्तर प्रतिशत से अधिक अवरोध थे।

रोगी-तीन

श्री कृष्णमूर्ति एक अवकाश-प्राप्त सरकारी कर्मचारी हैं। बंगलौर में रहते हैं। उन्हें पिछले एक वर्ष से छाती में जलन हो रही थी। वह पहले दुबले थे। लेकिन भोजन व व्यायाम का खयाल रखते थे। अपने पूरे कैरियर में उन्होंने बहुत ही कठोर परिश्रम वाला रूटीन व्यतीत किया था और तनाव उनके जीवन का एक हिस्सा था। वह अपनी कॉलोनी की एसोसिएशन के सचिव थे और उन्होंने अपने आपको कई सामाजिक गतिविधियों से भी जोड़ रखा था। वह अपनी जलन की अनुभूति को आमाशीय (Gastric problem) समस्या से जोड़ रहे थे। भोजन के उपरान्त जब कभी भी जलन की अनुभूति होती थी, वह डाइजीन व जैलूसिल लिक्विड ले लेते थे। उन्होंने यह भी अनुभव किया कि भोजन के दो घंटे बाद यह जलन मिट जाती थी। उनके कॉलोनी के डॉक्टर ने, जिनसे उन्होंने इस बात का सरसरी तौर पर जिक्र किया था, और भी अधिक शक्तिशाली एनटैसिड (Ranitidine) दवा में लिख दी।

एक दिन एक डिनर पार्टी में गरिष्ठ भोजन के पश्चात, इतना तीव्र दर्द उठा कि श्री कृष्णमूर्ति को अगले ही दिन अपने डॉक्टर के पास जाना पड़ा। उसी दिन ECG हुआ और यह पुष्टि हो गई कि वह हृदय रोग के मरीज हैं।

रोगी-चार

श्रीमती चटर्जी कलकत्ता में गृहिणी हैं। वह कुछ अधिक वजनी हैं और पिछले बीस वर्षों से तम्बाकू खा रही हैं। वह एक शिष्ट व शालीन महिला हैं। एक बड़े परिवार की वरिष्ठ महिला होने के नाते उनकी बड़ी जिम्मेदारियां हैं और इस कार्य में उन्हें अपनी बहू से काफी सहायता मिलती है। प्रतिदिन वह अपने कार्यकारी प्रबन्धक पति के साथ घूमने भी जाती थीं। उनका जीवन बहुत नियमित था।

पच्चीस दिन के अन्तराल के बाद, चूंकि उनके पति व्यापारिक दौरे पर बाहर गए हुए थे, श्रीमती चटर्जी पुनः सैर के लिए गईं। सैर के दौरान उन्होंने गले में जकड़न महसूस की। वह अपने पति के साथ बराबर कदम नहीं रख पाईं। थकान मानकर उन्होंने विश्राम ले लिया। पूरा दिन सामान्य-सा रहा। दूसरे दिन फिर सैर के समय जकड़न महसूस की। वह रुक जाती थीं तो जकड़न चली जाती थी। फिर तो यह नियमित प्रतिक्रिया हो गई।

श्री चटर्जी उनको डॉक्टर के पास ले गए। उनके सामान्य परीक्षण करवाए गए। कोलेस्ट्रोल व ट्राइग्लिसराइड्स भी अधिक थे। उन्हें तम्बाकू खाने की भी आदत थी। उन्हें 'सॉरब्रिट्रेट' की कुछ गोलियां दी गईं। अब सैर पर जाने से पहले वह जीभ के नीचे एक सॉरबिट्रेट' की गोली रख लेती थीं, जिससे जकड़न नहीं होती थी। उनके पति को बताया गया कि श्रीमती चटर्जी को 'ट्रेड मिल टेस्ट' (Tread mill test) कराने की आवश्यकता है।

एनजाइना : कैसे पहचानें?

ये चारों रोगी, हृदयरोग के विशेष उदाहरण हैं। जब कोई रोगी छाती के दर्द के बाएं हाथ की ओर जाने की शिकायत करता है, तो परीक्षण सदैव हृदय धमनियों में अवरोध बताता है, परिश्रम करने से दर्द बढ़ता है, विश्राम से कम फिर समाप्त हो जाता है। यह भोजन के बाद उभरता है, विशेषकर गरिष्ठ भोजन के पश्चात। बहुत से रोगी परिश्रम के बाद, छाती में दर्द की नहीं बल्कि सांस फूलने की शिकायत करते हैं। इन रोगियों में से बहुत से रोगी, अधिक वजनी हैं और उन्हें मधुमेह भी होता है। 'हृदय का जोर से धड़कना' भी हृदय रोगियों की एक आम शिकायत है।

छाती में जलन, जकड़न की अनुभूति, घबराहट, उत्तेजना में हृदय में दर्द, कभी-कभी कंधों में दर्द, कभी सीने के दाहिने भाग में या जबड़ों में दर्द—हृदय रोग की ओर इशारा करते हैं।

कोई भी उम्र एनजाइना से मुक्त नहीं है। प्रारम्भिक आयु में भी 'एनजाइना' का पाया जाना एक आम बात है। इसका मुख्य कारण है कि उन धमनियों में, जो हृदय को रक्त पहुंचाती है, कोलेस्ट्रोल व ट्राइग्लिसराइड्स का जमा होना। 'एनजाइना' तब तक सम्भव नहीं, जब तक अवरोध सत्तर प्रतिशत से अधिक नहीं हो जाते। कितने समय में ये अवरोध बनते हैं, यह इस बात पर निर्भर करता है कि किसी व्यक्ति की जीवन-शैली कितनी त्रुटिपूर्ण है। यदि कई खतरनाक तथ्य मौजूद हैं और तनाव सबसे प्रमुख है तो 'एनजाइना' पच्चीस वर्ष की आयु में भी हो सकता है। पहले 'एनजाइना' पचास-साठ वर्ष की आयु में देखा जाता था, परन्तु अब बहुत से 'एनजाइना' के रोगी तीस-पैंतीस वर्ष की आयु के भी पाए जाते हैं।

'एनजाइना' को पहचान पाना रोगी की बीमारी के ज्ञान और शारीरिक क्रियाशीलता पर निर्भर करता है। जब कोई व्यक्ति समय-समय पर शारीरिक परिश्रम करता रहता है, जिसमें हृदय की गति 120-130 प्रति मिनट से ऊपर उठ जाती है, तब ऐसा व्यक्ति 'एनजाइना' को शीघ्र पहचान पा सकता है। वे व्यक्ति, जो शारीरिक श्रम नहीं कर पाते, काफी देर से 'एनजाइना' को पहचान पाते हैं क्योंकि श्रम के अभाव में हृदय-गति 120-130 प्रति मिनट से ऊपर कभी नहीं पहुंच पाती। ऐसे बहुत से निष्क्रिय व्यक्ति कभी-कभी हार्ट अटैक

के शिकार हो जाते हैं, जिसका परिणाम जानलेवा भी हो सकता है। क्योंकि सरल-सी बात है कि वे अपने 'एनजाइना' की जल्दी पहचान और इलाज के उपाय नहीं कर पाए।

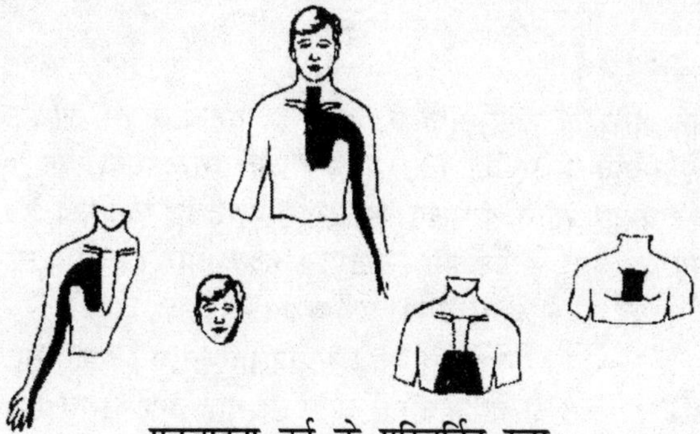

एनजाइना दर्द के परिवर्तित रूप

'एनजाइना', जो सामान्यतया सर्वाधिक पाए जानेवाला रोग है, तब तक नहीं होता जब तब अवरोध चालीस से पचास प्रतिशत तक ही रहते हैं। यदि ऐसा होता है तो इसका कारण आकस्मिक कॉरोनरी धमनियों के स्पन्दन से है जो बहुत अधिक को दर्शाता है।

तुरन्त सन्दर्भ के लिए नीचे दी हुई तालिका में 'एनजाइना' के विशेष कारणों का वर्णन है :

- छाती का दर्द–हार्ट अटैक का दर्द बहुत तीव्र होता है, जबकि 'एनजाइना' का दर्द हल्के से लेकर तीव्र तक हो सकता है। यह प्रायः छाती के मध्य में उठता है तथा बाएं कंधे की ओर बढ़ता है लेकिन कई बार दाएं हाथ के कंधे तथा नीचे के जबड़ों की ओर भी जाता है। दर्द प्रायः पांच से दस मिनट तक ठहरता है।
- सांस का फूलना–या सांस का छोटा हो जाना।
- पसीना आना।
- जी मितलाना या उलटी हो जाना।
- सिर का चकराना या मूर्छित होना।
- छाती में दर्द या भारीपन, विशेषकर गरिष्ठ भोजन के बाद।
- गले में जकड़न की अनुभूति।
- छाती या पेट के ऊपरी भाग में भारीपन या जकड़न।
- कमजोरी या आसानी से थकान हो जाना।

हृदय और उसकी कार्य-प्रणाली

मानव शरीर के सभी अंगों में, हृदय का महत्त्व सबसे अधिक है क्योंकि पूरे मानव शरीर को रक्त पहुंचाने का उत्तरदायित्व, जो हमारे जीवन को बनाए रखने के लिए आवश्यक है, इसी हृदय का है। अतः यह परम महत्त्व की बात है कि हम लोगों को हृदय और इसकी कार्य-प्रणाली से अवगत होने का हर प्रयत्न करना चाहिए।

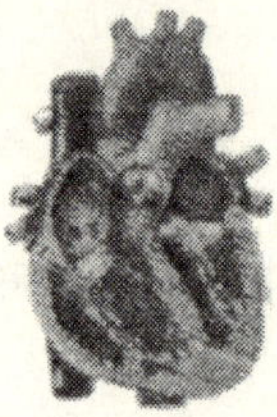

मनुष्य का हृदय मांसपेशीवाला एक छोटा-सा अंग है जो छाती के बीच में, थोड़ा-सा बाईं ओर स्थित है। आकार में एक बन्द मुट्ठी के बराबर है और इसका वजन लगभग तीन सौ पचास ग्राम है, इसीलिए इसकी सुरक्षा सामने से छाती की हड्डियां (sternum) करती हैं।

हृदय अन्दर से चार कक्षों में विभाजित है और इसके चार बड़े छल्ले (valves) होते हैं। ऊपर के दो कक्ष 'एटरिया' और नीचे के दोवेनट्रिकलस कहलाते हैं। दाएं एटरिया में अशुद्ध व ऑक्सीजनविहीन रक्त, वह रक्त जिसे तन्तुओं ने ऑक्सीजनरहित कर दिया है, नसों द्वारा पूरे शरीर से लाया जाता है। यह रक्त दाएं 'वेंट्रिकल' में जाता है जो सिकुड़कर अपनी पुलमोनरी धमनियों द्वारा फेफड़ों में पम्प कर देता है। ऑक्सीजनवाला या विशुद्ध रक्त फेफड़ों से पुलमोनरी नसों के द्वारा बाईं 'एटरिया' से बाईं वेंट्रिकल में जाता है जो सिकुड़कर बहुत वेग से सारे शरीर में पम्प (pump) कर देता है और इस प्रकार मानव शरीर के करोड़ों तन्तुओं को रक्त की सप्लाई हो जाती है। इस प्रकार पूरे मानव शरीर में रक्त का प्रवाह होता रहता है।

चूंकि हृदय लगातार काम करता रहता है, इसलिए उसको ऑक्सीजन व आहार की आवश्यकता होती है जो रक्त के द्वारा प्रवाहित होते हैं। इस प्रकार हृदय को रक्त की प्राप्ति होती रहती है। हृदय को रक्त, रक्त-वाहिनी नलियों द्वारा प्राप्त होता है और इनकी धमनियां दो होती हैं—दाईं कॉरोनरी धमनी (LAD) हृदय के आगे की तरफ नीचे की ओर उतरती है और दाईं सरकमफ्लेक्स कॉरोनरी धमनी (LCx) हृदय को पीछे की ओर से घेरती है। बाईं कॉरोनरी धमनी (RCA) हृदय के दाईं ओर आगे व पीछे के भागों को रक्त पहुंचाती है। ये सब कॉरोनरी धमनियां आपस में एक-दूसरे से जुड़ी रहती हैं। हम इन धमनियों के बारे में, जो हृदय को रक्त पहुंचाती हैं, बाद में विस्तार से अध्ययन करेंगे।

हृदय की रचना एक सशक्त मांसपेशी के तन्तु द्वारा होती है जिसे 'मायूकार्डियम' कहते हैं और यह मनुष्य के पूरे जीवनकाल में, रात-दिन चुपचाप लगातार कभी न थकनेवाले पम्प की तरह अपना काम करता रहता है। एक मिनट में यह लगभग बहत्तर बार धड़कता है और यदि मनुष्य के जीवन-काल को सत्तर वर्ष माने और मनुष्य की आयु का मिनटों में हिसाब लगाएं तो यह ढ़ाई करोड़ बार धड़कता है। प्रत्येक मिनट में हृदय सात लीटर रक्त प्रवाहित करता है और उम्र-भर में लगभग सत्तर करोड़ लीटर। शारीरिक परिश्रम व मानसिक तनाव के दौरान, इसका कार्य छह गुना या इससे भी अधिक बढ़ जाता है। अतः मानवजाति की जानकारी में हृदय इन्हीं गुणों के कारण सबसे अच्छा व कुशल पम्प माना जाता है। विज्ञान व मेडिकल टेक्नोलॉजी के क्षेत्र में अत्यधिक प्रगति के बावजूद कोई भी व्यक्ति कृत्रिम रूप से ऐसा पम्प बनाने में सफल नहीं हो पाया है।

हृदय का काम, पूरे शरीर को रक्त व आवश्यक पौष्टिक आहार पहुंचाना है। जीवित रहने के लिए शरीर ऑक्सीजन का प्रयोग करता है। रक्त-प्रवाह की पद्धति, शरीर के हर भाग को रक्त, ऑक्सीजन व आहार पहुंचाने के अलावा, शरीर के आन्तरिक ताप को भी संचालित करती है, हारमोन्स को शरीर में विभाजित करती है, तथा चयापचय (Metabolism) के हानिकारक उत्पादक तत्त्वों को बाहर निकालती है। इसके अतिरिक्त और भी अनेक काम करती है, जिनका वर्णन हमारे विषय के परे है।

सार रूप में हृदय के कार्य

- पूरे शरीर को रक्त पहुंचाना।
- शरीर व शरीर के करोड़ों-करोड़ों तन्तुओं को ऑक्सीजन तथा कैलोरिक आहार पहुंचाना। कैलोरिक आहार वह आहार है जो भोजन के पचने के बाद बनता है।
- शरीर के तन्तुओं तक विटामिन व लवणों को पहुंचाना जिनके बिना वे जीवित नहीं रह सकते।
- हृदय तक रक्त पहुंचाना व वापस ले आना तथा ऑक्सीजन प्राप्त करने के लिए फेफड़ों तक भेजना।
- शरीर के एक भाग से दूसरे भाग में हारमोन्स व न्यूरो-रसायनों के वितरण में सहायता करना।
- रक्त की शुद्धता बनाए रखने के लिए, व्यर्थ व फालतू तत्त्वों को गुर्दों तक ले जाने में सहयोग करना। गुर्दे रक्त से निरर्थक व बेकार तत्त्वों को अलग कर देते हैं।

हृदय रक्त को कैसे पम्प करता है?

हृदय में चार कक्ष (Chambers) एक सीरिज में होते हैं, जो शरीर से इकट्ठे किए गए रक्त को एक लयबद्ध तरीके से फेफड़ों को सप्लाई करते हैं और इसके बाद फेफड़ों द्वारा साफ किए गए रक्त (ऑक्सीजन से भरे हुए) को प्राप्त करते हैं और दुबारा इसी रक्त को पूरे शरीर में पम्प कर देते हैं। इन कक्षों को दायां आट्रियम (Right Atrium), दायां वेंट्रिकल (Right Ventricle), बायां आट्रियम (Left Atrium) तथा बायां वेंट्रिकल (Left Ventricle) कहा जाता है। इन्हें बेहतर ढंग से समझने के लिए आइए हम इन्हें कक्ष सं. 1, 2, 3 और 4 देते हैं।

'कक्ष एक' प्रत्येक सेकेंड में पूरे शरीर में दो मुख्य नाड़ियों (Veins) द्वारा (दिल की तरफ रक्त ले जानेवाली नलियों को नाड़ियां कहा जाता है।) लगभग सत्तर मिलीलीटर रक्त प्राप्त करता है। यहां यह रक्त इकट्ठा होता है और इसे एक वॉल्व द्वारा 'कक्ष दो' में पम्प कर दिया जाता है, यह वॉल्व एक ही दिशा में खुलता है ताकि रक्त का प्रवाह उसी दिशा में हो सके। अब 'कक्ष दो' कुछ सिकुड़ जाता है, ऐसा होने पर कक्ष एक और दो के बीच का वॉल्व बन्द हो जाता है, लेकिन एक और वॉल्व को खोल देता है, जो कि पूरे सत्तर मिलीलीटर रक्त को दोनों फेफड़ों की तरफ पम्प कर देता है।

अब यह रक्त साफ होने के लिए फेफड़ों तक पहुंचता है अर्थात इसमें से कार्बन डाइऑक्साइड को हटाया जाता है और ऑक्सीजन भरी जाती है। फेफड़े यह ऑक्सीजन हमारे द्वारा ली गई सांस से प्राप्त करते हैं।

रक्त साफ होने के बाद 'कक्ष तीन' में भेजा जाता है और वहां यह इकट्ठा होता है। अब इस रक्त को एक वॉल्व, जो कि 'कक्ष चार' की दिशा में ही खुलता है, के माध्यम से 'कक्ष चार' में भेजा जाता है। जैसे ही रक्त 'कक्ष चार' में पहुंचता है, यह वॉल्व बन्द हो जाता है।

'कक्ष चार' हृदय का सबसे महत्त्वपूर्ण तथा उपयोगी कक्ष है, चूंकि यही रक्त को पूरे शरीर में भेजता है। एक बार जब सत्तर मिलीलीटर रक्त 'चैम्बर चार' में पहुंच जाता है, तो यह बहुत तेजी से सिकुड़ता है, जिसके फलस्वरूप उच्च दबाव (120 मिलीलीटर पारे से ऊपर) पैदा होता है। ऐसा होने पर एक और वॉल्व खुल जाता है और रक्त को शरीर की एक मुख्य धमनी की ओर

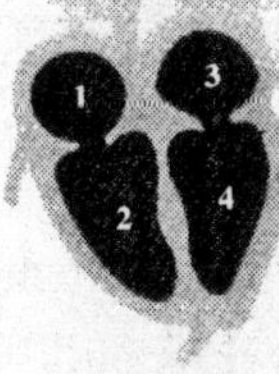

हृदय के
चार कक्ष

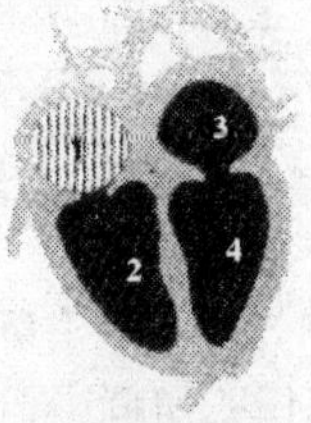

कक्ष एक शरीर से
रक्त प्राप्त करता है

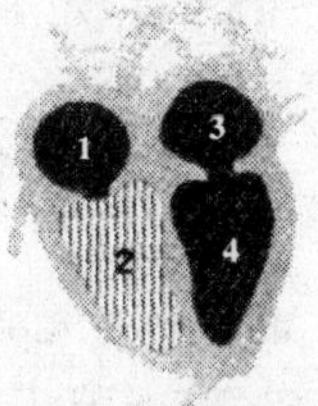

कक्ष दो वॉल्व द्वारा इस रक्त को
कक्ष एक से लेता है और शुद्ध होने
के लिए फेफड़ों को दे देता है

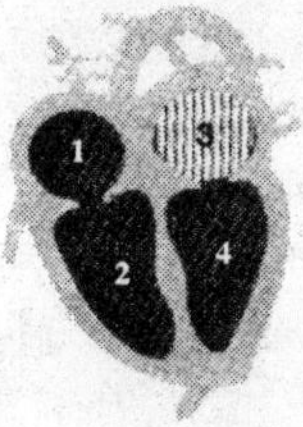

कक्ष तीन फेफड़ों
से शुद्ध रक्त
लेता है

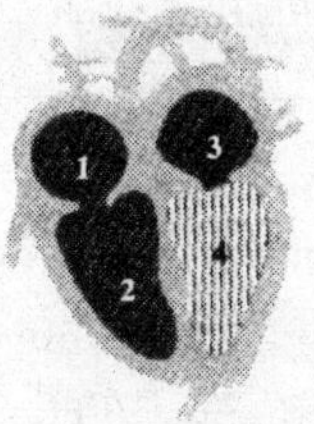

शुद्ध रक्त
(ऑक्सीजनवाला) वॉल्व
से कक्ष चार में पहुंचता है

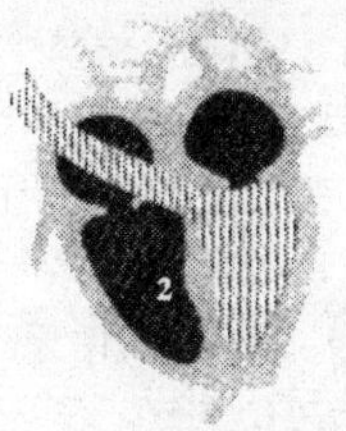

कक्ष चार रक्त को
पूरे शरीर में
पम्प करता है

धकेलता है, जिसे 'अओर्टा' कहा जाता है। चूंकि अओर्टा के अन्दर रक्त का दबाव 120 mmHg रहता है, रक्त को इस नली में धकेलने के लिए 'कक्ष चार' को 120 mmHg से अधिक का दबाव बनाना होता है। अब अओर्टा इस रक्त को पूरे शरीर में सप्लाई करती है।

सबसे पहले 'अओर्टा' यह सप्लाई हृदय को देती है, ऐसा शायद हृदय के प्रति धन्यवाद प्रकट करने के लिए हो सकता है। आमतौर पर हृदय के लिए दो शाखाएं उपलब्ध रहती हैं–एक दाईं और दूसरी बाईं ओर, ताकि हृदय की मांसपेशियों को रक्त दिया जा सके, खासतौर पर 'कक्ष चार' की मांसपेशियों को। ये दोनों शाखाएं–दाईं कॉरोनरी धमनी और बाईं कॉरोनरी धमनी, जिसे ज्यादातर लेफ्टमेन कहा जाता है, हृदय की मांसपेशियों के लिए मिलने-वाले रक्त को विभाजित और पुनः विभाजित करती हैं। इसकी उत्पत्ति के तुरन्त बाद ही लेफ्ट मेन दो शाखाओं में बंट जाती है, इन्हें बाईं एंटीरियर डिसेंडिंग (Left Anterior Descending—LAD) और दाईं सरकमफ्लेक्स (Left Circumflex—LCx) कहा जाता है। ये हृदय के बाएं हिस्से को रक्त सप्लाई करती हैं।

हृदय की मुख्य परिस्थिति ठीक उसी तरह की होती है, जैसे कि एक बैंक में कैशियर की। कैशियर करोड़ों रुपया संभालता है, लेकिन वह इसे अपनी निजी

जरूरतों को पूरा करने के लिए इस्तेमाल नहीं कर सकता। उसे अपने ही वेतन पर निर्भर रहना पड़ता है, जो कि उस पैसे का बहुत छोटा हिस्सा होता है जिसे वह संभालता है। हृदय भी अपने कक्षों के माध्यम से बहुत से रक्त को प्रतिदिन पम्प करता है, लेकिन अपने लिए इस रक्त का बहुत छोटा-सा हिस्सा इस्तेमाल में लाता है।

हमें यह याद रखना चाहिए कि जब हृदय के चारों कक्ष एक बार सिकुड़ जाते हैं, तो रक्त की सत्तर मिलीलीटर मात्रा आगे धकेल दी जाती है। चूंकि हृदय के कक्ष एक मिनट में बहत्तर बार सिकुड़ते हैं, बहत्तर किश्तों में रक्त की लगभग 5000 मिलीलीटर कुल मात्रा पूरे शरीर को दी जाती है।

'अओर्टा' (Aorta), जो कि रक्त सप्लाई करती है, पहले रक्त को पूरे शरीर में घुमाती है, तुरन्त ही यह एक शाखा दाईं ओर प्रदान करती है, जिससे शरीर के दाएं भाग को रक्त मिलता है। अगली शाखा दिमाग और बाईं ओर के लिए होती है। यह नीचे की ओर घूमती है और शाखाओं की एक शृंखला प्रदान करती है, जिसे 'छाती की दीवारों की धमनियां' कहा जाता है। जब यह पेट में प्रवेश करती है तो यह यकृत, गुर्दे, प्लीहा और आंतों (छोटी और बड़ी, दोनों) को सप्लाई देती है। अन्ततः यह दोनों टांगों को रक्त देने के लिए दो शाखाओं में बंट जाती है।

हृदय के बारे में कुछ सरल परन्तु रोचक तथ्य

- हृदय एक मिनट में लगभग बहत्तर बार धड़कता है। एक घंटे में लगभग 4200 बार और एक दिन में लगभग एक लाख बार।
- हृदय को एक मिनट में अपने इस्तेमाल के लिए लभगग 250 मिलीलीटर रक्त की जरूरत होती है।
- हृदय ऑक्सीजन का प्रयोग मुख्यतः भोजन को ऊर्जा में बदलने के लिए करता है।
- रक्त के प्रवाह को बनाए रखने के लिए हृदय एक अद्‌भुत/असामान्य उपकरण है (एक वयस्क शरीर में 'एक गैलन' से भी कुछ अधिक) और यह प्रवाह रक्त की नाड़ियों में लगभग साठ हजार मील का फासला तय करता है।
- मनुष्य की औसत आयु के सत्तर वर्ष के दौरान हृदय तीन-चार करोड़ गैलन रक्त पम्प करता है। यह लगभग 2.5 अरब बार धड़कता है। इतने छोटे आकार के बावजूद हृदय इसकी मांसपेशियों को सप्लाई किए गए ऑक्सीजन के साथ रक्त की बीस प्रतिशत खपत करता है। शरीर की दूसरी मांसपेशियों से एकदम अलग—हृदय बिना रुके काम करता है—भले ही व्यक्ति सो रहा हो।
- हमारे शरीर में लगभग पांच लीटर रक्त होता है, इसमें लगभग दो सौ पचास खरब 'लाल रक्त कणिकाएं' होती हैं जो कि ऑक्सीजन को फेफड़ों से शरीर के सारे ऊतकों तक ले जाती हैं। प्रतिदिन रक्त की धारा में लगभग दो सौ अरब नई लाल रक्त कणिकाएं छोड़ी जाती हैं और पुरानी कणिकाओं को हटा दिया जाता है।
- वाकई हृदय प्राकृतिक इंजीनियरिंग का एक अद्‌भुत नमूना है : दिन-रात, चाहे हम गहरी नींद में हों या सख्त वर्जिश कर रहे हों, हृदय की सिर्फ 250-350 मिलीग्राम मांसपेशियां ही हमारे लिए लगातार एक पम्प के रूप में काम करती रहती हैं, हमारे शरीर में बड़ी सरलता के साथ रक्त प्रवाह को बनाए रखती हैं और इसका समन्वय करती हैं, जो कि किसी भी 'मकैनिकल इंजीनियर' के लिए एक चमत्कार है और निश्चित ही किसी भी मानव-निर्मित प्रणाली में नहीं दिख सकता।

कॉरोनरी धमनियां :
वे नलियां जिनमें रुकावट होती है

जब हृदय 'अओर्टा' को रक्त सप्लाई करता है, तो यह दो शाखाओं को अपनी सप्लाई के लिए रख लेता है। स्वाभाविक है कि हृदय की मांसपेशियों को जिन्हें लगातार सिकुड़ना (contract) होता है, लगातार रक्त की सप्लाई जरूरी होती है। यह रक्त भोजन और ऑक्सीजन लाता है—जो इसे कैलोरी के रूप में शक्ति प्रदान करता है।

इन नलियों को 'कॉरोनरी नलियां' कहा जाता है, क्योंकि ये विभाजित और पुनःविभाजित होती हैं और एक राजा के मुकुट की तरह दिखाई पड़ती हैं। दो मुख्य नलियां होती हैं, जिनसे यह मुकुट बनता है।

इन दोनों में से एक दाईं ओर होती है, जिसे 'दाईं कॉरोनरी धमनी' कहा जाता है जिसका व्यास पांच मिलीमीटर होता है। जैसे यह नीचे की ओर जाती है, इसमें से शाखाओं की एक शृंखला निकलती है और हृदय के दाईं ओर इसे घेर लेती है और पीडीए (PDA) के रूप में आगे बढ़ती है। इस नली को तीन भागों में बांटा जा सकता है—प्रॉक्सिमल थर्ड (Proximal Third), मिडिल थर्ड (Middle Third) और डिस्टल थर्ड (Distal Thrid)।

हृदय के बाईं ओर की शाखा को 'लेफ्ट मेन' कहा जाता है, जो कि तुरन्त ही दो शाखाओं में विभाजित हो जाती है।

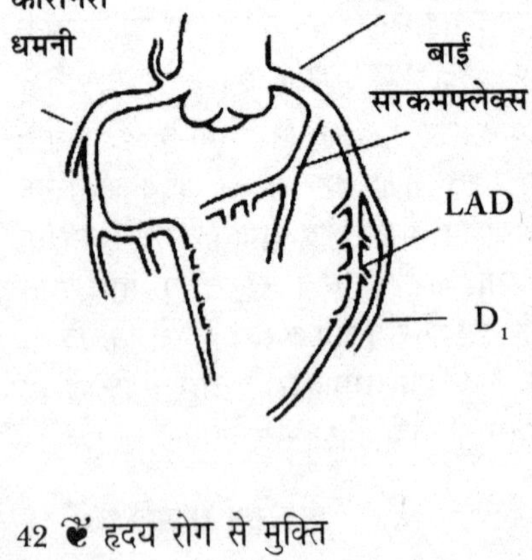

पहली शाखा, बाईं एंटीरियर डिसेंडिंग (LAD) को यह नाम इसलिए दिया गया है कि यह हृदय के सामने वाले भाग को रक्त सप्लाई करती है। चिकित्सा की भाषा में इस भाग को एंटीरियर (Anterior) कहा जाता है। इसके बाद यह नीचे की ओर जाती है, चिकित्सा की भाषा में इसे 'डिसेंडिंग' (Descending) कहा जाता है, इस

तरह विभिन्न शाखाओं के द्वारा हृदय को रक्त सप्लाई होता है। यह कुछ शाखाएं दाईं दिशा में भी देती है जिन्हें 'सेप्टल शाखाएं' (Septal branches) कहा जाता है (S_1, S_2, S_3...) और कुछ शाखाएं बाईं दिशा में होती हैं, जिन्हें 'डायगनल शाखाएं' (Diagonal Branches) कहा जाता है (D_1, D_2, D_3...)। आसानी से समझने के लिए इस धमनी को भी तीन भागों में बांटा जा सकता है–प्रॉक्सिमल थर्ड, मिडिल थर्ड और डिस्टल थर्ड। LAD आकार में RCA से बड़ी होती है और इससे अधिक महत्त्वपूर्ण भी होती है, चूंकि यह 'कक्ष चार या बाएं वेंट्रिकल' को सप्लाई देती है, जो कि हृदय का मुख्य भाग है।

हृदय के बाईं ओर की दूसरी शाखा को 'बाईं सरकमफ्लेक्स' (LCx) कहा जाता है, चूंकि यह बाईं ओर हृदय की परिधि को घेरे रहती है। यह आकार में RCA से कुछ छोटी होती है। सरकमफ्लेक्स धमनी हृदय के पिछले और बाईं ओर के सारे क्षेत्र को सप्लाई देने के लिए शाखाएं प्रदान करती है। इस नली की कुछ शाखाओं को 'ऑब्ट्यूज मार्जिनल्स' (Obtuse Marginals) कहा जाता है और इन्हें OM_1, OM_2, OM_3... से दर्शाया जाता है।

इन शाखाओं का आकार एक व्यक्ति से दूसरे व्यक्ति में अलग-अलग होता है और इन शाखाओं व सप्लाई के क्षेत्र में बहुत कम भिन्नता होती है। एंजियोग्राफी (रेडियो-ओपेक डाई देने के बाद हृदय का चित्र) के बाद ये शाखाएं विभिन्न कोणों से देखने पर इस तरह दिखाई पड़ती हैं।

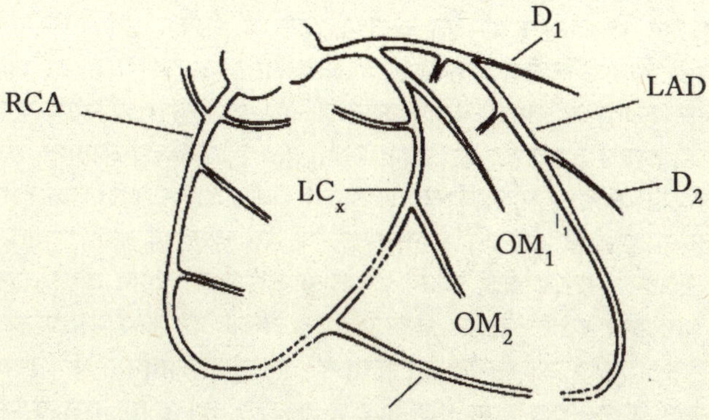

विभिन्न अस्पतालों द्वारा दिखाया गया हृदय की रक्त पूर्ति का चित्र

हृदय को कितना रक्त मिलता है और कितने की आवश्यकता होती है?

वास्तव में, जहां तक रक्त की पूर्ति से जुड़े होने की बात है, हृदय एक पुष्ट अंग है। इसे अधिकतम जितने रक्त की जरूरत होती है, उससे तीन गुना अधिक रक्त मिलने का प्रावधान है। हृदय को रक्त सप्लाई करने वाली नलियां या धमनियां इतनी बड़ी होती हैं कि (हृदय के आकार की तुलना में) सत्तर प्रतिशत रुकावट पैदा हो जाने के बावजूद हृदय को पर्याप्त रूप से रक्त की पूर्ति होती रहती है। इन नलियों का तीस प्रतिशत खुला हिस्सा यह सुनिश्चित करने के लिए पर्याप्त है कि अधिकतम गति से दौड़ते हुए भी हृदय की मांसपेशियों को रक्त की कोई कमी नहीं होगी।

कॉरोनरी हृदय बीमारियों के मरीज, जब एक गलत जीवन-पद्धति को अपनाते हैं तो इसका परिणाम चिकनाई वाले तत्त्वों का जमा होना होता है, जो हृदय की मांसपेशियों को रक्त की सप्लाई में कमी के कारण पैदा करता है।

ऐसे व्यक्ति जो एक सही जीवन-पद्धति अपनाते हैं, उन्हें भी ऐसी रुकावटें होने का तीस से चालीस प्रतिशत अन्देशा रहता है, लेकिन उनको इन कमियों का पता कभी नहीं चलेगा। केवल वही लोग जो बहुत बुरी तरह से जीते हैं, गलत और जरूरत से ज्यादा भोजन करते हैं और एक बहुत ही आलसी जीवन अपनाते हैं, जिसमें तनाव का स्तर बहुत ऊंचा होता है, उन्हें इस तरह की रुकावटें विकसित होने के सत्तर प्रतिशत अन्देशे होते हैं। कुछ दशक पहले तक इस तरह की जीवन-पद्धति को अपनाने में तीस-चालीस वर्ष तक का समय लगता था। लेकिन आजकल, खराब होती जीवन-पद्धति ने और सेहत प्रदान करने वालों की ओर से मार्गदर्शन न होने ने, इस सत्तर प्रतिशत अन्देशे को सिर्फ दस-पन्द्रह साल में विकसित हो जाने को सम्भव कर दिया है। हृदय की धमनियों के विनाश या उनका काम करना बन्द होना तेज गति से बढ़ रहा है। इसके फलस्वरूप अब हम बहुत से नौजवान (तीस-पैंतीस वर्ष के) मरीज देखते हैं।

हृदय का मिला-जुला प्रवाह

जैसा कि आप जानते हैं, हृदय अब तक बनी मशीनों में सर्वोत्तम है सामान्य रक्त की सप्लाई करनेवाली धमनियों के अलावा, हृदय में इतनी शिथिल धमनियां हैं, जो वह स्थान ले सकती है, जो उसकी काम करनेवाली धमनियों में रुकावट आ जाने के बाद पैदा होता है। इन्हें 'कोलेटेरल धमनियां' कहा जाता है। ये एक जाली की तरह काम करती हैं और यदि कोई आपातकाल पड़ जाए तो साथ की धमनियों को रक्त की आपूर्ति भी कर सकती हैं।

जब हृदय सामान्य रूप से काम कर रहा हो, तो केवल तीस प्रतिशत धमनियां ही हृदय को रक्त की आपूर्ति करने के लिए पर्याप्त हैं, यहां तक कि यदि बहुत अधिक वर्जिश की जा रही हो तब भी। लेकिन ऐसी हालत में रक्त की आपूर्ति अब भी कम हो (बढ़ी हुई रुकावटों के कारण स्वाभाविक है) तो ये 'कोलेटेरल धमनियां' काम करने लगती हैं। ये 'कोलेटेरल धमनियां' उन लोगों में बहुत विकसित होती हैं जो शारीरिक रूप से सक्रिय रहते हैं और खेल-कूद में भाग लेते रहते हैं।

ये 'कोलेटेरल धमनियां' उन मरीजों को बचा सकती हैं, जिन्हें हार्ट अटैक पड़ता है (नलियों में सौ प्रतिशत रुकावट) और हृदय को इससे पहले मिल रहे रक्त के स्थान पर रक्त की आपूर्ति कर सकती है। अक्सर इसे 'प्राकृतिक बाईपास' के नाम से जाना जाता है।

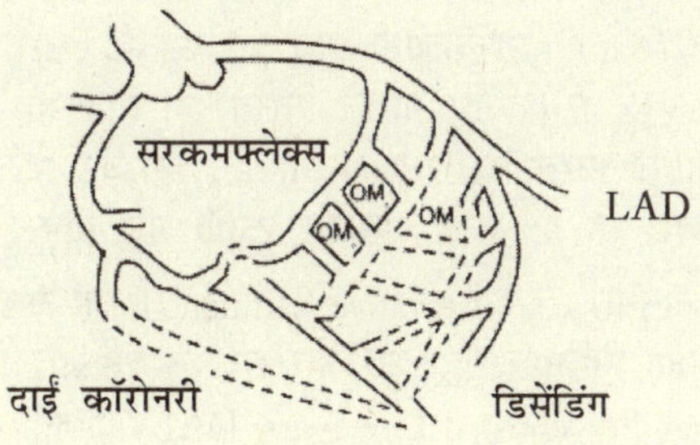

कॉरोनरी हृदय रोग :
भारत में तथ्य और आंकड़े

विकसित देशों में दिल की बीमारी से अधिकतम मौतें होती हैं और बहुत तेजी से ऐसा ही विकासशील देशों में भी होता जा रहा है। भारत भी व्यापक रूप से इस परिवर्तन से गुजर रहा है और 'कार्डियोवस्कुलर बीमारी' (CVD) की दहलीज पर खड़ा है। इस बात की भविष्यवाणी की गई है कि वर्ष 2015 तक CVD भारत में मौत का सबसे बड़ा कारण होगी। जनसंख्या से जुड़े आंकड़े CVD के कारण होनेवाली मौत में बढ़त दिखाते हैं, और ऐसा, जीवन से उम्मीदें (अधिकता भरी) और गलत जीवन-पद्धति अपनाने से हो रहा है जो CVD के लिए जिम्मेदार हैं।

CVD को 'नब्बे के दशक का प्लेग' कहा गया। कभी इसे अमीरों की बीमारी माना जाता था, जो अधिकांशतः विकसित देशों में ही होती थी, अब यह एक ऐसा शान्त हत्यारा बन गया है जो एक खतरनाक दर से भारतीयों को भी मारता जा रहा है। हाल ही में अध्ययनों ने भारत की ग्रामीण और शहरी, दोनों आबादियों में इसके बढ़ते हुए असर को उजागर किया है। शहरी इलाकों में यह बीमारी विकसित देशों की तरह ही है। अध्ययनों से इसकी बढ़ोत्तरी का पता चला है। ग्रामीण इलाकों के अध्ययन से पता चला है कि शहरों के मुकाबले यह वहां कम है, लेकिन वहां भी इसकी बढ़ोत्तरी दर्ज की गई है। दिल्ली के शहरी इलाकों में किए गए एक अध्ययन ने इस बीमारी से चिन्तित कर देने वाले नतीजे उजागर किए हैं। इससे पता चला है कि हमारी आबादी का एक बड़ा हिस्सा तीस-चालीस साल के आयु-वर्ग में है। यह बीमारी नौजवानों में ज्यादा है, चूंकि अधिकांश लोग तीस-चालीस साल की उम्र में इससे प्रभावित हैं। हर घंटे दिल्ली में CVD के दो नए मामले मिलते हैं। यदि यह मान लिया जाए कि दिल्ली से शहरी भारत का पता चलता है। हर घंटे दिल की बीमारी के सौ नए मामले बढ़ रहे हैं, यानी प्रतिदिन 2500 नए मामले।

रूढ़िवादी अनुमान (Conservative Estimates) यह बताते हैं कि 1990 में CVD से 2.386 मिलियन मौतें हुई और राष्ट्र ने 28.592 मिलियन अपंगता जीवन वर्ष (Disability adjusted Life Years, DALYs) का नुकसान उठाया। 1985 से 2015 के बीच के समय में बढ़ रही जनसंख्या और इसकी रचना

में ये मौतें दुगुनी होने का अनुमान लगाया गया है। यदि शहरीकरण होने और बदली हुई जीवन-पद्धति के अनुमान को भी इसमें शामिल कर लिया जाए तो ये मौतें और अधिक भी हो सकती हैं।

भारत में 1981-2021 के जनसांख्यिक रुझान और अनुमान

जनसंख्या (10 लाख में)	1981	1991	2001	2011	2021
कुल	683.2	844.3	993.7	1122.9	1253.8
% >35 साल	28.4	28.8	31.9	37.1	42.4
शहरीकरण (%आबादी)	23.3	25.7	32.1	37.9	42.8

भारत में मौत के एक बड़े कारण के लिए 1985, 2000 और 2015 में मौत की दर लिंग के द्वारा (प्रति 1,00,000) अनुमान और पूर्वानुमान

	1985		2000		2015	
	पु.	स्त्री	पु.	स्त्री	पु.	स्त्री
सर्कुलेटरी	145	126	253	204	295	239
सभी कारण	1158	1165	879	790	846	745
छूत (Infection)	478	476	215	239	152	175
कैंसर	43	51	88	74	108	91
गर्भ	0	22	0	12	0	10
वंश (Perintal)	168	132	60	48	40	30
चोट (Injury)	85	65	82	28	84	29
अन्य	239	295	180	185	167	17

अब भी CVD सारी दुनिया में सबसे अधिक मौतों का कारण बना हुआ है और जैसे यह विकासशील देशों में भी अपना शिकंजा कसता जा रहा है, इन मौतों के बढ़ने की सम्भावना और ज्यादा है। CVD या CHD का फैलना सार्वजनिक स्वास्थ्य विनाशक होगा, जो कि न सिर्फ मनुष्यों बल्कि प्रशासनिक स्रोतों पर भी असर डालेगा।

अमेरिकन हार्ट एसोसिएशन के अनुसार–यह एक ऐसी लड़ाई है, जिसे आप जीत सकते हैं। असल में, इन आंकड़ों को बदलने की जरूरत है और इन दिक्कतों को हटाते हुए, परिस्थिति को अपने हित में करने के लिए कुछ सावधानियां बरतने की जरूरत है। ऐसे कदम उठाने की जरूरत है जो आपके

हृदय रोग के जोखिम को घटा सकते हैं और आपकी लम्बी, स्वस्थ आयु को बढ़ा सकते हैं। इसलिए समय की मांग यह है कि तम्बाकू नियन्त्रण, शारीरिक गतिविधियों को बढ़ावा देने और योग व ध्यान जैसे तरीके अपनाकर तनाव कम करनेवाली कम लागत की सुरक्षात्मक नीतियों का विकास किया जाए।

सन्दर्भ

1. रेड्डी के.एस., कार्डियोवस्कुलर डिजीजिज इन इंडिया, वर्ल्ड हैल्थ स्टैंटिस्टिक्स, 1993
2. रेड्डी के.एस., कार्डियोवस्कुलर डिजीजिज कंट्रोल इन इंडिया, कार्डियो अपडेट, 1996
3. राजीव गुप्ता, राजस्थान की शहरी आबादी में CHD और कॉरोनरी जोखिम, IHJ, 1995
4. CHD 'प्लेग ऑफ दि नाइनटीज' हिन्दुस्तान टाइम्स, जुलाई 1914
5. अमेरिकन हार्ट एसोसिएशन–पैम्पलेट्स

कुछ निरीक्षणों पर विचार कीजिए। एथ्रोस्क्लेरोसिस (रुकावट) बड़े पैमाने पर तकनीकी रूप से विकसित देशों की बीमारी है और हाल ही में विकासशील देशों में भी बढ़ रही है। मनुष्यों में भी कुछ में यह नहीं पाई जाती है या बहुत ही कम आसार होते हैं, जैसे न्यू गुएना के आदिवासी, कालाहारी मरुस्थल की कुंग प्रजाति, कनाडा और ग्रीनलैंड के एस्कीमो। मनुष्यों को छोड़कर अधिकांश स्तनधारियों में भी यह नहीं होती। जंगल में पशु बीमारी से मुक्त होते हैं–लेकिन पाल लिए या पकड़ लिए जाने पर कुछ जानवरों को एथ्रोस्क्लेरोसिस हो सकता है। ये निरीक्षण बताते हैं कि 'कार्डियोवस्कुलर बीमारी' पहले से नहीं होती है और आधुनिक जीवन की पद्धति विशेषकर तनाव, अधिक खाना, कसरत/व्यायाम की कमी और धूम्रपान आदि अपनाने से होती है। दुनिया और देश में इसके बढ़ने का यही मुख्य कारण है।

भाग 3

हृदय रोग किस वजह से होता है

प्रस्तावना

कॉरोनरी हृदय रोग (CHD) अथवा कॉरोनरी धमनियों का रोग या इस्कीमिया हृदय रोग संसार-भर में अस्वस्थता तथा मृत्यु के प्रमुख कारणों में से एक है। भारत में भी यह लगातार बढ़ता जा रहा है। इस रोग का प्रमुख कारण है हृदय की धमनियों, जो हृदय को रक्त पहुंचाती हैं, की अन्दरूनी चिकनी सतह पर कोलेस्ट्रोल व वसा का जमाव हो जाना, जिसके परिणामस्वरूप उनमें अवरोध पैदा हो जाते हैं जिससे धमनियों में रक्त के प्रवाह में रुकावट आने लगती है। एक थक्का-सा धमनियों में बन जाता है जिससे हृदय में रक्त, ऑक्सीजन व पोषक तत्त्वों के पहुंचने में बाधा आने लगती है।

साठ से सत्तर प्रतिशत से अधिक प्रमुख अवरोधों के कारण, हृदय की बढ़ी हुई रक्त की मांग का पूरा नहीं हो पाना, इसके कारण छाती में दर्द होता है और यह दर्द बाएं हाथ में नीचे की तरफ बढ़ने लगता है, और इस दर्द की अनुभूति को मुख्य रूप से 'एनजाइना' कहते हैं। यह एक भयावह स्थिति है और यदि इसकी तरफ ध्यान नहीं दिया गया तो इसके घातक परिणाम हो सकते हैं।

अब यह स्वीकार कर लिया गया है और लिपिबद्ध भी कर दिया गया है कि कुछ दशाएं व जीवन-पद्धति की आदतों के कारण ही धमनियों में कोलेस्ट्रोल व वसा जमा होती है, तथा यह भी सिद्ध हो गया है कि ये निरन्तर तीव्र गति से जमा होते रहते हैं।

संकट के कारक

संकट के कारक वे कारण हैं जिनकी वजह से धमनियों में कोलेस्ट्रोल व वसा जमा होती है। यदि कोई व्यक्ति कॉरोनरी हृदय रोग के होने व इसके बढ़ते

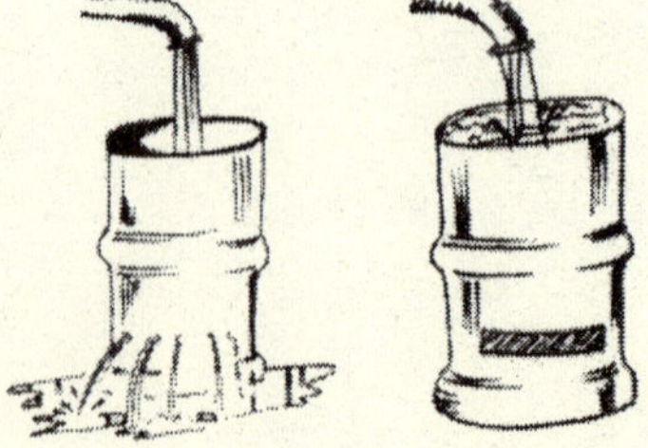

जब बाल्टी में बारह छेद हों, तो–उसे भरने के लिए हमें छेदों को बन्द करना होगा। यह विधि हृदय रोग पर भी लागू होती है, जहां हमें रोग को खत्म करने के लिए संकट के सभी कारकों को नियन्त्रित करना होगा।

रहने के कारकों को जानना चाहेगा तो उसको पता चलेगा कि इसके सैकड़ों कारक हैं।

1981 में विलियमस ने 246 कारकों (Risk factors) का पता चलाया था। जो प्रत्यक्ष या अप्रत्यक्ष रूप से हृदय रोग की उत्पत्ति व विकास के लिए उत्तरदायी हैं। संक्षेप में इन्हें जानने का प्रयास करें तो इन कारकों का विवरण इस प्रकार है :

◆ आदतें और जीवन पद्धति, मनोसामाजिक	54
◆ शारीरिक व जीव वैज्ञानिक	16
◆ रक्त व रक्त के अनुपात	44
◆ मेडिकल दशाएं व बीमारियां	45
◆ भोजन की कमी	23
◆ भोजन की अधिकता	21
◆ शारीरिक रचना व जनसंख्या की कमियां	16
◆ रक्त का जमना व अन्य उपव्यवस्थाएं	16
◆ पर्यावरण	5
◆ दवाएं	6

यदि हम इस रोग के दस या पन्द्रह प्रमुख कारकों पर विचार करें, विशेषकर उन कारकों पर जो इस रोग के बढ़ने के लिए उत्तरदायी हैं तो पता चलेगा कि इन कारकों को दो श्रेणियों में रखा जा सकता है।

1. परिवर्तनीय संकट के कारक

इस समूह में वे कारक आते हैं जो बदले जा सकते हैं या जिनको बढ़ने से रोका जा सकता है। जिससे हृदय रोग की बढ़ती हुई गति को रोका जा सकता है। जैसे–

- तनाव
- रक्त में कॉलेस्ट्रोल का उच्च स्तर
- रक्त में ट्राइग्लिसराइड्स का उच्च स्तर
- रक्त की एचडीएल (HDL) स्तर का नीचा होना
- भोजन में एंटीअक्सीडेंट्स की कमी
- उच्च रक्तचाप
- मधुमेह
- अधिक वजन का होना यानी मोटापा

- शारीरिक श्रम की कमी यानी गतिहीन जीवन पद्धति
- धूम्रपान व तम्बाकू का सेवन

2. अपरिवर्तनीय संकट के कारक

ये संकट के वे कारक हैं जो आयु, लिंग व खानदान से बदले नहीं जा सकते। जैसे–

- आयु
- लिंग
- खानदान

ऊपर वर्णित संकट के प्रमुख कारकों में से कुछ कारकों का संक्षिप्त में वर्णन किया जा रहा है।

परिवर्तनीय संकट के कारक

तनाव व मानसिक दबाव : अब मनोवैज्ञानिक तनाव व खिंचाव को कॉरोनरी हृदय रोग का सबसे महत्त्वपूर्ण संकट का कारक स्वीकार किया गया है। पिछले दो दशकों में अधिक-से-अधिक हुई वैज्ञानिक शोधों के जो परिणाम सामने आए हैं, उनसे पता चलता है कि अत्यधिक तनाव के परिणाम निम्नलिखित कारक बनते हैं :

- रक्तचाप का बढ़ना
- हृदय गति का बढ़ना
- रक्त से वसा के जमने की क्रिया का बढ़ना
- रक्त में शर्करा का बढ़ना
- रक्त में कोलेस्ट्रोल का बढ़ना
- कॉरोनरी व अन्य धमनियों में स्पन्दन का बढ़ना
- रक्त की थक्का बनने की प्रक्रिया का बढ़ना
- धमनियों में वसा व कोलेस्ट्रोल के जमाव का बढ़ना।

इसका यह अर्थ निकलता है कि तनाव अपने आपमें इतना प्रभावशाली संकट का कारक है कि संकट के अन्य कारकों के बिना भी स्वयं ही हृदय रोग का कारण बन सकता है। मैंने ऐसे बहुत से व्यक्ति देखे हैं जिनके उच्च कोलेस्ट्रोल नहीं होता, अधिक वजन भी नहीं होता, कोई खानदानी पृष्ठभूमि भी नहीं होती, रक्तचाप भी सामान्य होता है, लेकिन फिर भी उन्हें 'एनजाइना' हो जाता है। ऐसा केवल अत्यधिक तनाव के कारण ही होता है।

तनाव के साथ सबसे बड़ी समस्या यह है कि कोई भी ऐसा आधुनिकतम उपकरण या यन्त्र नहीं बना है जिससे इसकी माप की जा सके। ऐसी कोई इकाई नहीं, जैसे एमएल (ml) एमएम (mm) किग्रा (kg) इत्यादि जिसमें तनाव को मापा जा सके। यही वह कारक है जिसके कारण आधुनिक विज्ञान व कार्डियोलॉजिस्ट्स हृदय रोग में तनाव के प्रभाव के बारे में बातचीत करने से कतराते रहे हैं। अब यह माना जाने लगा है कि गांव की अपेक्षा शहर में रहनेवाले लोगों में इस रोग के होने की सम्भावना तीन गुना अधिक रहती है। इसका मुख्य कारण यही है कि शहरी जीवन में अत्याधिक तनाव रहता है।

शोधों ने यह प्रकट किया है कि एक विशेष प्रकार के लोग (जिन्हें टाइप 'ए' व्यवहारवाले कहा जा सकता है) जो आक्रामक होते हैं, जिनके पास समय की हमेशा कमी रहती है, तुनकमिजाज रहते हैं और सदैव ही तनाव-ग्रस्त रहते हैं, वे हृदय रोग के शिकार हो जाते हैं। आजकल, हृदय रोग के कम उम्रवाले लोग अधिकतर टाइप 'ए' व्यवहार के लोग होते हैं।

इससे यह स्पष्ट हो जाता है कि तनाव को नियन्त्रित किए बिना बढ़ते हुए हृदय रोग को रोका नहीं जा सकता। आकस्मिक तनाव या गुस्से से कॉरोनरी धमनियों में स्पन्दन बढ़ जाता है, जिसके कारण अकस्मात ही 'एनजाइना' हो जाता है तथा हार्ट अटैक पड़ जाता है। यही वह कारक है जिसके कारण उन व्यक्तियों को, जो अत्यधिक तनाव-ग्रस्त रहते हैं या जो अकस्मात कोई खराब खबर सुन लेते हैं, हार्ट अटैक पड़ जाता है।

रक्त में अधिक कोलेस्ट्रोल

कॉरोनरी हृदय रोग के ज्ञात कारकों में रक्त में अधिक कोलेस्ट्रोल सबसे बड़े जोखिमों में से एक है। पहले, कोलेस्ट्रोल को हृदय की धमनियों में रुकावटों के लिए सबसे महत्त्वपूर्ण कारण समझा जाता था, लेकिन लगातार होते शोधों से मिली जानकारी से यह पता चला है कि यह जोखिम के तीन मुख्य कारकों में से एक है।

कोलेस्ट्रोल रक्त में छोटे-छोटे अणुओं के रूप में मौजूद एक प्रकार की वसा है। यह चिकना अणु सत्ताईस कार्बन अणुओं के 'फैटी एसिड' की एकल शृंखला से बना होता है। यह संरचना इतनी जटिल होती है कि यह फैटी एसिड चार छल्लों में घूमा हुआ होता है—इन्हें 'साईकलो-पेन्टनो-पेराइड्रो-फेननथेरीन रिंग (Cyclo-Pentano-Perhydro-Phenantherene Ring) कहा जाता है। मेडिकल साइंस में ज्ञात ये सबसे ज्यादा सजे-धजे अणु (Molecule) हैं। कोलेस्ट्रोल की शरीर में बहुत महत्त्वपूर्ण क्रियाएं होती हैं—क्योंकि ये कोशिका भित्ति का एक भाग, नाड़ियों का आवरण और मस्तिष्क की कोशिकाएं बनाते हैं। शरीर में कोलेस्ट्रोल की जरूरत

इतनी अहम है कि शरीर की जरूरत के मुताबिक कोलेस्ट्रोल की कम-से-कम मात्रा बनाने की क्षमता यकृत में ही होती है।

लेकिन, यदि ये कण शरीर या रक्त में पर्याप्त मात्रा से ज्यादा मौजूद हों तो इसकी अतिरिक्त मात्रा कॉरोनरी रुकावटें पैदा करने के लिए धमनियों में जमा हो सकती है। इसका असर न सिर्फ हृदय पर पड़ता है; बल्कि कोलेस्ट्रोल मस्तिष्क की धमनियों, टांगों की धमनियों और आंखों के नीचे त्वचा में भी जमा हो सकता है।

कोलेस्ट्रोल रक्त में मुक्त अवस्था में होता है जो कि बहुत खतरनाक हो सकता है और यह प्रोटीन के साथ मिल भी सकता है जिसे लिपो-प्रोटीन (Lipo-Protein) कहते हैं। रक्त में मुक्त कोलेस्ट्रोल स्तर और हृदय की धमनियों में रुकावटों के जमा होने की दर में बहुत पक्का सम्बन्ध है।

पहले यह माना जाता था कि रक्त में कोलेस्ट्रोल का 250 mg/100 ml स्तर सामान्य और सुरक्षित है। करीब बीस साल पहले ऐसा ही था। इसके बाद शोध-कार्य से पता चला कि 200 mg/100 ml से ज्यादा कोई भी स्तर अच्छा नहीं है। अब यह सामान्य स्तर 130-200 mg/100 ml के बीच माना जाता है। अधिकतम परिणाम पाने के लिए साओल हृदय प्रोग्राम 160 mg/100 ml को ही मान्यता देता है। हमें इतनी समझ जरूर होनी चाहिए कि यदि हमें कोई विकल्प दिया गया है तो हम इसकी मियाद कम-से-कम रखने की कोशिश करें।

उन लोगों के रक्त में कोलेस्ट्रोल का स्तर अधिक पाया जाता है, जिनकी खुराक में कोलेस्ट्रोल की मात्रा अधिक होती है। अंडे की जर्दी, बकरा, भैंसा, मुर्गा, सूअर, मछली जैसे भोजन में कोलेस्ट्रोल बहुतायत में होता है। दूध, घी, क्रीम, मक्खन, आइसक्रीम, चॉकलेट, पनीर, दही आदि में भी कोलेस्ट्रोल की मात्रा बहुत अधिक होती है। ऐसे शाकाहारी लोग जो दूध या दूध के उत्पादों पर अधिक निर्भर करते हैं, वे इसके शिकार हो जाते हैं। यकृत में वसा खासतौर पर 'सैचुरेटिड फैटी एसिड्स' का इस्तेमाल कोलेस्ट्रोल बनाने में होता है।

LDL कोलेस्ट्रोल में बदल जाने के बाद कोलेस्ट्रोल ज्यादातर हृदय धमनियों में जमा हो जाता है, यह बहुत बुरा माना जाता है और इसे 'निम्न घनत्व लीपो-प्रोटीन कोलेस्ट्रोल' (Low Density Lipo-Protein Cholestrol) कहा जाता है।

साओल रक्त में कोलेस्ट्रोल की बहुत कम मात्रा (130-160 mg/100 ml) को मान्यता देता है। व्यक्ति की खुराक में प्रतिदिन इस कोलेस्ट्रोल की मात्रा कम-से-कम होनी चाहिए, प्रतिदिन लगभग 10 mg से ज्यादा नहीं। आम खाद्य पदार्थों में कोलेस्ट्रोल की मात्रा दिखाता हुआ चार्ट किताब के खुराक वाले भाग में दिया गया है। एक आम शाकाहारी व्यक्ति दूध के माध्यम से एक दिन में बहुत अधिक कोलेस्ट्रोल की खपत (200-500 mg) करता है। मांसाहारी व्यक्ति के लिए

तो यह मात्रा बहुत अधिक (1000 mg प्रतिदिन) हो जाती है।

अधिकतर विकसित देशों में खाद्य पदार्थों के लेबल पर उसमें कोलेस्ट्रोल की मात्रा दिखानेवाले डिस्प्ले लगाना बहुत जरूरी है। लेकिन दुर्भाग्यवश भारत में ऐसा नहीं किया जाता है और ऐसा होने से आम लोगों के लिए यह जानना बहुत मुश्किल हो जाता है कि कौन-सा खाना खाया जाए और किससे बचा जाए।

खुराक पर नियन्त्रण रखने के अलावा, नियमित रूप से व्यायाम करना, तनाव प्रबन्धन और धूम्रपान न करना भी कोलेस्ट्रोल कम कर सकता है।

अधिक ब्लड ट्राइग्लिसराइड्स

नवीनतम अध्ययनों की शृंखला में एक और वसा ने बहुत अहमियत पाई है, इसे हम ट्राइग्लिसराइड (Triglyceride) के नाम से जानते हैं—यह हृदय रोगों का एक बड़ा कारण है। अपने भोजन में हम जो भी वसा लेते हैं, ज्यादातर वे और कुछ नहीं ट्राइग्लिसराइड ही है। सम्भवतः यह तेलों का दूसरा नाम है। ट्राइग्लिसराइड भी रुकावटों का एक हिस्सा बनाते हैं।

ट्राई (Tri) का मतलब है तीन और ग्लिसराइड, ग्लिसरॉल से बना है। ट्राइग्लिसराइड एक ग्लिसरॉल और तीन वसा (या फैटी एसिड) के अणुओं का योग है। दूसरे शब्दों में कहा जाए तो जब वसा अणुओं की तीन कड़ियां एक ग्लिसरॉल अणु के साथ मिलती हैं तो एक ट्राइग्लिसराइड बनता है। फैटी एसिड की ये कड़ियां उनमें मौजूद हाइड्रोजन परमाणुओं पर निर्भर करती हैं। ये सैचुरेटिड, मोनो-अनसैचुरेटिड या पॉली-अनसैचुरेटिड हो सकते हैं।

इसको समझना बहुत आसान है—उदाहरण के लिए यदि किसी फैटी एसिड में हाइड्रोजन की तीस भुजाएं (Hydrogen Slots) हैं और वे सभी भरी हुई हैं तो इसे सैचुरेटिड फैटी एसिड कहा जाएगा। अधिकतर हाइड्रोजनीकृत (Hydrogenated) वसा, जैसे वनस्पति, फैटी एसिड में हाइड्रोजन अणुओं को उच्च दबाव देकर तैयार किए जाते हैं। ऐसा करने से ये 'सैचुरेटिड फैट' में बदल जाते हैं। पॉली-अनसैचुरेटिड फैट लेकर, इनमें हाइड्रोजन अणु मिलाकर सैचुरेटिड बनाया जाता है, बाजार में बिक्री के लिए उतारा जाता है।

दूसरी तरफ, यदि किसी फैटी एसिड में एक हाइड्रोजन अणु नहीं है तो यह सैचुरेटिड नहीं हो सकता। अब इसे सिर्फ एक हाइड्रोजन अणु के कारण 'अनसैचुरेटिड' कहा जाएगा। यही 'मोनो-अनसैचुरेटिड फैट' है। इसमें तीस हाइड्रोजन अणुओं की जगह उनतीस अणु होते हैं। असल बात तो यह है कि इससे ज्यादा फर्क नहीं पड़ता है।

यदि एक से अधिक हाइड्रोजन अणु नहीं हैं तो इस तरह से फैटी एसिड्स को 'पॉली-अनसैचुरेटिड फैट' कहा जाएगा। व्यावहारिक रूप से और रचना के आधार पर देखा जाए तो इस तरह की वसा में कोई ज्यादा अन्तर नहीं है। वे एक जैसे ही दिखाई देते हैं। यहां तक कि हृदय रोग पैदा करने में भी ये सभी बराबर ही हैं। यह कुछ इस तरह है कि एक नब्बे प्रतिशत नुकसान पहुंचाता है, तो बाकी दोनों क्रमशः अठासी प्रतिशत और छियासी प्रतिशत नुकसान पहुंचाते हैं।

करीब-करीब सभी तेल सौ प्रतिशत वसा होते हैं—इनमें से तीनों का कोई भी मेल या योग वसा ही है। तेल बनानेवाली कम्पनियों के बुरे और बिना किसी तर्क के विज्ञापनों के कारण ऐसा हुआ है कि लोग सोचते हैं कि हृदय रोग के लिए ट्राइग्लिसराइड अच्छे हैं (ऐसा प्रचार किया गया है कि ये हृदय रोगियों के इलाज में मदद करते हैं)। यह कभी भी सच नहीं हो सकता और न ही सच है। मैंने रोगियों के इस्तेमाल के लिए तेल की औसत मात्रा का चार्ट भी दिया है। यदि आप इसमें से चयन कर सकते हैं तो कीजिए।

रक्त में ट्राइग्लिसराइड का सामान्य स्तर 60-160 mg/100 ml है। साओल इस मात्रा को 120 mg/100 ml से कम रखने की वकालत करता है। 160 mg से अधिक होना, हृदय रोग होने से जुड़ा हुआ है। इस मात्रा के साथ हृदय रोग होने की सम्भावना बढ़ जाती है।

ट्राइग्लिसराइड की छोटी-सी मात्रा यकृत में भी बनती है। सभी तरह के खाद्य पदार्थों में अदृश्य तेल भी होते हैं। ये दोनों मिलकर शरीर की न्यूनतम वसा की आवश्यकता को पूरा कर सकते हैं और इसलिए साओल हृदय रोगियों से अतिरिक्त तेल न लेने की वकालत करता है।

उदाहरण : एक

एक डॉक्टर हृदय रोगियों को एक खास पॉली-अनसैचुरेटिड तेल लेने की सलाह देता था। सिर्फ तीन-चार छोटे चाय के चम्मच और उससे कहा, "यह अच्छा तेल है, तुम इसे ले सकते हो।" रोगी ने तुरन्त कहा, "सर, अगर यह अच्छा है तो जितना हो सके मुझे उतना लेना चाहिए। जितनी जल्दी हो सके, मैं इस बीमारी से छुटकारा चाहता हूं।" डॉक्टर ने कहा, "नहीं, यह कम नुकसानदेह है इसीलिए मैं बहुत कम मात्रा में लेने को कह रहा हूं।" रोगी ने जवाब दिया, "आप नुकसानदेह चीजें क्यों देते हैं? अगर आप यह कहते हैं कि यह नुकसानदेह है तो मैं इसे छुऊंगा भी नहीं।" डॉक्टर हैरान हो गया, क्योंकि कुछ रोगी कम नुकसानदेह तेलों से खुश थे। निजी प्रैक्टिस के चलते रोगियों को खुश रखना पड़ता है और इसीलिए वह अब तक कम नुकसानदेह तेल बता रहा था। सबक : डॉक्टरों पर पकड़ रखिए।

उदाहरण : दो

एक सज्जन यह जानने के बाद कि तीन तरह के ट्राइग्लिसराइड (सैचुरेटिड, मोनो-अनसैचुरेटिड और पॉली-अनसैचुरेटिड) होते हैं, एक लैब में अपनी 'लिपिड प्रोफाइल' जांच कराने पहुंचे। यह मानते हुए कि पॉली-अनसैचुरेटिड अच्छा होता है, उन सज्जन ने पैथोलॉजिकल लैब पर जोर दिया कि वे रक्त में ट्राइग्लिसराइड की मात्रा का पता लगाएं। पैथोलॉजिस्ट को बहुत हैरानी हुई और उसने मना कर दिया। उसने कहा, इस तरह की सुविधा उपलब्ध नहीं है। रोगी ने कहा, "आपके पास यह 'ब्रेक-अप' होना चाहिए। मैं अपने रक्त में पॉली-अनसैचुरेटिड ट्राइग्लिसराइड बढ़ाना चाहता हूं। आजकल मैं इस तरह के इतने महंगे तेल खा रहा हूं। तुम मुझे यह क्यों नहीं बता सकते कि वाकई ये मेरी मदद कर रहे हैं या नहीं?"

कम HDL कोलेस्ट्रोल

HDL कोलेस्ट्रोल को 'अच्छा' कोलेस्ट्रोल माना जाता है और इसे खाली पेट लिए गए रक्त के नमूनों से मापा जा सकता है। इसमें कोलेस्ट्रोल को बांधने की बहुत अच्छी ताकत होती है और यह रुकावटों से कोलेस्ट्रोल दूर कर सकता है।

हृदय रोग से बचने के लिए रक्त में HDL कोलेस्ट्रोल की मात्रा 40 mg/100 ml से अधिक रखनी चाहिए। भारतीय लोगों में HDL कोलेस्ट्रोल की मात्रा कम पाई जाती है और अक्सर यह देखा गया है कि भारतीय लोगों के रक्त में HDL कोलेस्ट्रोल की मात्रा 40 mg/100 ml से कम होती है।

उच्च रक्तचाप

एक वयस्क का सामान्य रक्तचाप 100/60 से 140/90 mm/Hg के बीच होता है। यदि दो या दो से अधिक मौकों पर लगातार रक्तचाप 140/90 से अधिक हो तो यह 'उच्च रक्तचाप' कहा जाता है या इसे 'हाइपरटेंशन' भी कहते हैं। यह एक बहुत ही आम बीमारी है और सारी दुनिया में लगभग बीस से तीस प्रतिशत लोग इस बीमारी से पीड़ित हैं, लेकिन इन सभी लोगों में से एक बहुत बड़ा तबका यह भी नहीं जानता कि उन्हें यह बीमारी है क्योंकि उनमें से अधिकांश लोगों में यह बीमारी कोई लक्षण नहीं दिखाती। इसीलिए इस बीमारी को 'शान्त हत्यारा' भी कहा जाता है। उच्च रक्तचाप हृदय और रक्त की आपूर्ति करनेवाली धमनियों पर भी अतिरिक्त दबाव डालता है। उच्च रक्तचाप के कारण बहुत-सी बीमारियां पैदा होती हैं, जैसे हार्ट अटैक, हृदय गति का रुक जाना, गुर्दों का काम करना बन्द हो जाना, दिमाग फट जाना और आंखों की रोशनी चले जाना। रक्तचाप जितना अधिक होगा, ऊपर कही गई बीमारियां होने का

अन्देशा उतना ही ज्यादा रहेगा, मुख्यतः हार्ट अटैक।

उच्च रक्तचाप को 'माइल्ड' (Mild), मॉडरेट (Moderate) और सिविर (Severe) की श्रेणी में वर्गीकृत किया जा सकता है। कॉरोनरी धमनियों में कोलेस्ट्रोल और वसा जमने का यह भी एक मुख्य कारण है। यह धमनियों की 'एंडोथेलियल परत' (Endothelial lining) का नाश कर देता है, उनमें वसा जमा होने की सम्भावना को और बढ़ा देता है। ज्यादा नमक खाने के अलावा, मानसिक तनाव भी उच्च रक्तचाप होने का मुख्य कारण है।

मधुमेह

एक सामान्य व्यक्ति में खाली पेट रक्त शर्करा की मात्रा 80-120 mg% के बीच रहती है। यदि खाली पेट रक्त शर्करा की मात्रा 110 mg% से अधिक है या भोजन करने के बाद 160 mg% से अधिक है तो इसे मधुमेह या उच्च रक्त शर्करा कहा जाता है। मधुमेह के रोगियों में शर्करा मूत्र में भी पाई जा सकती है। मधुमेह के रोगियों में कॉरोनरी में रुकावट पैदा होने का अन्देशा अधिक रहता है। उन्हें गुर्दे खराब हो जाना, नाड़ियों या आंखों का खराब हो जाना जैसी बीमारियां भी हो सकती हैं। मधुमेह के रोगी आमतौर पर मोटे होते हैं, इनका रक्तचाप अधिक रहता है और रक्त में कोलेस्ट्रोल भी अधिक रहता है, ये सभी रुकावट के लिए जिम्मेदार हैं। बहुत अधिक मात्रा में मधुमेह होने पर हार्ट अटैक छोटी उम्र में भी हो सकता है। मधुमेह के लक्षणों में अधिक प्यास लगना, अधिक मूत्र आना और वजन का कम हो जाना शामिल है, लेकिन कुछ मामलों में कोई भी लक्षण दिखाई नहीं देता। मधुमेह पर नियन्त्रण रखना एक हृदय रोगी के लिए बहुत जरूरी है। भारत में मधुमेह के रोगियों की संख्या बहुत अधिक है।

मोटापा

यदि किसी व्यक्ति का वजन उस आयु वर्ग और लिंग की ऊपरी सीमा से अधिक है, तो वह मोटा या भारी व्यक्ति कहा जाता है। ऐसे व्यक्ति जो जरूरत से ज्यादा वसा खाते हैं और कसरत नहीं करते हैं, उनका वजन बढ़ जाता है। कुछ ऐसी मानक तालिकाएं मिलती हैं जिनसे व्यक्ति यह पता लगा सकता है कि वह मोटा या जरूरत से अधिक वजन वाला है क्या। मोटे व्यक्तियों को हृदय की बीमारियां होने का डर अधिक रहता है। उन्हें उच्च रक्तचाप रहने का अन्देशा भी अधिक होता है और मधुमेह के साथ-साथ धमनियों में रुकावट का डर भी रहता है। मोटापे को कम कैलोरी वाला भोजन लेकर, चिकनाई या वसा से बचकर, अत्यधिक चीनी से बचकर और निरन्तर शारीरिक व्यायाम करके दूर रखा जा सकता है।

मोटे लोग निष्क्रिय रहते हैं और कई बार उनका मजाक भी उड़ाया जाता है। इसलिए, उनके दिमाग पर बहुत दबाव/तनाव रहता है और इसके परिणामस्वरूप हाइपरटेंशन और हार्ट अटैक हो जाता है। दुबले और पतले व्यक्तियों में मोटे व्यक्तियों की तुलना में हार्ट अटैक का भय पन्द्रह गुना कम होता है। साओल मोटे लोगों को धीरे-धीरे लेकिन स्थिर रूप से वजन कम करने की सलाह देता है। हर महीने दो-तीन किलोग्राम वजन कम करना एकदम सही है।

सुस्त जीवन पद्धति/शारीरिक गतिविधि की कमी

सुस्त जीवन या दैनिक जीवन में व्यायाम की कमी आधुनिक जीवन में हृदय रोग का मुख्य कारण बन गया है। आधुनिक तकनीक के साथ, पत्नी, ड्राइवरों, नौकरों, चपरासियों और स्टाफ से मिलने वाली मदद के कारण अधिकांश अधिकारियों ने किसी भी तरह की शारीरिक गतिविधि करना बन्द कर दिया है। शोध अध्ययनों से पता चला है कि अक्सर कम शारीरिक गतिविधि होना 'कॉरोनरी हृदय रोग' के साथ जुड़ा है। निरन्तर व्यायाम हमारे द्वारा ली जाने वाली वसा को पचाता है, कोलेस्ट्रोल को कम करता है, रक्त शर्करा को घटाता है, अधिक वजन को घटाता है और हृदय को अधिक स्वस्थ रखता है। इस व्यायाम की अनुपस्थिति इसके ठीक उलटे परिणाम देगी। व्यायाम के बिना अधिक-से-अधिक लोगों में हृदय रोग, मधुमेह, उच्च रक्तचाप, मोटापा और बहुत कम स्फूर्ति रहेगी। इसके अलावा व्यायाम की कमी लचीलेपन को खत्म करता है, जोड़ों के रोग और बहुत से दूसरे रोग पैदा करती है।

आधुनिक समाज में एक सामान्य व्यक्ति के बारे में सोचिए। उसका जीवन सही मायनों में एकदम सुस्त रहता है। वह सुबह 6.00 बजे उठता है, बिस्तर पर चाय लेता है, अखबार पढ़ता है। इन दो सुस्त गतिविधियों में टेलीविजन देखने के साथ दो घंटे का समय लग जाता है। सम्भवतः सुबह के समय वह कुछ देर फोन पर बात भी करता है। इसके बाद स्नान और बढ़िया नाश्ता होता है। वह दफ्तर या दुकान पैदल या साइकिल पर नहीं जाता है, बल्कि कार, स्कूटर या सार्वजनिक यातायात के किसी माध्यम से जाता है, जिसमें बहुत कम शारीरिक गतिविधि होती है। यहां तक कि यदि वह रोज सैर करने की योजना भी बनाता है, तो ज्यादातर इसे भूल जाता है।

दफ्तर में वह बहुत अधिक लिखता है, बातचीत करता है, कम्प्यूटर चलाता है—इस सबके लिए उसे कुर्सी पर बैठे रहने की जरूरत होती है—पूरे दिन। अब तक कोई व्यायाम नहीं हुआ। देर शाम वह कार या किसी दूसरे वाहन से घर आ जाता है। तब वह टेलीविजन देखता है, गप्प लगाता है, अच्छा खाना खाता है और सो जाता है।

वयस्कों के लिए आदर्श लम्बाई-वजन

लम्बाई (से.मी. में)	लम्बाई (इंच में)	औसत वजन पुरुष के लिए (कि.ग्रा. में)	औसत वजन स्त्री के लिए (कि.ग्रा. में)
145	4' 9"	-	46.0
148	4'10"	-	46.5
150	4' 11"	-	47.0
152	5'	-	48.5
156	5' 1.5"	-	49.5
158	5' 2.2"	55.8	50.4
160	5' 3"	57.6	51.3
162	5' 3.8"	58.6	52.6
164	5' 4.6"	59.6	54.0
166	5' 5.4"	60.6	55.4
168	5' 6.1"	61.7	56.8
170	5' 6.9"	63.5	58.1
172	5' 7.7"	65.0	60.0
174	5' 8.5"	66.5	61.3
176	5' 10"	69.4	64.0
178	5' 10.8"	71.0	65.3
182	5' 11.6"	72.6	
184	6' 4"	74.2	

जीवन बीमा निगम, भारत से लिया गया

पूरे दिन में कोई व्यायाम नहीं। एक-न-एक दिन हृदय रोग जरूर होगा, हो सकता है पांच साल बाद हो। यदि कोई व्यक्ति शारीरिक रूप से व्यायाम नहीं करता है तो उसे अपनी खुराक में वसा की मात्रा कम कर देनी चाहिए, अन्यथा इसके नतीजे भोगने पड़ सकते हैं।

देखने में यह आया है कि मजदूरों को, कुलियों को, किसानों को, धावकों को या ऐसे लोगों को, जो साइकिल चलाते हैं, हृदय रोग मुश्किल से होता है। दूसरी ओर–क्लर्कों, अफसरों, एग्जीक्यूटिव्स, सुस्त व्यवसायियों, वकीलों, डॉक्टरों, बैंक में काम करनेवाले लोगों को हृदय रोग होने का खतरा अधिक रहता है

रहता है क्योंकि उनमें शारीरिक गतिविधियों की कमी रहती है।

पुराने समय में लोगों के पास वाहन नहीं होते थे। वे शारीरिक रूप से अधिक काम करते थे—काम पर पैदल जाना, एक गांव से दूसरे गांव पैदल जाना, खेतों में काम करना, अपना सामान खुद उठाना, अनाज पीसना, खुद ही अपने घर की सफाई करना। इसलिए उन्हें हृदय रोग नहीं होता था, चूंकि वे सारी वसा को पचा लेते थे और जो भोजन करते थे, उसे पूरा पचा लेते थे। अब ये सभी चीजें बदल गई हैं, इसलिए हृदय रोग फैलता जा रहा है।

धूम्रपान या तम्बाकू की खपत

भारत में जो लोग धूम्रपान (सिगरेट या बीड़ी पीते हैं) करते हैं, उनमें हृदय रोग विकसित होने का खतरा चार गुना (400% अधिक) होता है, उन लोगों की तुलना में जो धूम्रपान नहीं करते हैं। अमरीका के छोटे से शहर 'फ्रैमिंगहम' (Framingham) में की गई 'फ्रैमिंगहम हार्ट स्टडी' से पता चला कि 5000 लोगों और उनके परिवार में, जो कि तीन दशक से अधिक समय से धूम्रपान कर रहे थे, हृदय रोग होने का खतरा बढ़ गया था। इसी समूह के बाद में किए गए अध्ययन से यह पता चला कि धूम्रपान रोक देने के बाद भी लोगों को हार्ट अटैक होने का खतरा बना हुआ था। शोध करनेवालों ने पाया कि सिगरेट पीनेवाले यदि इसे छोड़ भी दें, तब भी पांच साल तक उन्हें हृदय रोग होने की अधिक सम्भावना रहती है।

धूम्रपान के कारण होनेवाला हृदय रोग, धूम्रपान के स्तर पर निर्भर करता है और धूम्रपान की अवधि अधिक रहने के साथ-साथ हृदय रोग होने का खतरा भी बढ़ जाता है। ऐसे व्यक्ति जो प्रतिदिन दस सिगरेट पीते हैं, उनमें हृदय रोग की सम्भावना प्रतिदिन पांच सिगरेट पीनेवालों से दुगुनी रहती है।

धूम्रपान के समय जिस तम्बाकू को सांस के साथ अन्दर लिया जाता है, वह 'कॉरोनरी धमनियों' की 'अन्दरूनी परत' को नुकसान पहुंचाने का एक मुख्य कारण है। तम्बाकू में होनेवाले हजारों रसायनों में से—निकोटीन, टार, एल्कोलॉयड्स (Alkaloids) आदि इस नुकसान का कारण बनते हैं और परत पर कोलेस्ट्रोल व वसा के जमाव की सम्भावना को बढ़ा देते हैं। यह ठीक वैसे ही है कि 'अन्दरूनी परत' पर एक ऐसी गोंद लगा दी जाए जो अपने ऊपर कोलेस्ट्रोल को चिपका लेगी।

व्यक्ति को यह भी अवश्य याद रखना चाहिए कि धूम्रपान उतना ही बुरा है, जितना किसी भी रूप में तम्बाकू लेना। जर्दा, तम्बाकू, गुटखा, खैनी, नसवार, दांत साफ करने के लिए तम्बाकू का इस्तेमाल करना—ये सभी समान रूप से

नुकसानदायक हैं। इन सबसे भी रुकावट पैदा होती है।

धूम्रपान करना स्वास्थ्य के लिए भी हानिकारक है, क्योंकि यह फेफड़ों को नुकसान पहुंचाता है; जिससे 'ब्रॉन्काइटिस' और अस्थमा जैसे रोग हो जाते हैं। इसके कारण फेफड़ों का कैंसर भी हो सकता है। धूम्रपान के कारण 'पेप्टिक अल्सर' भी हो सकता है और तम्बाकू चबाने के कारण 'गैसट्राइटिस' हो सकती है। एक बड़े शहर में रहना पांच-छह सिगरेट पीने का प्रभाव डालता है। ऐसे लोग जो धूम्रपान करनेवालों के साथ रहते हैं या काम करते हैं, अब उन पर भी धूम्रपान के बुरे प्रभाव का पता चलता है। उनको भी हृदय रोग होने का खतरा रहता है। इन लोगों को 'निष्क्रिय रूप से धूम्रपान करनेवाला' (Passive Smoker) भी कहा जाता है।

धूम्रपान की लत के अलावा, इसका अधिक उपयोग किए जाने के पीछे मानसिक दबाव और तनाव को भी मुख्य कारण माना जाता है। बहुत से लोग एक प्रकार के धूम्रपान को छोड़कर दूसरे को अपनाते रहते हैं, लेकिन इससे कोई मदद नहीं मिलती। भारत के कुछ भागों में, जैसे पश्चिम बंगाल में धूम्रपान करना प्रभावशाली और शिक्षित लोगों की आदत समझी जाती है। लोग इसलिए धूम्रपान करते हैं कि ऐसा करने से वे 'स्मार्ट' नजर आएंगे।

पूरी दुनिया में तम्बाकू या धूम्रपान से बचाव को युद्ध स्तर पर लागू किया जाना चाहिए। यह बहुत हैरानी की बात है कि एक ओर जहां विकसित देशों में धूम्रपान या तम्बाकू की खपत घट रही है, वहीं विकासशील देशों में यह बढ़ रही है। अब विश्व स्वास्थ्य संगठन (World Health Organisation–WHO) ने भी धूम्रपान से बचाव को अपनी प्राथमिकताओं में शामिल कर लिया है।

शराब पीना

'कॉरोनरी हृदय रोग' (Coronary Heart Disease) के लिए शराब पीना भी एक जाना-पहचाना कारक है—चाहे शराब प्रत्यक्ष रूप में ली जाए या अप्रत्यक्ष रूप से। शराब बहुत से मायनों में हृदय रोग के साथ जुड़ी हुई है। शराब ट्राइग्लिसराइड्स को बढ़ाती है, जो कि रचना में ग्लिसरॉल की तरह होता है, यह ट्राइग्लिसराइड्स का एक जाना-पहचाना तत्त्व है। बहुत-सी प्रयोगशालाएं, ऐसे व्यक्तियों के रक्त की जांच नहीं करती हैं जो पिछले बारह घंटे के दौरान शराब पिए हुए होते हैं (ऐसे रक्त में ट्राइग्लिसराइड्स होते हैं)।

शराब से मरीज को बहुत-सी कैलोरी भी मिलती है। बहुत से लोग शराब पीने के साथ-साथ बहुत तला हुआ भोजन भी लेते हैं। यह भी कोलेस्ट्रोल, वसा

और कैलोरी जोड़ता है। अक्सर शराब बढ़े हुए तनाव से जुड़ी होती है और परिवार में शराब आपसी सम्बन्धों के कारण पी जाती है। गैसट्राइटिस, स्नायु तन्त्र के खराब होने के साथ-साथ शराब यकृत की बीमारियों और इसके खत्म हो जाने का भी एक मुख्य/बड़ा कारण है।

कुछ समाचार-पत्रों और मेडिकल जनरलों में शराब को मान्यता दिए जाने के प्रति कुछ भ्रम भी व्याप्त हैं। यह देखा गया है कि शराब रक्त में HDL का स्तर बढ़ा सकती है, लेकिन यह ट्राइग्लिसराइड्स को भी बढ़ा देती है—यह मरीज को फायदा पहुंचाने की बजाय नुकसान अधिक करती है। जब आप शराब लें तो एक अकेले फायदे की बजाय आपको सभी मुद्दे सोचने चाहिए। इससे भी कहीं अधिक, उन देशों में बहुत से शोध अध्ययन किए गए हैं, जहां तापमान बहुत कम रहता है और वहां भारतीय वातावरण व तापमान की तुलना में शराब की खपत कहीं अधिक होती है। जो निष्कर्ष सामने आए, वे शराब के हित में नहीं थे। बहुत से अध्ययनों से यह भी पता चला कि शराब हृदय रोग की घटनाओं को भी बढ़ा देती है।

सुधार न किए जा सकनेवाले संकट के कारक

आयु

चालीस-पचास वर्ष की आयु में हार्ट अटैक अधिक होते हैं, लेकिन चालीस वर्ष की आयु से पहले भी हार्ट अटैक होना कोई असामान्य बात नहीं है। इन दिनों हम एक बड़ी संख्या में कम उम्र के हृदय रोगियों का सामना कर रहे हैं। मेरे पास कुछ ऐसे रोगी भी हैं, जिन्हें हार्ट अटैक पच्चीस वर्ष से कम की आयु में हुआ। कम आयु में हार्ट अटैक होना परिवार में उच्च रक्तचाप, मधुमेह और रक्त में अधिक कोलेस्ट्रोल के इतिहास के साथ जुड़ा होता है। बहुत अधिक धूम्रपान करनेवाले लोगों को भी हार्ट अटैक चालीस वर्ष की आयु से पहले हो सकता है।

लिंग

अधिकतर हृदय रोगी पुरुष होते हैं, यद्यपि महिला रोगियों की संख्या भी धीरे-धीरे बढ़ रही है। महिलाओं में हार्ट अटैक की घटनाएं संख्यात्मक रूप से कम हैं, चूंकि 'ऑस्ट्रोजेन' (Oestrogen) नाम का हारमोन उन्हें बचा लेता है—इस हारमोन की एकदम सही बचाव प्रणाली को समझना हालांकि अब भी एक पहेली ही है, लेकिन एक बार रजोनिवृत्ति (Menopause) के बाद (चालीस-पचास वर्ष की आयु के दौरान) उनमें भी हार्ट अटैक का खतरा पुरुष रोगियों के बराबर हो जाता है। इन दिनों महिलाओं पर भी काम का दबाव बढ़ गया है, घर और

दफ्तर, दोनों जगह तनाव बढ़ गया है और इसीलिए उनमें भी हृदय रोग की सम्भावनाएं अधिक हो गई हैं।

कॉरोनरी हृदय रोग का पता छाती में हल्की-सी बेचैनी से लेकर अचानक होनेवाले हार्ट अटैक या यहां तक कि अचानक होनेवाली 'कार्डियक मृत्यु' (Cardiac Death) तक से चल सकता है। चाहे कुछ भी हो, यदि एक बार यह बीमारी हो जाए तो यह तब तक बिना रुके बढ़ती रहती है, जब तक कि इसे रोकने के लिए सुरक्षात्मक तरीके न अपनाए जाएं। हृदय रोग पर व्यापक रोग अध्ययनों से पता चला है कि भारत और तीसरे विश्व के अन्य विकासशील देशों में 'कॉरोनरी हृदय रोग' खतरनाक तरीके से बढ़ रहे हैं। हाल ही में आई रिपोर्टों के अनुसार भारत में लगभग 13.7 प्रतिशत वयस्क जनता 'कॉरोनरी हृदय रोगों' से पीड़ित है, और ये आंकड़े साल-दर-साल लगातार बढ़ रहे हैं।

आनुवंशिकीय

परिवार में पहले से व्याप्त हृदय रोग होना भी व्यक्ति को हृदय रोग के प्रति या 'कॉरोनरी समस्याओं' के प्रति संवेदनशील बनाते हैं। हम इसे नहीं बदल सकते क्योंकि हम अपने माता-पिता को नहीं बदल सकते। लेकिन व्यक्ति को यह जरूर ध्यान रखना चाहिए कि खान-पान की आदतें, व्यायाम करने की आदतें और तनाव हृदय रोग के तीन मुख्य परिमाप या कारण हैं और सम्भवतः हृदय रोग होने के लिए नब्बे से पिचानवे प्रतिशत तक जिम्मेदार हैं।

इसलिए यह बहुत स्वाभाविक है कि जिन लोगों को आनुवंशिक रूप से नुकसान है, वे खान-पान की आदतों, व्यायाम, तनाव घटाने और दूसरे 'कॉरोनरी संकट के कारकों' के प्रति सावधान रहें और सख्ती के साथ इनका पालन करें। इन व्यक्तियों में ज्यादातर आनुवंशिक प्रभाव यकृत में आवश्यकता से कहीं अधिक कोलेस्ट्रोल और ट्राइग्लिसराइड्स जमा हो जाने के कारण सामने आते हैं। यकृत इन दोनों तत्त्वों को उनके शरीर की जरूरत से कुछ अधिक बनाने लगता है। इसलिए इन लोगों में, भले ही अपनी खुराक को नियन्त्रित रखें, कोलेस्ट्रोल/ट्राइग्लिसराइड्स की मात्रा अधिक रहती है। स्वाभाविक है कि यदि वे अपने भोजन में वसा को नियन्त्रित नहीं करेंगे तो उन्हें हृदय रोग होने की सम्भावना भी बढ़ जाएगी।

बहुत से मामलों में, यहां तक कि सख्ती से 'साओल प्रोग्राम' का पालन करने के बाद भी, ये लोग अब भी कोलेस्ट्रोल और/या ट्राइग्लिसराइड्स को नियन्त्रित नहीं करते हैं, तब मैं आखिरी हथियार के रूप में उन्हें ये कम करनेवाली दवाइयां देता हूं।

भाग 4

कॉरोनरी हृदय रोग का पता लगाना

परिचय

एक बार जब यह बता दिया जाए कि आपको हृदय रोग है तो ज्यादातर मरीज अचानक डर की मानसिकता और अपने में आतंकी-सी अवस्था का विकास कर लेते हैं। कुछ ऐसे लोग जिनकी प्राथमिकता बीमारी से हटकर कुछ और होती है, वे इसे गम्भीरता से नहीं लेते और बीमारी को नजरअन्दाज कर देते हैं। दोनों ही मामलों में बीमारी की गम्भीरता के प्रति लापरवाही ही मुख्य कारक है। किताब के इस अध्याय में हृदय रोगियों पर किए गए विभिन्न परीक्षणों और उनके परिणामों के बारे में चर्चा होगी। इन जांचों/परीक्षणों में ECG, TMT, तनाव थैलियम (Stress thallium), इको कार्डियोग्राफी (Echo cardiography), हॉल्टर मॉनिटेरिंग (Holter monitering) आदि शामिल होंगे। इन सभी जांचों के विषय में जानकारी पाठकों को इस रोग की प्रगति या निदान के विषय में भी सचेत करेगी।

इस अध्याय में रोगियों की डॉक्टर के साथ मुलाकात पर भी चर्चा होगी। रोगी के विस्तृत इतिहास लेने और परीक्षण करने की उपयोगिता पर चर्चा होगी।

हालांकि, मैं एंजियोग्राफी टेस्ट को प्राथमिकता नहीं देता हूं, फिर भी मैं इस जांच के विषय में चर्चा करने जा रहा हूं। इस जांच की खामियों और खतरों को सुर्खी में लाने के लिए और इस बात को उजागर करने के लिए कि कैसे इस जांच को रोगी के ऊपर बाईपास सर्जरी या एंजियोप्लास्टी कराने के लिए दबाव डालने में गलत तरीके से प्रयोग किया जाता है।

डॉक्टर से मुलाकात

सूचना/इतिहास मालूम करना

प्रयोगशाला की जांचों पर भरोसा बहुत बढ़ गया है, चूंकि फिजिशियन अपना समय ज्यादा असरदार तरीके से मरीज का इतिहास (History of the Patient) नर्सों और/या सहायकों को समझाने में लगाते हैं, ये लोग डॉक्टर नहीं होते, यहां तक कि सारे इतिहास को एक प्रश्नपत्र तक सीमित कर देते हैं। जहां तक एक रोगी को हृदय रोग होने या इसकी सम्भावना से जुड़े होने की बात है, इस तरह ही पहुंच रखना सही नहीं है। इस बात की तारीफ की जानी चाहिए कि रोगी की बीमारी से जुड़ा उसका इतिहास सूचनाओं का सबसे अधिक धनी स्रोत रहता है और ऐसा कोई भी काम जो कि इस इतिहास से प्राप्त सूचनाओं की मात्रा और गुणवत्ता को मिटा सकता है, उसकी देखभाल की गुणवत्ता पर भी असर डाल सकता है। इससे भी अधिक फिजिशियन द्वारा ध्यान दिया जाना और सोच-विचार के साथ इतिहास जमा करना रोगी के साथ एक सम्बन्ध स्थापित करता है जो कि भविष्य में उपचार की योजना को पूरा करने में बहुत कीमती सुरक्षा प्रदान कर सकता है।

हृदय रोगियों का विशेष इतिहास

जब भी एक डॉक्टर रोगी के साथ हृदय रोग होने का सम्भावना के साथ मिलता है, तो उसका पहला लक्ष्य 'एनजाइना' के लक्षणों को पक्का करना होता है। छाती की बाईं ओर से बाईं बाजू तक दर्द का बढ़ना लगभग एनजाइना का पता लगाने में सही सिद्ध होता है (एनजाइना—अर्थात धमनियों में सत्तर प्रतिशत से अधिक रुकावट)। ज्यादातर यह दर्द शारीरिक थकान से सम्बन्धित होता है और थकान दूर होने पर दर्द भी दूर हो जाता है। कुछ भावनात्मक तनाव या गरिष्ठ भोजन के बाद भी इस दर्द के बढ़ने की शिकायत करते हैं। बहुत से लोग बेचैनी या घुटन या जमाव की शिकायत भी करते हैं—जिससे बीस-तीस प्रतिशत मामलों में एनजाइना का पता चलता है। हो सकता है कि कुछ मधुमेह के रोगियों में दर्द की शिकायत न हो, बल्कि सिर्फ घुटन या सांस न आने की तकलीफ हो। ऐसा इसलिए होता है क्योंकि मधुमेह के कारण दर्द के प्रति उनकी संवेदनशील नसें नष्ट हो जाती हैं।

एनजाइना का प्राप्त इतिहास एनजाइना की सही मात्रा का पता लगाने में भी आयाम दे सकता है। एनजाइना को आराम की अवस्था में 'श्रेणी IV का एनजाइना' भी कहा जाता है। श्रेणी III के एनजाइना का अर्थ थोड़ी-सी थकान होने पर है और श्रेणी II के एनजाइना का मतलब है, रोगी बिना किसी लक्षण के एक-दो किलोमीटर तक पैदल चल सकता है। श्रेणी I का एनजाइना वह परिस्थिति है, जहां रोगी में लक्षण अत्यधिक थकान जैसे पहाड़ी चढ़ने, दौड़ने, भार उठाने के बाद ही सामने आते हैं।

इतिहास में, डॉक्टर को एनजाइना के पुराने इतिहास, हृदय की बीमारियों, उच्च रक्तचाप, मधुमेह, धूम्रपान या तम्बाकू चबाने, परिवार में हृदयरोग के इतिहास, खान-पान की आदतों (शाकाहारी, मांसाहारी), कोलेस्ट्रोल की पिछली रिपोर्ट आदि के बारे में भी पूछताछ करनी चाहिए। ये सभी रिपोर्टें न सिर्फ डॉक्टर को रोग का पता लगाने की ओर ले जाती हैं, बल्कि उन्हें बीमारी ठीक करने में भी मदद करती हैं। उन्हें रोगी के परीक्षणों की एक स्थाई अवस्था बनानी चाहिए और यह अक्सर दूसरे आधुनिक टेस्टों से अधिक महत्त्वपूर्ण है।

दुर्भाग्यवश, इस आधुनिक समय के अधिकांश हृदय रोग विशेषज्ञों (Cardiologists) में इस कर्त्तव्य की कमी पाई जाती है। इस जानबूझकर की जा रही लापरवाही के लिए उन्हें मजबूर करनेवाले दो मुख्य कारण हैं—पहला, समय की कमी और दूसरा यह कि वे या तो सर्जरी चाहते हैं या सिर्फ एंजियोप्लास्टी करना चाहते हैं परन्तु रोगी को लम्बे समय में होनेवाले सुधार नहीं चाहते।

रोगियों की जांच

रोगी से बातचीत कर लेने के बाद, रोगी की जांच करना डॉक्टर का दूसरा कर्त्तव्य है। इस जांच का उद्देश्य उच्च रक्तचाप, वजन की जांच करना, पैरों पर सूजन (Pedal Edema) देखना, नाड़ी दर (Pulse Rate) और सामान्य जांच होना चाहिए। दिल की धड़कनों को सुनना भी डॉक्टरों को हृदय की अवस्था के बारे में बहुत-सी अतिरिक्त जानकारी देता है और वे अतिरिक्त धड़कनें भी सुन सकते हैं।

रोगी से मिलने और जांच करने के बाद ही डॉक्टर रोगी के लिए की गई खोजी जानकारी पूरी तरह पा सकता है। तब वह 'इलेक्ट्रो कार्डियोग्राम' (Electro cardiogram–ECG) के लिए कह सकता है, ताकि यदि उसे कोई आपातस्थिति लगती हो तो तुरन्त उसका पता लगाया जा सके। लेकिन ऐसी हालत में जब कि वह निश्चित हो कि रोगी आपातस्थिति में नहीं है, तो वह रक्त की जांच और दूसरी जांचों की ओर आगे बढ़ सकता है।

हृदय रोगी के रक्त की जांच

सेरम लिपिड प्रोफाइल

किसी भी अन्देशित या पक्के हृदय रोगी की सबसे पहले रक्त जांच होनी चाहिए। बारह घंटे खाली पेट रहने के बाद यह जांच की जानी चाहिए जो एक 'मेडिकल प्रेक्टिशनर' को रक्त के नमूने में मौजूद विभिन्न वसीय तत्त्वों की एकदम सही जानकारी उपलब्ध कराता है, जैसे : सेरम कोलेस्ट्रोल, ट्राइग्लिसराइड्स, HDL, LDL और VLDL। इस जांच से रक्त की नलियों की दीवारों पर कोलेस्ट्रोल के जमाव या इस जमाव का टूटना बताया जा सकता है। इस जांच के सामान्य आंकड़े नीचे की तालिका में दिए गए हैं, लेकिन मैं लोगों को यह सलाह दूंगा कि कभी भी इन आंकड़ों को ऊपरी सीमा तक न जाने दें, बल्कि उन्हें निचले स्तर तक रखें। उदाहरण के लिए यदि कोलेस्ट्रोल की सीमा 130 से 200 mg/dl है, तो यह अच्छा है, जिसमें मात्रा 130 mg/dl के आसपास होती है। यह उन लोगों के लिए और महत्त्वपूर्ण हो जाता है जिनके हृदय की धमनियों में पहले से ही रुकावट है या जिन्हें दूसरी तरह के संकट हैं, जिन्हें वे परिस्थितियों के कारण नियन्त्रित नहीं कर सकते।

सामान्य सीमा

कोलेस्ट्रोल	–	130 से 200 mg/dl
ट्राइग्लिसराइड्स	–	60 से 160 mg/dl
HDL (अच्छा) कोलेस्ट्रोल	–	30 से 60 mg/dl
LDL (बुरा) कोलेस्ट्रोल	–	50 से 120 mg/dl
VLDL कोलेस्ट्रोल	–	12 से 35 mg/dl

दुर्भाग्यवश, मैं यह देखता हूं कि अधिकांश हृदय रोगियों को 'कार्डियोलॉजी अस्पतालों' में इस सबसे महत्त्वपूर्ण रक्त की जांच के अलावा भी सभी तरह की रक्त की जांचें कराई जाती हैं। यहां तक कि इन रोगियों की बिना 'लिपिड प्रोफाइल' देखे बाईपास सर्जरी या एंजियोग्राफी तक कर दी जाती है।

अस्पतालों में हृदय रोगियों के रक्त के नमूनों को इकट्ठा करना रोजमर्रा का एक काम हो गया है और ऑस्ट्रेलिया एंटीजेन (Australia antigen), एड्स सीरो जांच (AIDS sero test) यूरिया, क्रेटेनाइन, कुल और अलग-अलग रक्त

गणना, पेशाब की जांच आदि जांच करना एक नियमित कार्य हो गया है। इस तरह की ज्यादातर जांच रोगी को बाईपास सर्जरी या एंजियोप्लास्टी जैसे तरीकों के लिए तैयार करने के लिए किए/कराए जाते हैं।

मैंने तब भी 'लिपिड प्रोफाइल' को गायब ही पाया है।

लिपिड प्रोफाइल रिपोर्ट

चूंकि हृदय रोग वसा के कारण होता है, जो कि हमारे रक्त के प्रवाह में विभिन्न अवस्थाओं में होता है, हृदय रोगियों को सलाह दी जाती है कि वे 'लिपिड प्रोफाइल टेस्ट' रखें/कराएं। यह एक ऐसा टेस्ट है जहां—कोलेस्ट्रोल, ट्राइग्लिसराइड्स, HDL कोलेस्ट्रोल, LDL कोलेस्ट्रोल और VLDL कोलेस्ट्रोल की जांच की जाती है। इस जांच में रक्त का नमूना बारह घंटे खाली पेट रहने के बाद लिया जाता है।

रक्त में ग्लूकोज और ग्लाइकोसाइलेटिड हीमोग्लोबिन

डायबटीज मैलीटस' (Diabetes Mellites) का 'कॉरोनरी हृदय रोगों' से बहुत गहरा सम्बन्ध है और यह कोलेस्ट्रोल जमने की उच्च दर के लिए भी जिम्मेदार है। इस पर सख्ती से नियन्त्रण रखना जरूरी है। रक्त में ग्लूकोज के स्तर को नियमित रूप से रक्त के नमूनों की जांच करके ध्यान में रखा जाता है। सभी मामलों में रक्त के नमूने बारह घंटे खाली पेट रहने के बाद लिए जाने चाहिए और खाना खाने के बाद होनेवाली जांच के लिए भोजन के दो घंटे बाद लिए जाने चाहिए (इसे Past Pardinal या PP कहा जाता है)। एक हृदय रोगी के लिए खाली पेट सामान्य ग्लूकोज का स्तर 70-110 mg\dl और भोजन के बाद (PP) 120-150 mg/dl है। हालांकि मैं अपने रोगियों को खाली पेट रक्त शर्करा 100 mg/dl से नीचे या कम रखने की सलाह दूंगा। खाने के बाद यह मात्रा 120 mg/dl होनी चाहिए।

सेरम ग्लाइकोसाइलेडिट हीमोग्लोबिन (Serum Glycosylated Haemoglobin, Hb ALC) नवीनतम जांच है, बल्कि एक ज्ञात मधुमेह रोगी के लिए बहुत महत्त्वपूर्ण है और यह जांच हर दो महीने में की जानी चाहिए। यह जांच एक ही बार में पिछले दो महीने में नियन्त्रित की गई रक्त शर्करा का अन्दाजा दे देती है। इसके परिणाम रक्त शर्करा नियन्त्रण पर निर्भर करते हुए छह से बारह प्रतिशत तक ऊपर-नीचे हो सकते हैं। कम-से-कम आंकड़े सर्वोत्तम होते हैं।

ईसीजी (इलेक्ट्रो कार्डियोग्राम)

ईसीजी सबसे सरल और आसानी से उपलब्ध जांच है, जिसके लिए हृदय रोगी अवश्य ही मन बनाता है। यह हृदय की विद्युतीय रिकॉर्डिंग (Electrical recording) होती है। ECG से हृदय की मांसपेशियों और रक्त की आपूर्ति में उनके सही काम-काज का पता चलता है तथा उनके द्वारा प्राप्त की जा रही ऑक्सीजन की सही मात्रा का भी पता चलता है।

एक ECG वक्र में पांच मुख्य तत्त्व होते हैं–p, q, r, s, t। s और t के बीच का स्थान, जिसे ST सेग्मेंट कहा जाता है एनजाइना का संकेत दे सकता है। ST सेग्मेंट के नीचे गिरने को एनजाइना का एक निश्चित लक्षण माना जाता है। T तरंग का ऊपर की ओर होना भी एनजाइना का संकेत माना जाता है।

हर व्यक्ति को यह समझ लेना चाहिए कि ECG का परीक्षण करने के लिए एक डॉक्टर को पांच साल के प्रशिक्षण की जरूरत होती है। कई मामलों में ऐसा तब भी होता है जब ECG के बारे में वह काफी कुछ जानता होता है। इस बात की सलाह दी जाती है कि अन्तिम निर्णय तभी लिया जाए जब

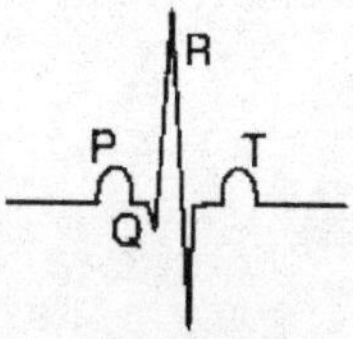

सिंगल बीट
ईसीजी ट्रेसिंग

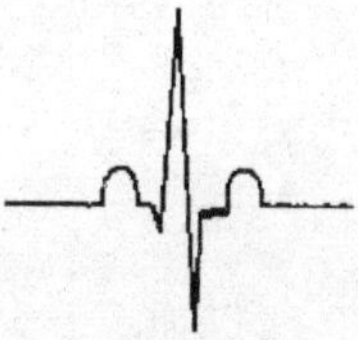

सामान्य ईसीजी
यानी ST सेग्मेंट

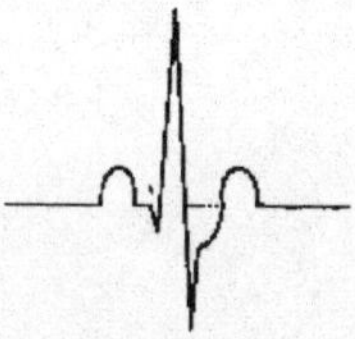

ST सेग्मेंट गिरना यानी
हृदय (एनजाइना) में
ऑक्सीजन की कमी

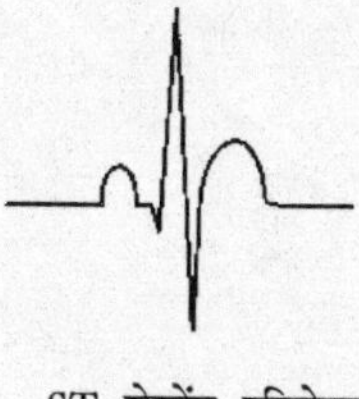

ST सेग्मेंट इलिरेशन
यानी हार्ट अटैक

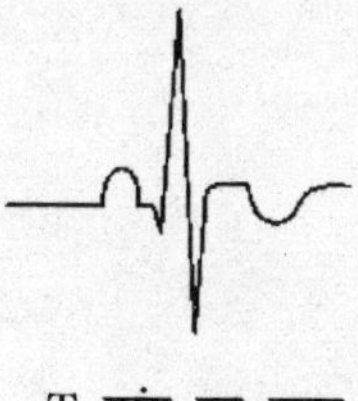

T तरंग का ऊपर
जाना यानी एनजाइना

ECG एक शिक्षित व प्रशिक्षित डॉक्टर द्वारा देख लिया जाए।

ECG एक इतनी सरल व सुविधाजनक जांच है कि यह एनजाइना का पता लगाने के लिए एक बिस्तर पर भी की जा सकती है।

यदि TMT के दौरान जल्दी ही ECG बदल जाए तो सांस की कमी महसूस हो सकती है, इस वक्त 'कॉरोनरी हृदय रोग' बहुत गम्भीर हो सकता है और यदि यह परिवर्तन देर से सामने आता है तो रोग गम्भीर नहीं होता।

इको कार्डियोग्राम

यह एक नॉन-इनवेसिव यानी हमला या आघात न पहुंचानेवाली जांच है। इसका आधार हृदय की मांसपेशियों, उनकी रक्त की आपूर्ति और कार्डियक वाल्वों की परिस्थिति को जांचने के लिए इस्तेमाल किए गए अल्ट्रासाउंड होते हैं। यह हमें पहले हो चुके हार्ट अटैक के बारे में भी सूचनाएं प्रदान करता है और उस क्षमता के बारे में भी जानकारी देता है, जिससे हृदय काम कर रहा है।

इको कार्डियोग्राफी के दौरान रोगी बिस्तर पर लेटा रहता है और डॉक्टर उसकी छाती पर एक ऐसा उपकरण रखता है जिसके माध्यम से उसके हृदय पर 'अल्ट्रासाउंड तरंगें' भेजी जाती हैं। जब हृदय के विभिन्न अंगों द्वारा इन तरंगों को वापस भेजा जाता है—यही उपकरण इन्हें प्राप्त करता है और कम्प्यूटर में पूरा डाटा फीड कर देता है। डाटा का परीक्षण कर लेने के बाद कम्प्यूटर हृदय का एक सही चित्र सामने रख सकता है। यह चित्र हृदय के सही आकार, चैम्बरों के सही आकार, वाल्वों की खराबी आदि के बारे में भी सही जानकारी प्रदान कर सकता है—जो कि इको कार्डियोग्राफी का परिणाम होता है।

इको कार्डियोग्राफी से हृदय द्वारा रक्त की सही पम्पिंग शक्ति का पता भी लग सकता है (अर्थात कक्ष चार या बाएं वेंट्रिकल की क्षमता। इसे 'लेफ्ट वेंट्रिकुलर इजेक्शन फ्रैक्शन' (LVEF) कहा जाता है। एक सामान्य व्यक्ति में EF साठ प्रतिशत के आसपास होता है। हार्ट अटैक होने के बाद, इसकी गम्भीरता पर निर्भर करते हुए यह आंकड़ा और कम हो जाता है।

इको कार्डियोग्राम, कॉरोनरी रुकावटों के बारे में कोई अन्दाजा नहीं देता। ऐसा रोगी जिसमें बहुत-सी रुकावटें हों, उसकी इको कार्डियोग्राम रिपोर्ट भी सामान्य हो सकती है।

टीएमटी या तनाव जांच

हृदय रोगियों के ECG का सामान्य पाया जाना बहुत आम बात है। यह जरूर याद रखा जाना चाहिए कि ECG उस समय किया जाता है, जब व्यक्ति आराम से हो और हृदय अपनी निम्नतम दर से धड़क रहा होता है। यहां तक भी हो सकता है कि नब्बे प्रतिशत रुकावटों के बाद भी एक व्यक्ति का ECG सामान्य हो। ऐसे मामलों में रोगी इस बात से भी सहमत होगा कि आराम की अवस्थाओं में उसकी छाती में कोई दर्द नहीं होता, एनजाइना के लक्षण तभी दिखाई देते हैं, जब उनके दिल की धड़कन की दर बढ़ जाती है। ऐसा कोई भी परिश्रम वाला कार्य करते समय या थकान आने पर हो सकता है।

यह एक ऐसी परिस्थिति होती है जहां हमें TMT जांच की आवश्यकता पड़ती है। रोगी को धीरे-धीरे अपने दिल की धड़कन बढ़ानी होती है, इस तरह हृदय की मांसपेशियों को रक्त की जरूरत भी बढ़ जाती है। इसके साथ ही साथ ECG रिकॉर्ड किया जाता है। यदि सत्तर प्रतिशत से अधिक की रुकावट रहती है तो ECG में परिवर्तन दिखाई देता है, यह एनजाइना दर्शाता है। इस जांच के लिए रोगी को शारीरिक रूप से थकान सहनी होती है, जिसमें एक कम्प्यूटराइज्ड मशीन का इस्तेमाल किया जाता है। इस व्यायाम का स्तर धीरे-धीरे स्टैंडर्ड प्रोटोकॉल तक बढ़ाया जाता है, इस स्टैंडर्ड को 'ब्रूज प्रोटोकॉल' (Bruce's Protocol) कहते हैं। निरन्तर निगाह रखे जा रहे ECG में व्यायाम के दौरान हृदय की मांसपेशियों को किसी भी तरह की रक्त या ऑक्सीजन की कमी का पता लग जाता है। जैसे ही ECG में परिवर्तन नजर आते हैं या छाती में दर्द का कोई भी लक्षण दिखने पर या सांस की तकलीफ होने पर रोगी से व्यायाम रोक देने के लिए कहा जाता है।

TMT टेस्ट को, 'एक्सरसाइज स्ट्रेस टेस्ट' (Exercise stress test) भी कहा जाता है, कुछ लोग इसे 'कम्प्यूटराइज्ड स्ट्रेस टेस्ट' (Computerised stress test) या 'स्ट्रेस टेस्ट' के नाम से भी जानते हैं। हृदय रोग की गम्भीरता का पता लगाने के लिए हृदय रोगियों पर किया जानेवाला यह सबसे सरल, लोकप्रिय और सामान्य टेस्ट है। समय-समय पर की जानेवाली इस जांच द्वारा रोगी के एनजाइना रोग में सुधार या और बिगड़ने की परिस्थिति का ज्ञान भी होता है।

TMT को नकारात्मक (Negative) उस समय कहा जाता है जब बिना किसी ECG परिवर्तन के रोगी एक निश्चित हृदय गति (धड़कन) की दर तक पहुंच जाता है। इस दर को 'टार्गेट हार्ट रेट' (Target Heart Rate) कहा जाता है और इसे Target Heart Rate = 220-रोगी की आयु के सूत्र द्वारा प्राप्त किया जा सकता है। यदि यह दर रोगी द्वारा बिना कोई ECG परिवर्तन पैदा किए पा ली जाती है तो यद्यपि हम TMT को नकारात्मक (Negative) कह सकते हैं, लेकिन इसका मतलब यह नहीं होगा कि रुकावट नहीं है। इसका मतलब सिर्फ इतना ही होगा कि सम्भवतः जांच किए गए रोगी की धमनियों में रुकावट सत्तर प्रतिशत से कम है।

पीईटी जांच और स्ट्रेस मूगा

पीईटी स्कैन नवीनतम 'नॉन-इनवेसिव' जांच (Non-invacive test) है। इसके द्वारा कॉरोनरी धमनियों में रुकावट को निश्चित किया जाता है, बीमारी की प्रगति या उसके सुधार को निश्चित किया जाता है। डॉ. डीन ऑर्निश ने इस जांच का प्रयोग यह दिखाने के लिए किया कि रोगी की धमनियों में रुकावट पैदा हो गई है। यह जटिल और महंगी जांच दुनिया के कुछ ही केन्द्रों पर उपलब्ध है। रोगी को एक टेबल पर लिटा दिया जाता है, जिसे 'स्कैनर' (Scaner) के साथ जोड़कर, हृदय के विभिन्न अंगों के चित्र लिए जाते हैं। पूरे दिल में रक्त के प्रवाह के रंगीन चित्त मौजूद अवरोधों को सही जानकारी दे सकते हैं। PET स्कैन मशीन की कीमत लगभग पन्द्रह करोड़ रुपये है और अब तक यह हमारे देश में उपलब्ध नहीं है।

स्ट्रेस मूंगा

यह एक और 'नॉन-इनवेसिव' जांच है और थैलियम स्ट्रेस जांच की तरह ही है। इस जांच को करने का खास उद्देश्य हृदय के चौथे कक्ष, बाएं वेंट्रिकल से निकलनेवाले रक्त की मात्रा मापना और जांचना होता है। स्ट्रेस मूगा में रोगी को दो इंजेक्शन लगाए जाते हैं, पहला 'नॉन-रेडियोएक्टिव' (Non-Radioactive) होता है, इसके लगभग बीस मिनट बाद दूसरा इंजेक्शन लगाया जाता है। इसमें 'रेडियोएक्टिव ट्रेसर' (Radioactive Tracer) की थोड़ी-सी मात्रा रहती है। इसके बाद रोगी को एक 'परमाणु कैमरे' के नीचे लिटाया जाता है और हृदय के चित्र लिए जाते हैं। यह व्यायाम के साथ या बिना व्यायाम कराए किया जा सकता है। 'सामान्य इजेक्शन फ्रैक्शन' (Normal Ejection Fraction) साठ से सत्तर प्रतिशत तक होता है।

थैलियम जांच

इस खास तरह की जांच को आराम या व्यायाम की अवस्था में हृदय की मांसपेशियों को मिल रहे रक्त के प्रवाह की जांच के लिए किया जाता है। इसका अध्ययन रोगी को 'ट्रेड मिल' पर चलाकर या कुछ दवाइयां देकर किया जा सकता है, ये दवाइयां हृदय गति बढ़ा देती हैं। यहां पर महत्त्वपूर्ण सावधानी यह है कि यदि हृदय गति बढ़ाने के लिए रोगी को दवाइयां दी जाती हैं तो सांस की बीमारी के रोगियों को जांच कराने के छत्तीस से अड़तीस घंटे पहले थियोफिलाइन या एमिनोफिलाइन जैसी दवाइयों का सेवन रोक देना चाहिए।

इस जांच को पूरा होने में तीन-चार घंटे का समय लगता है। जांच की शुरुआत में रोगी को ट्रेड मिल साइकिल चलाने को कहा जाता है या उसे कुछ दवाइयां दी जाती हैं। जब तक पर्याप्त या अनुमानित हृदय गति की दर प्राप्त नहीं कर ली जाती है, इस दर को बढ़ने दिया जाता है। तब रोगी को थैलियम 201 का इंजेक्शन लगाया जाता है और इसे असर करने के लिए लगभग पन्द्रह मिनट का समय दिया जाता है, जब तक कि रोगी में अनुमानित हृदय गति दर न आ जाए। तब रोगी को एक परमाणु कैमरे (Neuclear Camera) के नीचे लिटाया जाता है और चित्रों को रिकॉर्ड किया जाता है, जिससे यह पता चलता है कि कितनी अच्छी तरह से रेडियोआइसोटोप (Redioisotope) मियोकार्डियम (Myocardium) में घुल गया है। इसके बाद रोगी को दो-चार घंटे बाद कुछ और चित्र लेने के लिए वापस बुलाया जाता है।

इसके बाद फिजिशियन आराम की अवस्था और तनाव की अवस्था में लिए गए हृदय के चित्रों की तुलना करता है। हृदय की मांसपेशियों के वे क्षेत्र जो थैलियम 201 की अच्छी मात्रा ले लेते हैं, यह दर्शाते हैं कि धमनियां खुली हुई हैं और दूसरी ओर जहां यह मात्रा नहीं होती है, इसका मतलब यह है कि हृदय के उस क्षेत्र को रक्त की आपूर्ति करनेवाली धमनियों में रुकावट है।

हैलिकल सीटी एंजियोग्राफी

इस तरह की एंजियोग्राफी का उद्देश्य 'नॉन-इनवेंसिव' तकनीक द्वारा एक धमनी के ल्यूमेन (Lumen) को देखना होता है।

इस पद्धति में रोगी की 'पेरीफेरल वेन' (Peripheral Vein) में 'इलेक्ट्रॉनिक प्रेशर सीरिंज' के साथ कंट्रास्ट (Contrast) का 100-150 मिलीलीटर इंजेक्शन लगाया जाता है और जांच करने के लिए पर्याप्त समय लिया जाता है, ताकि यह सुनिश्चित किया जा सके कि इंजेक्शन लक्षित अंग तक पहुंच गया है। इसके बाद कुछ ही सेकेंड में एक छल्लेदार श्रृंखला प्राप्त होती है और इस तरह रोगी बहुत थोड़े समय (पांच मिनट से भी कम) में बाहर आ जाता है।

एक बार 'हेलिकल डाटा' प्राप्त हो जाने के बाद चित्रों को दुबारा बनाया जाता है और इनका परीक्षण 'मल्टिपल पोस्ट प्रोसेसिंग' (Multiple post processing) तकनीक से किया जाता है।

अब CT एंजियोग्राफी इसलिए जमती जा रही है क्योंकि जहां एक ओर इससे नाड़ियों के अन्दर का दृश्य प्राप्त होता है, वहीं दूसरी ओर रुकावटों पर टिप्पणी भी मिलती है।

CT एंजियोग्राफी, शरीर के लगभग सभी अंगों के लिए ठीक है, लेकिन नियमित रूप से इसका इस्तेमाल दिमाग, बाजू, पेट, गुर्दे और फेफड़ों के लिए किया जाता है। हाल ही में इससे कॉरोनरी धमनियों को देखना शुरू हुआ है, सम्भवतः जल्दी ही इससे चार आयामी (Four Dimension) CT भी होने लगेगी और हृदय का त्रि-आयामी (Three Dimensional) चित्र देखना सम्भव हो सकेगा।

रिअलिस्टिक ज्योमेट्री कार्टोग्राफिक इमेजिंग

यह हंगरी में विकसित जांच तकनीक है जिसमें 'नॉन-इनवेसिव' तकनीक का प्रयोग किया गया है। इसमें लगभग बीस मिनट का समय लगता है और कुछ 'डिस्पोसेबल इलेक्ट्रोड्स' (Disposable Electrodes) का प्रयोग किया जाता है। शिकायत के परिमाप बहुत कीमती डाटा इकट्ठे करनेवाली प्रणाली का प्रयोग कर प्राप्त किए जाते हैं। एक के बाद एक रिकॉर्डिंग से रक्त के प्रवाह के दबाव, आयतन व समय को एक साथ प्राप्त किया जाता है; इलेक्ट्रो कार्डियोग्राम (ECG), हृदय की फोनो कार्डियोग्राफिक (Phonographic–Sound of the Heart, हृदय की आवाज) रक्त का लगातार नॉन-इनवेसिव दबाव और 'ट्रांस-थोरैकिक बायोइम्पिडेंस प्राप्त होता है।

इन सभी प्राप्त परिमापों को गणितीय नमूने के अनुसार एक नक्शे में बदल लिया जाता है और 'कार्टोग्राम' (Cartogram) प्राप्त होता है, जो कि हृदय का एक व्यावहारिक खाका (Behavioural Pattern) होता है तथा इसमें हृदय की प्रवाह परिस्थिति भी शामिल होती है। यह हृदय का सम्पूर्ण हीमोडायनैमिक (Hemodynamic) चित्र प्रदान करता है, इसके साथ-साथ कॉरोनरी धमनी के रोग की सही जगह व गम्भीरता भी बताता है और हृदय की रक्त सम्बन्धित मांग भी दर्शाता है। यह 'इमेजिंग तकनीक धमनियों की बीस प्रतिशत तक कम रुकावट को भी उजागर कर सकती है और इसकी संवेदनशील (Sensitivity) व विशिष्टता (Specificity) बानवे प्रतिशत तक होती है।

नॉन-इनवेसिव तकनीक पर इस लेख का मुख्य उद्देश्य हृदय रोगी के लिए यह जानकारी देना है कि डॉक्टर आपसे इन जांचों के लिए क्यों कहता है और किस तरह ठीक-ठीक ये रिपोर्टें रोग का पता लगाने व उसका उपचार करने में मदद करती हैं।

RGCI अब भी एक बहुत नई तकनीक है और अब भी इसके विस्तार व मूल्यांकन की जरूरत है। ताकि हृदय रोगों का पता लगाने और उनका इलाज करने में इसे एक उपकरण के रूप में इस्तेमाल किया जा सके।

एंजियोग्राफी—अत्यधिक व्यावसायीकरण

एंजियोग्राफी जांच को आवश्यकता से अधिक इस्तेमाल किया जाता है—इसका इस्तेमाल अक्सर रोगी की बीमारी की हद का पता लगाने की बजाय, उसे जबरदस्ती बाईपास सर्जरी या एंजियोप्लास्टी की टेबल पर धकेलने के लिए किया जाता है। इस 'इनवेसिव' (Invasive) और महंगी जांच से रुकावट की हद और रुकावटों की परिस्थिति का पता लगाया जा सकता है, लेकिन यह सही नहीं होता। यह जांच सिर्फ उन्हीं रोगियों की की जानी चाहिए, जो बाईपास सर्जरी या एंजियोप्लास्टी कराना चाहते हैं। ऐसी बहुत सी 'नॉन-इनवेसिव' और सुरक्षित जांचें पहले से ही मौजूद हैं, जो 'कॉरोनरी हृदय रोग' की मौजूदगी और सीमा का पता लगा सकती हैं; जैसे ECG, TMT, Thallium, Spiral CT, RGCI आदि। यहां तक कि रोगी में दिखाई देनेवाले लक्षण भी रोग का अन्दाजा लगाने के लिए पर्याप्त हैं।

किसी भी व्यक्ति को यह अवश्य याद रखना चाहिए कि जब तक एक या अधिक धमनियों में रुकावट सत्तर प्रतिशत से अधिक नहीं है—हृदय रोग का पता किसी भी हालत में नहीं लगेगा, यदि एक बार यह हो जाए, पता लग जाए और भरोसा हो जाए, मात्र ECG या TMT द्वारा—तो यह बहुत स्पष्ट होता है कि रुकावटें हैं (कम-से-कम सत्तर प्रतिशत से अधिक)। अब, यदि रोगी केवल दवाइयों या जीवन पद्धति को बदलने या दोनों का चुनाव करता है तो 'एंजियोग्राम' (Angiogram) कराना उपयोगी नहीं है। दूसरी ओर, यदि रोगी ने यह फैसला किया है कि वह केवल बाईपास सर्जरी या एंजियोप्लास्टी ही कराना चाहता है—तो एंजियोग्राफी जांच करानी चाहिए।

लेकिन, हमारे देश में और बाहर भी हृदय रोग विज्ञान (Cardiology) के व्यवसायीकरण के कारण ज्यादातर डॉक्टर/हृदय रोग विशेषज्ञ (Cardiologists) रोगी पर एंजियोग्राफी के लिए दबाव डालते हैं, यहां तक कि तब भी जब उनके हृदय रोगी होने का कोई सन्देह नहीं होता। वे रोगी को इस महंगी जांच कराने की ओर ले जाते हैं, ताकि उन्हें (रोगी) यह पता लग सके कि रुकावटें मौजूद हैं, जबकि वे (डॉक्टर) पहले से ही जानते हैं कि रुकावटें सत्तर प्रतिशत के स्तर को पार कर चुकी हैं। अक्सर ऐसा रोगी के दिमाग में डर बिठाने के लिए किया जाता है। इसके बाद उन पर बाईपास सर्जरी या एंजियोप्लास्टी कराने का दबाव डाला जाता है।

ज्यादातर रोगी एंजियोग्राफी कराने के लिए राजी हो जाते हैं क्योंकि उन्हें इसके परिणामों और जटिलताओं के बारे में नहीं बताया जाता। उन्हें यह बताया जाता है कि यह जांच बहुत सुरक्षित है और यह सिर्फ इस बात का भरोसा करने के लिए की जा रही है कि धमनियों में रुकावट है। बहुत से रोगी जब एंजियोग्राफी के लिए तैयार हो जाते हैं तो वे सोचते हैं कि पन्द्रह-बीस प्रतिशत तक रुकावटें होंगी और यह उन्हें साफ कर देगा। लेकिन हृदय रोग विशेषज्ञ पहले से ही जानता है कि ये रुकावटें सत्तर प्रतिशत से अधिक हैं।

लेकिन असली नाटक जांच पूरी हो जाने के बाद शुरू होता है। यहां तक कि रुकावटों का सत्तर प्रतिशत होने पर भी ऑपरेशन थियेटर से लौटने के बाद कार्डियोलॉजिस्ट कहता है कि रुकावटें बहुत बुरी बन चुकी हैं, बहुत गम्भीर हैं और इसका एक ही विकल्प है बाईपास सर्जरी या एंजियोप्लास्टी। रोगी खतरनाक परिस्थिति में है और तुरन्त कोई-न-कोई कार्यवाही की जानी चाहिए। रोगी किसी भी समय हार्ट अटैक के कारण मर सकता है। यहां तक कि रोगी भी इस पर खास ध्यान नहीं देता, रिश्तेदारों को भी यही बात बताई जाती है, जो बाहर 'करो या मरो' की भयावह स्थिति में इन्तजार कर रहे होते हैं। यदि ये रुकावटें अस्सी से नब्बे प्रतिशत हों—या चाहे कुछ भी हों—ऐसी ही आपातकालीन स्थिति बना दी जाती है। भय और दबाव के इस दौर के चलते अधिकांश रोगी, अपनी मेहनत से कमाए लाखों रुपये खर्च करते हुए, ऑपरेशन कराने के लिए तैयार हो जाते हैं।

मैंने एक बात सुनी और देखी है कि कार्डियोलॉजिस्ट किसी भी बात को खुलकर नहीं बताते हैं या ऑपरेशन होने की बात पर चर्चा नहीं करते हैं, न ही ऑपरेशन के बाद दुबारा रुकावट होने, रुकावटों के कारणों, कोलेस्ट्रोल आदि के बारे में बात करते हैं। वे डर पैदा करके रोगी को ऑपरेशन की ओर धकेल देते हैं। रोगी के रिश्तेदार इसके बाद डॉक्टर से कोई भी चर्चा नहीं कर सकते, उन्हें सहमत होना पड़ता है, चाहे उनके पास पैसा हो या फिर उन्हें उधार लेना पड़े।

यदि रोगी को ये सभी सम्भावनाएं शुरू में ही बता दी जाएं तो वह कभी इस एंजियोग्राफी के लिए तैयार नहीं होगा, लगभग सभी रोगी इसके लिए मना कर देंगे। इसलिए ज्यादातर निजी अस्पताल इस तरह के खर्चों के लिए रोगी को कदम-दर-कदम तैयार कर लेते हैं।

यदि रोगी इस निर्णय को कुछ दिन के लिए स्थगित करना चाहता है, तो अधिकतर अस्पताल उसे छुट्टी ही नहीं देते। वे यह कहते हुए और अधिक दबाव डालते हैं कि रोगी की हालत बहुत गम्भीर है और छुट्टी कराने में सारा

जोखिम आपका ही होगा। और जोखिम मौत है।

मैं जानता हूं कि चिकित्सा व्यवसाय में मेरे बहुत से सहकर्मी इन तथ्यों से खुश नहीं होंगे, लेकिन लगभग सभी रोगी इससे सहमत होंगे। वे ऐसी अतिकारी परिस्थितियों से गुजर चुके हैं।

ऐसा नहीं है कि कार्डियोलॉजिस्ट इस डर और व्यावसायीकरण के बारे में बुरा मानते हैं, बल्कि उन्हें वह व्यवस्था चलानी होती है, जिसमें करोड़ों रुपये का निवेश लगा होता है। अस्पताल की ओर से दबाव बढ़ जाता है। डॉक्टर भी इस बात को जानता है कि यदि वह ऐसा नहीं करता है तो दूसरे इन तरीकों को अपनाएंगे। व्यावसायीकरण इतना बुरा भी हो सकता है।

बहुत से कार्डियोलॉजिस्ट इस सच्चाई से मुकर सकते हैं, लेकिन यह आम बात है जो कि हो रही है। भारत में कोई भी इस बात को नहीं मानता कि वह भ्रष्ट है, लेकिन भ्रष्टाचार अनियन्त्रित हो चुका है। लोग इस बात को जानते हैं।

एंजियोग्राफी का तरीका

एंजियोग्राफी में, एक लम्बी तार, जिसे 'कैथेटर' (Catheter) कहा जाता है, जांघ के पास से टांग में घुसाई जाती है। इसके बाद कैथेटर को बिना देखे रक्त के प्रवाह के अनुसार हृदय की ओर धकेला जाता है। कैथेटर पर बने एक 'टिप' (Tip) को 'फ्लूरोस्कोपी मॉनिटर' (Fluroscopy Monitor) पर देखते हुए (जो कि रोगी पर बहुत तेज विकिरण डालता है) कैथेटर को धीरे-धीरे सुधार करते हुए (Trial and Error Method) आगे की ओर धकेला जाता है। यदि वह इस रास्ते में कहीं अटक जाता है, तो थोड़ा-सा बाहर निकालकर फिर से आगे की ओर धकेला जाता है। यह न सिर्फ शरीर की सारी धमनियों पर खरोचें डाल देता है बल्कि यह धमनी के किसी कोने को छेद भी (Puncture) सकता है। जब यह 'टिप' हृदय क्षेत्र में पहुंच जाती है, तो इसे किसी एक धमनी के अन्दर घुसाने के लिए अनुमान लगाया जाता है। बहुत-सी कोशिशों और गलतियों के बाद जब यह किसी एक धमनी के अन्दर पहुंचाई जाती है तो फिर इसमें एक छेद के द्वारा कॉरोनरी धमनी के अन्दर 'रेडियोएक्टिव डाई' घुसाई जाती है और इसके बाद 'फ्लूरोस्कोपी' चित्र लिए जाते हैं। कैथेटर की 'टिप' को बाहर निकालकर दुबारा दूसरी धमनी में डाला जाता है तथा वही प्रक्रिया दोहराई जाती है।

यदि ऐसा प्रतीत होता है कि डाई धमनियों में पूरी तरह से भर गई है तो इसका मतलब है कि किसी तरह की रुकावट नहीं है। यदि इन नलियों के अन्दर डाई नहीं भरती है तो (जैसेकि हल्का-सा चित्रों में दिखाई देता है) इसे सीधे-सीधे त्रुटि मान लिया जाता है और रुकावटों का नाम दे दिया जाता है। देखने वाला व्यक्ति प्रतिशत में इसका अन्दाजा लगाता है। चूंकि यह रिपोर्ट, आंखों द्वारा परीक्षण पर निर्भर करती है, इसलिए इसका अनुमान सत्तर प्रतिशत, अस्सी प्रतिशत या इसके आसपास लगाया जाता है। एक देखनेवाले से दूसरे देखनेवाले तक भी यह भिन्न हो सकता है। यह चित्र लेने के समय अन्तराल (Timing) पर भी निर्भर करता है (सर्वोत्तम डाई के घुल जाने से पहले रहता है), यह चित्र लेने के कोण पर भी निर्भर करता है और इस तरह बहुत-सी अलग-अलग रिपोर्टें हो सकती हैं। किसी भी हालत में यह एकदम सटीक नहीं होती और इस तरह दस प्रतिशत की भिन्नता बनी रहती है।

एक दिन मेरा एक रोगी, मेरे पास आया और कहा कि पिछले दो सप्ताह

में उसने, अपने हृदय की रुकावटों को दस प्रतिशत कम कर लिया है। मैंने पूछा, "किस तरीके से?" उसने कहा कि "दूसरे कार्डियोलॉजिस्ट ने कहा है कि रुकावटें सत्तर प्रतिशत हैं। पहले कार्डियोलॉजिस्ट के अनुसार ये अस्सी प्रतिशत थीं!"

एंजियोग्राफी की जटिलताएं

1. मृत्यु
2. मियोकार्डियल इनफेक्शन
   - पहले से घट रहे कारक
   - अस्थिर एनजाइना
   - आराम की अवस्था में एनजाइना
   - सब-एंडोकार्डियल एमआई
   - इन्सुलिन पर निर्भर करता हुआ मधुमेह मेलिट्स
3. स्नायुतन्त्र सम्बन्धी
   - ट्रांसिएंट
   - परसिस्टेंट–स्ट्रोक
   - ए-वी फिस्चुला
   - हिमाटोमस के साथ वस्कुलर और न्यूरल
   - कम्प्रेशन
   - देर से होनेवाले विघटन
4. स्थानीय, ब्रैशियल और फेमोरल जटिलताएं

   I. ब्रैशियल
   - धमनीय थ्रम्बोसिस
   - मीडियन एन. इंजरी
   - लेट धमनीय ब्लीड
   - स्थानीय सेल्यूलिटिस, फ्लैबिटिस

   II. फेमोरल
   - आर्टिरियल या वेनस थ्रम्बोसिस
   - डिस्टल एम्बोलाइजेशन
   - फाल्स एनयूरिस्म

5. हृदय या बड़ी नाड़ियों में छेद हो जाना
6. वासो-वागल प्रतिक्रिया
7. एरहीथमियस और कंडक्शन तकलीफ
8. फ्लेबिटिस, इंफेक्शन, बुखार
9. पाइरोजेन प्रतिक्रिया
10. हाइपोटेंशन
11. एलर्जिक
    - धक्का लगना
    - हाइपोटेंशन/एनाफिलैक्सि
12. अन्य समस्याएं
    - पुलमोनरी ओडेमा
    - पुलमोनरी आर्टरी परफोरेशन एंड पुलमोनरी हेमोरेज
    - कॉरोनरी आर्टरी डिसेक्शन
    - कोलेस्ट्रोल एम्बोलाइजेशन
    - वेजिटेशंस का सिस्टेमिक या पुलमोनरी एम्बोलाइजेशन
    - पुलमोनरी एम्बोलिज्म
15. कमियां
    - अधिक कीमत और जोखिम
    - इनवैसिव पद्धति

एंजियोग्राफी की सटीकता

हर बार आपने यह देखा होगा कि रुकावटें सत्तर प्रतिशत, अस्सी प्रतिशत, नब्बे प्रतिशत या कुछ ऐसी ही बताई जाती हैं। हर बार इनमें दस प्रतिशत का उछाल क्यों आ जाता है। यह सिर्फ यही दिखाता है कि कितने गलत ढंग से इसका अनुमान लगाया जाता है और गलत आंकड़े तैयार किए जाते हैं। व्यक्तिगत रूप से भी इसमें दस से बीस प्रतिशत की ऊंच-नीच होती है या इससे जुड़े कार्डियोलॉजिस्ट के कारण भी ऐसा हो सकता है। भारत के अधिकतर अस्पतालों में एंजियोग्राफी को बहुत हल्के रूप से लिया जाता है और बहुत गलत होती है।

एक दिन एक रोगी ने मुझे बताया, ''सर! कल-ही-कल में मैंने रुकावटों को दस प्रतिशत घटा लिया। पिछले कार्डियोलॉजिस्ट से सलाह करने पर उसने बताया रुकावटें अस्सी प्रतिशत नहीं सत्तर प्रतिशत हैं!''

हृदय रोग जैसा भ्रम पैदा करनेवाले रोग

I. गैस का दर्द (Gastric Pain), **गैसट्रिटिस** (Gastritic), **ओएसोफैजिटिस** (Oesophagitis) : इन सभी को आमतौर पर गैस की समस्या या गैसट्रिक दर्द के रूप में जाना जाता है। ये सभी एनजाइना के लक्षणों की तरह लग सकते हैं। बहुत से एनजाइना रोगी डॉक्टर के पास जाने से बचते हैं और किसी भी तरह की सावधानी नहीं बरतते, जैसे कि वे एनजाइना के परिणामों को जानते ही न हों। जब गैसट्रिक दर्द में आमतौर पर जलन महसूस होती है, स्पैमोडिक होता है और थकान के कारण बढ़ता नहीं है, तो सांस में कमी महसूस होना, दर्द का बाजुओं की ओर बढ़ना, आराम करने या सॉर्बिट्रेट (Sorbitrate) लेने से दर्द में राहत, पसीना आना, घुटन महसूस होना-एनजाइना के पक्के लक्षण हैं।

II. छाती की मांसपेशियों में दर्द (Muscular Pain in the Chest Muscles) : छाती में कुछ ऐसी मांसपेशियां होती हैं, जिनमें बहुत आसानी से चोट लग सकती है या खिंचाव आ सकता है। यदि ऐसा छाती के बाईं ओर हो जाए तो अक्सर रोगी को भ्रम में डाल सकता है। इस तरह के दर्द दूर करनेवाली मूव, आयोडेक्स, एल्जीपेन आदि मलहम लगाकर आराम मिल सकता है या दर्द दूर करने की गोलियां भी ली जा सकती हैं। ऐसे में मांसपेशी खिंचने या चोट लगने का इतिहास ही मिलता है।

III. सरवाइकल स्पॉन्डिलोसिस (Cervical Spondylosis) : सरवाइकल स्पॉन्डिलोसिस भी तनाव से सम्बन्धित बीमारी है। यह दाएं या बाएं कंधे या बाजू और छाती के दर्द के रूप में सामने आता है। अन्तर सिर्फ इसी से पैदा होता है कि सरवाइकल का दर्द लगातार मौजूद रहता है, यह एक-एक करके दाएं और बाएं, दोनों बाजुओं में रहता है और दर्द दूर करने की दवाइयां लेने से आराम मिलता है। इस बात को भी मान्यता दी जाती है कि एक्स-रे कराकर सरवाइकल की बीमारी का पक्का भरोसा कर लिया जाए।

भाग 5

हार्ट अटैक और इससे बचाव

हार्ट अटैक क्या है?

हार्ट अटैक या मियोकार्डियल इंफैरक्शन (Myocardial Infarction)—चिकित्सा की भाषा में इसे MI या कॉरोनरी थ्रोम्बोसिस कहा जाता है) हृदय की मांसपेशियों के एक भाग को रक्त की सप्लाई पूरी तरह से रुक जाने का परिणाम है। यह किसी भी कॉरोनरी धमनी या उसकी शाखाओं में सौ प्रतिशत रुकावट पैदा हो जाने के कारण होता है। हृदय की मांसपेशियों के लिए रक्त और ऑक्सीजन की पूरी तरह कमी हो जाती है जो मौत की ओर ले जाती है।

हार्ट अटैक की गम्भीरता इस बात पर निर्भर करती है कि असल में हृदय की मांसपेशियों का कितना भाग प्रभावित है। यदि केवल पांच से दस प्रतिशत भाग प्रभावित है, तो यह हल्का होता है और ज्यादातर रोगी बच जाते हैं। लेकिन हृदय की मांसपेशियों का तीस से चालीस प्रतिशत तक भाग प्रभावित होने पर, हार्ट अटैक बहुत गम्भीर माना जाता है और यदि तुरन्त और सही तरीके से इसे नहीं संभाला जाता तो यह मौत की कगार तक भी ले जा सकता है।

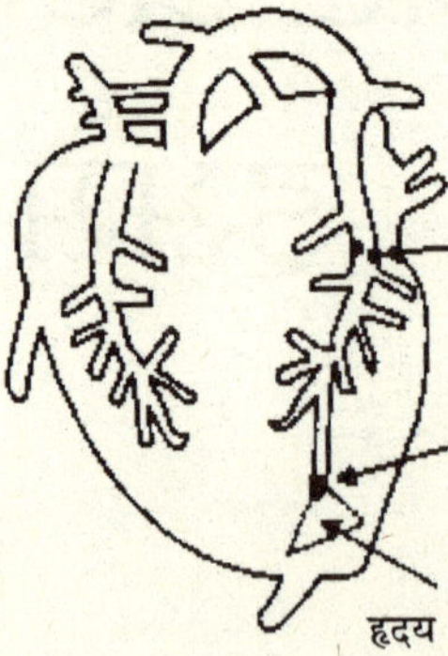

हार्ट अटैक का कारण क्या है?

अधिकतर हार्ट अटैक अचानक होते हैं और इसका कारण रुकावटों का बढ़ना होता है। आमतौर पर इन रुकावटों के ऊपर एक पतली-सी झिल्ली का आवरण होता है जिसे 'इन्टीमल' (Intimal) कहा जाता है, जो सारे जमाव को इकट्ठा रखती है। यह खिंचावदार झिल्ली अधिक वसा जमने के साथ-साथ और अधिक फैलती जाती है। लेकिन, यदि इस झिल्ली के नीचे जमाव इतना ज्यादा हो जाए कि यह और न फैल सकती हो, तो टूट जाती है। इसी कारण धमनी के अन्दर थक्का (clot) या 'थ्रोम्बस' (Thrombus) बन जाता है, जो ल्यूमेन (Lumen) को पूरी तरह बन्द कर देता है। इस तरह से हार्ट अटैक की प्रक्रिया पूरी होती है। मियोकॉर्डियम (Myocardium), जो हृदय की मांसपेशियां होती हैं, के क्षेत्र को रक्त की सप्लाई पास की धमनियों से मिलती है और रक्त न मिलने की स्थिति में ये मर जाती हैं।

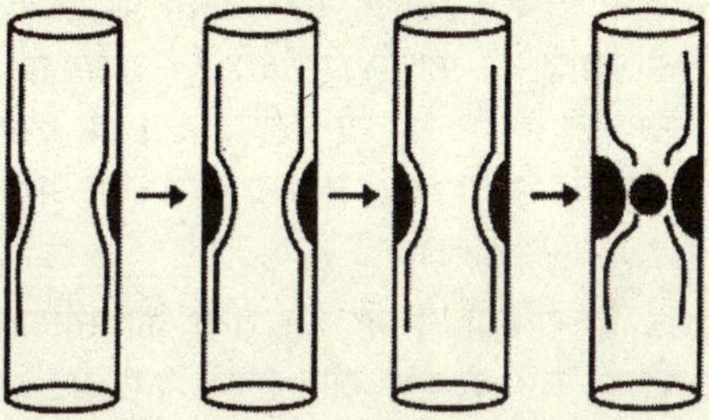

अक्सर हार्ट अटैक पेट भरकर वसायुक्त भोजन करने के बाद, अचानक गुस्सा आने के बाद या अत्यधिक दुख, सदमा या तनाव होने के कारण पड़ता है। हार्ट अटैक सुबह के समय अधिक होते हैं। हार्ट अटैक, एंजियोग्राफी या एंजियोप्लास्टी के दौरान भी पड़ सकते हैं, जब कैथेटर या गुब्बार फूला होता है और कॉरोनरी धमनी के ल्यूमेन (Lumen) को पूरी तरह रोक देता है या रुकावटों को यान्त्रिक माध्यम (Mechanical Means) से तोड़ देता है।

बेवकूफी दिखाते हुए कैसे हार्ट अटैक को स्वीकार कर लिया जाता है?

यदि उपर्युक्त ही हार्ट अटैक का कारण है, तो कोई भी आसानी से इस बात का अनुमान लगा सकता है कि ज्यादातर मामलों में हार्ट अटैक का अकेला कारण वसायुक्त रुकावटों का बढ़ जाना था। यदि रुकावटों को बढ़ने न दिया जाए तो आवरण झिल्ली कभी नहीं फटेगी। किसी भी डॉक्टर द्वारा हृदय रोग के कारकों को सुधारने की सलाह दी जानी चाहिए, जैसे कम चिकनाई का भोजन, नियमित व्यायाम, तनाव नियन्त्रण, योग, वजन कम रखना, उच्च रक्तचाप को नियन्त्रित रखना और मधुमेह।

दुर्भाग्यवश, कार्डियोलॉजिस्ट और बड़े हृदय संस्थानों द्वारा ऐसा नहीं किया जा रहा है। इसमें से अधिकांश डॉक्टरों ने यह मान लिया है कि एक-न-एक दिन तो हार्ट अटैक होना ही है। इसलिए सही जीवन पद्धति बताने की बजाय वे लक्षणों के मुताबिक इलाज को प्राथमिकता देते हैं। अधिकतर डॉक्टर तो इस घटना को स्वीकार कर लेते हैं। मैं यह तो नहीं जानता कि ऐसा करने से उन्हें उनके काम में मदद मिलती है या नहीं, लेकिन इससे दुख भोग रहे मरीज को कभी भी कोई मदद नहीं मिलेगी।

हैरानी की बात है, रोगियों ने भी इस तथ्य को स्वीकार कर लिया है कि इन सभी दवाइयों को लेने के बाद और सर्जरी करा लेने के बाद भी उन्हें हार्ट अटैक हो सकता है। हृदय रोगियों में यह एक सामान्य मानसिकता होती है कि वे अपने कार्डियोलॉजिस्ट के घर का टेलीफोन नम्बर या मोबाइल फोन नम्बर पूछते हैं, ताकि हार्ट अटैक पड़ने पर बिना किसी देरी के वे अपने डॉक्टर तक पहुंच सकें। उन्हें यह जानकारी नहीं है कि यदि वे अपनी जीवन पद्धति बदल लें तो उन्हें हार्ट अटैक हो ही नहीं सकता।

हार्ट अटैक से पूरी तरह बचाव

सत्र और ऊपर कुछ पंक्तियों में पहले हार्ट अटैक से बचने के संकेत दिए गए हैं। सबसे आसान सन्देश है ''और अधिक रुकावटें न होने दें। यदि आप इन्हें घटा सकते हैं, तो हार्ट अटैक कभी नहीं होगा।''

यह कुछ ऐसा है, जैसे कि नोटों के बंडल के ऊपर रबर बैंड की सुरक्षा। यदि आप रबर बैंड में ज्यादा-से-ज्यादा नोट डालते ही जाएंगे, तो एक दिन ऐसा होगा जब रबर बैंड टूट जाएगा। यही परिस्थिति हार्ट अटैक की भी होती है, जहां झिल्ली टूट जाती है। अब यदि आप और नोट डालना बन्द कर देंगे तो रबर नहीं टूटेगा। इसके आगे यदि आप हर रोज इस बंडल में से एक-दो नोट निकालते रहेंगे तो भी रबर बैंड कभी नहीं टूटेगा।

यही नियम हार्ट अटैक से बचाव में भी लागू होता है। पर्याप्त रूप से हृदय की बीमारियां पैदा करनेवाले कारकों को नियन्त्रित करके हार्ट अटैक से बचा जा सकता है। हार्ट अटैक से बचाव निम्नलिखित अनुमानों को मानते हुए किया जा सकता है :

- 130 से 160 mg/dl कोलेस्ट्रोल
- ट्राइग्लिसराइड्स 60 से 120 mg/dl
- एचडीएल (HDL) कोलेस्ट्रोल 40 से 60 mg/dl
- खाली पेट रक्त ग्लूकोज 70 से 100 mg/dl
- भोजन के बाद रक्त ग्लूकोज 140 mg/dl से नीचे
- रक्तचाप 120/80 mmHg
- सुविधानुसार अधिकतम व्यायाम
- कद के अनुसार शरीर का वजन
- धूम्रपान पूरी तरह से रोक
- तनाव पर नियन्त्रण
- भोजन में तेल/घी बिल्कुल नहीं
- बहुत-सा सलाद और फल
- दूध और दूध से बने उत्पाद लेने पर रोक
- किसी भी तरह के मांस से मनाही।

यदि आप सावधानी नहीं बरतते हैं और हार्ट अटैक होते रहते हैं तो क्या होगा?

यह अध्याय इस किताब में नहीं जोड़ता, लेकिन अन्ततः ऐसा करने का निर्णय लिया, क्योंकि जो लोग पहले साओल के बारे में नहीं जानते थे, उन्हें भी हार्ट अटैक हो सकता है।

हार्ट अटैक की पहचान कैसे की जाए?

लक्षण

1. **आराम करने या सॉर्बिट्रेट लेने पर दूर न होनेवाला छाती का दर्द :** हार्ट अटैक के शिकार लोग अक्सर छाती के बाएं हिस्से में तेज दर्द की शिकायत करते हैं, जो कि बाईं बाजू की तरफ बढ़ता है। यह दर्द दवाइयों या सॉर्बिट्रेट (या दूसरे नाइट्रेट) लेने से या आराम करने से दूर नहीं होता।
2. **पसीना आना :** इस दर्द के साथ-साथ अक्सर बहुत पसीना भी आता है। यहां तक कि ठंडे वातावरण में भी रोगी को पसीना आ जाता है।
3. **बहुत अधिक कमजोरी महसूस करना :** अधिकतर रोगी हार्ट अटैक के बाद खालीपन या कमजोरी महसूस करते हैं। कुछ रोगी कम रक्तचाप और कम रक्त शर्करा भी महसूस करते हैं।
4. **घुटन :** छाती में घुटन महसूस होना। कुछ रोगियों को सांस में तकलीफ भी महसूस हो सकती है। ऐसे रोगी जिनको पहले से ही एनजाइना है, वे इन लक्षणों को अधिकता से महसूस कर सकते हैं।
5. **छाती में जलन महसूस होना :** ऐसा अहसास खासतौर पर उन रोगियों में होता है, जिन्हें पहली बार हार्ट अटैक हुआ हो। यह तकलीफदेह हालत कई बार गैसट्रिक या एसिडिटी की समस्या के साथ हार्ट अटैक के रोगियों को भ्रमित कर देती है। वे इसे गैस की समस्या समझकर कोई एंटी-एसिड गोली ले लेते हैं, जिससे कुछ देर के लिए आराम

भी मिल जाता है।

हार्ट अटैक की स्थिति का निश्चय

इलेक्ट्रो कार्डियोग्राम : हार्ट अटैक को निश्चित करने के लिए ECG सर्वोत्तम तरीका है। हार्ट अटैक के शिकार रोगी के ECG में बहुत स्पष्ट परिवर्तन दिखाई देते हैं। ST सेग्मेंट उठी हुई होती है, जो कि हार्ट अटैक को निश्चित करती है। यदि ECG के बारे में कोई शक हो और दर्द/लक्षण बने रहें तो रोगी से आराम करने के लिए कहा जाना चाहिए और ECG एक घंटे बाद दुबारा करना चाहिए।

ब्लड एनजाइम टेस्ट : हार्ट अटैक के बाद कुछ मांसपेशियां नष्ट हो जाती हैं, जहां से रक्त में कुछ एनजाइम निकलते हैं। यदि ये एनजाइम बढ़ जाएं, तो यह हार्ट अटैक दर्शाता है। इनमें से कुछ एनजाइमों को CPK, CPKMB, LDH, SGOT, SGPT आदि कहा जाता है।

हार्ट अटैक के रोगियों का तुरन्त उपचार

हार्ट अटैक के दौरान हृदय की मांसपेशियां मर जाती हैं, क्योंकि उन्हें रक्त की सप्लाई नहीं मिल पाती। चूंकि कोलेस्ट्रोल की रुकावट को हटाया नहीं जा सकता। (जोकि सत्तर से अस्सी प्रतिशत होती है), रोगी को आराम पहुंचाने के लिए रक्त के थक्के को हटाना ही एकमात्र तरीका रह जाता है।

इन थक्कों को खत्म करने के लिए स्ट्रेप्टोकिनेज, यूरोकिनेज जो बहुत महंगे इंजेक्शन हैं या हेपारिन की ड्रिप लगाना ही उपचार का एकमात्र सम्भव तरीका होता है। यदि ये थक्के को तोड़ने में कामयाब हों, तो (जो कि नली के ल्यूमेन को लगभग बीस से तीस प्रतिशत तक जाम कर देते हैं) हृदय की मांसपेशियों को तुरन्त कुछ-न-कुछ मात्रा में रक्त की आपूर्ति होने लगती है तथा हार्ट अटैक के एक घंटे के अन्दर ये इंजेक्शन लगा दिए जाएं तो रोगी जीवित रह सकेगा; क्योंकि ये इंजेक्शन हार्ट अटैक के लगभग सभी नुकसानों की पूर्ति कर देते हैं। यदि अगले पांच घंटे में ये इंजेक्श्न लगा दिए जाएं तो भी कुछ-न-कुछ असर जरूर होता है। लेकिन कई बार ये इंजेक्शन भी कोई परिणाम नहीं दे पाते। इन दवाइयों के साइड इफेक्ट्स (Side effects) भी होते हैं जैसे अन्दर-ही-अन्दर रक्त निकलना (Internal bleeding), सेरिब्रैल हैमरेज (Cerebral haemorrhage), पेप्टिक अल्सर ब्लीडिंग (Peptic ulcer bleeding) और कभी-कभी खतरनाक भी हो सकते हैं। हृदय का क्षतिग्रस्त क्षेत्र, हृदय की जीवित मांसपेशियों पर तनाव का कारण भी बन सकता है। इसलिए आगे होनेवाले हार्ट अटैक

से बचाव बहुत जरूरी है। अतः हार्ट अटैक के बाद रोगी को सात दिन तक अस्पताल में रहने की सलाह दी जाती है, पहले कुछ दिन ICCU (Intensive Coronary Care Unit) में रहना चाहिए। यहां किसी भी तरह के आपातकाल से निपटना सम्भव होता है। पांचवें दिन से रोगी को थोड़ा-बहुत चलाना उपचार का नवीनतम विचार है। पहले यह देखा गया है कि रोगी को अगले एक महीने तक बिल्कुल भी हिलने-डुलने नहीं दिया जाता था। अब इसमें परिवर्तन आ गया है, जल्दी गतिविधि (चलने का व्यायाम) कराने से सुधार बेहतर पाया गया है।

नुकसान का जायजा

हार्ट अटैक के बाद रोगी में मुख्य चीज यह देखना होता है कि इस घटना के दौरान उसके शरीर की कितनी मांसपेशियां मर गई हैं या कितनी को नुकसान पहुंचा है। नुकसान पहुंचा क्षेत्र या मृत क्षेत्र या मांसपेशियां रक्त को हृदय से पम्प करने में कोई सहयोग नहीं करतीं जिससे कि पम्पिंग की क्षमता कम हो जाती है। हृदय की पम्पिंग शक्ति (बायां वेंट्रिकल—जो कि सबसे महत्त्वपूर्ण कक्ष है) को 'इजेक्शन फ्रैक्शन' (Ejection Fraction) कहा जाता है।

इको-कार्डियोग्राम (Eco-cardiogram) एक ऐसा टेस्ट है जो कि बाएं वेंट्रिकल या चौथे चैम्बर की पम्पिंग क्षमता दिखा सकता है। यह 'इजेक्शन फ्रैक्शन' (EF) को निश्चित करता है, जो अप्रत्यक्ष रूप से हमें वे आंकड़े देता है, जो कि नष्ट हो चुके हैं या मर चुके हैं। सामान्य EF साठ प्रतिशत के लगभग होता है। हार्ट अटैक या MI के बाद EF पचपन प्रतिशत होता है, इसका मतलब है कि हार्ट अटैक के बाद मात्र पांच प्रतिशत क्षेत्र पर ही असर पड़ा है। दूसरी ओर यदि यह आंकड़ा तीस प्रतिशत हो तो इसका मतलब यह है कि यह एक बड़ा हार्ट अटैक था और लगभग तीस प्रतिशत मांसपेशियों को नुकसान पहुंचा है। कृपया यह अवश्य नोट करें कि केवल जीवित रहने के लिए पन्द्रह प्रतिशत EF भी पर्याप्त है। तीस प्रतिशत EF के साथ सामान्य रूप से सभी काम करना सम्भव होगा। नुकसान चाहे जितना भी हो, आपको यह अवश्य याद रखना चाहिए कि जिन मांसपेशियों पर असर नहीं हुआ है, उनका बचाव जरूर किया जाना चाहिए। भले ही थक्कों को हटा दिया गया हो, कोलेस्ट्रोल का जमाव अब भी वहां है। आगे रुकावटें न हों, इसके लिए बहुत-सा काम किया जाना चाहिए और मौजूदा रुकावटों को हटाने के लिए प्रयास किए जाने चाहिए।

हार्ट अटैक के बाद देखभाल

हार्ट अटैक के बाद हुए शुरुआती नुकसान का जायजा लगभग दस दिन बाद तक लिया जा सकता है। इस नुकसान का माप आगे की जरूरतों को निश्चित करेगा। यदि EF चालीस प्रतिशत या इसके आसपास है तो यह एक सुरक्षित परिस्थिति है। तीन सप्ताह के बाद एनजाइना का जायजा स्ट्रेस टेस्ट या TMT टेस्ट से लिया जा सकता है और आगे के सुधारों के लिए दवाइयों और जीवन पद्धति में सुधार का सहारा लिया जा सकता है।

यदि पम्पिंग शक्ति चालीस प्रतिशत से कम है तो अधिक सावधानी बरतने को अहमियत दी जाती है। रोगी को युद्ध स्तर प, अधिक दवाइयां लेनी होंगी और जीवन पद्धति में अधिक परिवर्तन लाने होंगे। कार्डियोलॉजिस्ट के पास नियमित रूप से जाने को भी महत्त्व दिया जाता है।

एंजियोग्राफी की जरूरत तभी होती है जब रोगी बाईपास सर्जरी या एंजियोप्लास्टी कराने के लिए दृढ़निश्चित हो। लेकिन यह भी मृत मांसपेशियों को जीवित नहीं कर सकता।

घावों को भरने के लिए मनुष्य का शरीर ही सर्वोत्तम है। हालांकि यह हृदय की मृत मांसपेशियों को जीवित नहीं कर सकता है, क्षतिग्रस्त तन्तुओं को अधिक रक्त आपूर्ति की जा सकती है और पर्याप्त रूप से परिवर्तित जीवन पद्धति के सहारे यह सम्भव है कि क्षतिग्रस्त मांसपेशियों को उबारा जा सके। अन्ततः ऐसा करने से EF दस से बीस प्रतिशत तक बढ़ जाता है।

भाग 6

हृदय की देखभाल की वर्तमान पद्धति

चिकित्सा विज्ञान में मेरा विश्वास कितना पक्का था, और कैसे दवाइयों ने उसे डिगा दिया

मुझे इस बात का विवरण देने दीजिए, जिसने लगभग पन्द्रह साल पहले मुझे मेडिकल साइंस/कार्डियोलॉजी की तरफ मोड़ दिया। उस समय मैं दिल्ली के प्रतिष्ठित अस्पतालों में से एक में डॉक्टर के रूप में काम कर रहा था। मैं मात्र MBBS था और मेरे अन्दर दवाइयों की जानकारी के बुलबुले उठ रहे थे।

मेरे अन्दर यह भरोसा इसलिए आया क्योंकि मैंने मेडिकल की दुनिया के आश्चर्य देखे थे। मानव शरीर की जानकारी के साथ मैं मनुष्य की बीमारियों का पता लगा सकता था, अल्ट्रामॉर्डन उपकरणों के साथ 'क्लिनिकल डायग्नोसिस' को सुनिश्चित कर सकता था और दवाइयों का इस्तेमाल करते हुए बीमारियों का उपचार कर सकता था। मैं जानता था, यदि बीमारी की जांच सही होगी तो उपचार भी सही होगा, क्योंकि दवाइयों की भूमिका और रचना जानी-पहचानी थी। जब मैंने अपनी 'इंटर्नशिप' (Intership) के दौरान एक नए डॉक्टर के रूप में इन तरीकों से अपने रोगियों के उपचार करने की क्षमता को सिद्ध किया, तो मुझे उस व्यवस्था की उपयोगिता के बारे में कोई शक नहीं रह गया, जिसे मैं जानता था। इसने मुझे और अधिक विश्वास दिया। जब मैंने अपनी 'इंटर्नशिप' के दौरान कलकत्ता में 'पीडिएट्रिक्स' (Peadiatrics) में बच्चों के वार्ड में काम किया, मैंने एक बच्चे में 'मैनिनजाइटिस' (Meningitis) का पता लगाया जो कि मरने ही वाला था, 'लम्बर पंक्चर' (Lumber Panchure) के साथ कीटाणुओं (Germs) का पता लगाया, पेनिसिलीन और जेंटामाइसिन के इंजेक्शन दिए और बच्चे को लगभग निश्चित मौत के मुंह से बचा लिया। मेरी सहायता के बिना वह बच्चा किसी भी समय मर जाता। मैंने धन्यवाद की उस भावना को महसूस किया जो उस बच्चे की मां की आंखों में थी, मैं जानता था कि मैं जो कुछ भी कर रहा था वह सौ प्रतिशत ठीक था।

लेकिन लगभग पन्द्रह साल पहले यह सब-कुछ एक ही दिन में ढह गया। मेरा सारा भरोसा ताश के पत्तों के महल की तरह एक ही झटके में टूट गया। मेरे रोगियों में से एक ने मुझे यह जानने में मदद की कि हृदय रोगियों के लिए मैं जो कुछ भी कर रहा था, वह आधारहीन और गलत था। इस बात ने मेरे

नजरिये और जिन्दगी को बदल दिया।

बाह्य रोग विभाग (Out Patients Department–OPD) में मैं एक रोगी का इलाज कर रहा था। एक सज्जन मेरे पास ऐसी शिकायतों के साथ आए जो खासतौर पर एक हृदय रोगी में होते हैं। जब वे चलते थे तो उनकी छाती की बाईं ओर दर्द होता था। जब वे अपनी चाल कम कर देते थे या चलना बन्द कर देते थे तो यह दर्द कम हो जाता था। अक्सर यह दर्द बाएं बाजू की ओर बढ़ जाता था। उन्होंने सांस न आने और घुटन की शिकायत भी की, खासतौर पर सीढ़ियां चढ़ते समय। मैं अपनी जांच में लगभग निश्चित था, वह एनजाइना के रोगी थे। मैंने उनसे पूछा कि क्या खाना खाने के बाद ये लक्षण बढ़ जाते थे। उन्होंने कहा कि खाली पेट होने पर वह दो-तीन किलोमीटर चल सकता है लेकिन भारी खाना खा लेने के बाद सौ कदम चलने पर ही दर्द होने लगता है। मेरी जांच पक्की हो गई।

हृदय की धमनियों में रुकावटों के साथ वे हृदय रोगी थे। मैंने इसका पता ECG से लगा लिया, जिसमें परिवर्तन देखने को मिले।

हमेशा की तरह मैं बहुत विश्वस्त था। मैंने उन्हें भरोसा दिलाया कि वे ठीक हो जाएंगे और मैंने उन्हें छह गोलियां लिख दीं। उनमें से तीन गोलियां सॉर्बिट्रेट की थीं, दो गोलियां बीटा ब्लॉकर (Beta-blocker) थीं और आधी गोली 'डिस्प्रिन' (disprin) की थी। मैंने, उन सज्जन से चार सप्ताह बाद रिपोर्ट देने को कहा। मैं, अपने दिल से यह जानता था कि ये सज्जन जब अगली बार आएंगे तो इन्हें दिक्कत नहीं होगी।

जब एक महीने बाद वह दुबारा आए, वे खुशी से भरे हुए थे। उनके लक्षण पूरी तरह से दूर हो चुके थे। वे बिना किसी तकलीफ के चल सकते थे और सीढ़ियां चढ़ सकते थे। उन्होंने मुझसे कहा कि मैं एक बहुत बढ़िया डॉक्टर हूं और उन्हें इस बात की हैरानी थी कि इतनी छोटी उम्र में मैं उनका उपचार कितनी अच्छी तरह से कर सका। उस समय मैं छब्बीस साल का था। मैं बहुत खुश था और तुरन्त उन्हें वही छह गोलियां दुबारा लिख दीं और उनसे इसी इलाज को जारी रखने के लिए कहा। उन्हें एक महीने बाद दुबारा रिपोर्ट देनी थी।

उनके दूसरे दौरे पर लक्षण दुबारा उभर आए थे। वही दर्द और सांस की तकलीफ। मैंने अगला कदम निश्चित करने में कोई समय नहीं लगाया। मैंने तीन गोलियां और लिख दीं—गोलियों की कुल संख्या नौ हो गई। मैंने, उन्हें इस नए आश्वासन के साथ वापस भेज दिया कि इस बार वह बिल्कुल ठीक हो जाएंगे।

एक और महीने बाद वापस आए और उत्साह से भरे हुए थे। उन्होंने कहा कि वे बहुत सामान्य जीवन जी रहे हैं–काम करते हैं, लोगों से मिलने जाते हैं, भरपेट खाना खाते हैं और यहां तक कि एक दिन उन्होंने बिना किसी दिक्कत के बैडमिंटन भी खेला। वह पूरी तरह से एक सामान्य व्यक्ति थे।

वह इतना खुश थे कि उन्होंने मुझे कुछ उपहार और धन्यवाद दिया। एक कम उम्र का डॉक्टर होने के कारण मैं प्रशंसा से उत्तेजित हो गया और मना करने की कुछ औपचारिकताओं के बाद एक विशेष मामले के रूप में मैंने वह सब-कुछ स्वीकार कर लिया। अब मैं जब भी 'प्रिस्क्रिप्शन' लिखता–मैं सिर्फ इतना ही लिखता, सभी नौ गोलियां दोहराएं। इन सज्जन से मैं बहुत खुश था। वह मेरे सबसे पसन्दीदा रोगी थे। मैंने ये उपहार अपने साथी डॉक्टरों को दिखाए और बहुत गर्व महसूस किया। मैं निश्चित ही एक अच्छा डॉक्टर था। अब मेरे अन्दर और अधिक विश्वास था।

रोगी का अगला दौरा, अच्छा नहीं था, चूंकि फिर से उन्हें कुछ दर्द था। मैंने तीन और दवाइयां लिख दीं। मैंने उन्हें अपने हॉस्टल के कमरे का नम्बर और पता दे दिया, ताकि किसी भी आपातकाल में मुझसे सम्पर्क कर सकें। मैंने उन्हें सभी पन्द्रह गोलियों के साथ जरूरत पड़ने पर जीभ के नीचे सॉर्बिट्रेट रखने की सलाह दी।

लगभग दस दिन बाद, इस रोगी की पत्नी ने मुझे सुबह जल्दी ही मेरे हॉस्टल में आकर जगा दिया। उसके पति, मेरा पसन्दीदा रोगी 'इमरजेंसी' में भर्ती था। उन्हें छाती में बहुत तेज दर्द हुआ था। मैं इमरजेंसी की तरफ दौड़ा। उन्हें बहुत बड़ा हार्ट अटैक हुआ था, चिकित्सा की भाषा में इसे 'मियोकार्डियल इंफ्रैक्शन' (Myocardial Infraction) कहते हैं। मैं बहुत दुखी था। मेरे इस रोगी के साथ ऐसा क्यों हुआ जो कि इतना ठीक-ठाक काम कर रहा था! यहां तक कि वह खुद भी इतना खुश था कि उसने भी मेरी खूब तारीफ की थी। केवल उसे ही क्यों भोगना पड़ा!

किसी तरह मैंने ICCU में उसके लिए एक पलंग का इन्तजाम कर दिया। उसे तुरन्त वहां से स्थानान्तरित कर दिया गया। हमने उन्हें लगातार ECG मॉनिटर पर रखा। उनके हृदय को स्थिर करने के लिए एक के बाद एक इंजेक्शन दिए गए। उनके हृदय ने अचानक बहुत बुरा व्यवहार करना शुरू कर दिया। हमने उसे बिजली का एक झटका दिया। वह दुबारा उबर आए। यह जिन्दगी और मौत के बीच एक रस्सा-कशी जैसा खेल था। मैं बहुत अधिक विचलित था। मुझे रोज ऐसी चीजें देखने की आदत नहीं थी, सिर्फ इतना ही नहीं, बल्कि वह मेरा रोगी था, मेरा पसन्दीदा रोगी था। अगले तीन घंटे बहुत संकट-भरे

थे और अन्ततः वह रोगी मेरी आंखों के सामने दम तोड़ गया।

मुझे झटका लगा। मेरा सबसे अच्छा रोगी मर चुका था। मुझमें एक तरह की हीन भावना पैदा हो गई थी। हो सकता है, मेरा शुरुआती इलाज गलत रहा हो। उसे हार्ट अटैक क्यों हुआ? वह क्यों मरा? मैं उसके सारे पेपर 'ड्यूटी रूम' में ले गया और उनका जायजा करने लगा। मेरी गलती कहां थी? मैंने सभी दवाइयों को मिलाया और उन्हें सही क्रम में पाया। मेडिकल की किताबों के अनुसार मैंने कोई गलती नहीं की थी। यह मेरी गलती नहीं थी। मैं पुनः आश्वस्त था, यह जान लेने के बाद कि वह रोगी मर गया, इसमें मेरी कोई गलती नहीं थी। किताबें गलत नहीं हो सकतीं। चिकित्सा विज्ञान (Medical Science) गलत नहीं हो सकता।

लेकिन उदासी ने मेरा पीछा नहीं छोड़ा। जब वह मर रहे थे, उनकी आंखें, उनका घूरना लगातार मेरे दिमाग में आ रहा था। जिस तरह से वह मुझ पर विश्वास करते थे, उनकी तारीफें मेरे दिमाग में घूम रही थीं। तब भी उन्हें मरना पड़ा। मैंने उस रात दुबारा सोचना शुरू कर दिया। मैंने सभी घटनाओं को दुबारा एक के बाद एक रखना शुरू कर दिया। अचानक मुझे बहुत बड़ी गलती का पता लगा। लगातार होनेवाली गलती, जो मैं कर रहा था।

अचानक मैंने यह बात स्वीकार कर ली कि मैंने ही उस रोगी को मारा था। जब वह पहली बार मेरे पास आया तो उसके हृदय में रुकावटें थीं। मेरी जांच/परख एकदम सही थी। कॉरोनरी हृदय रोग! उसकी जीवन पद्धति और खान-पान ठीक नहीं था, रक्तचाप बहुत अधिक था, उसका वजन हमेशा बहुत अधिक रहा और उसका कोलेस्ट्रोल भी बहुत ज्यादा था। मैंने इसकी परवाह नहीं की, सिवाय इसके कि सरसरी तौर पर उन्हें इन्हें नियन्त्रित करने के लिए कहा। मैंने अधिक जोर अपनी दवाइयों पर ही दिया। जैसे ही उन्हें आराम मिलता था, वह अपनी जीवन पद्धति को नियन्त्रित रखने की परवाह नहीं करते थे। धीरे-धीरे रुकावटें बढ़ गईं। मैंने इसकी परवाह नहीं की, और अप्रत्यक्ष रूप से उन्हें और अधिक दवाइयां देते हुए आराम पहुंचाया। मेरे पूरे इलाज के दौरान उनकी रुकावटें बढ़ रही थीं, धमनियों में और वसा इकट्ठी हो रही थी। मैं सिर्फ खुराक ही बढ़ाता रहा। अन्ततः उसे एक हार्ट अटैक भोगना पड़ा और वह मर गया। यह एक योजनाबद्ध मौत जैसा था।

अचानक, मेरे पेट में दर्द शुरू हो गया। मैंने यह महसूस किया कि मैंने पर्याप्त रूप से उसकी जीवन पद्धति बदल दी होती, तो यह मनहूस दिन कभी न आया होता। वह मर गया, क्योंकि मेरी ट्रेनिंग दवाइयों के प्रति थी, न कि जीवन पद्धति को बदलने के प्रति। मैं उसे उपचार या निदान देने की बजाय

आराम दिलाने पर ही टिका रहा। यह एक असफल व्यवस्था थी जिसकी केवल एक ही नियति थी—हार्ट अटैक। यदि रुकावटों को बढ़ने दिया जाए, तो हार्ट अटैक जरूर होगा।

अचानक मैंने यह भी माना कि कार्डियोलॉजी के सभी डॉक्टर ऐसा ही कर रहे हैं। हर रोज हार्ट अटैक के मैं जितने भी मामले देखता हूं, वे सभी डॉक्टरों, कार्डियोलॉजिस्टों के इसी तरह काम करने का नतीजा होते हैं। दी जानेवाली दवाइयों के साथ-साथ रुकावटें भी बढ़ती रहती हैं। यदि दवाइयों के साथ असफल होनेवाली इस व्यवस्था को बदला जा सके तो लगभग ये सभी हार्ट अटैक होने से रोके जा सकते हैं। यह कोई उपचार नहीं था।

जितना अधिक मैं जायजा लेता, उतना अधिक मैं स्वीकार करता कि दवाइयों के साथ उपचार करने की मौजूदा व्यवस्था कुछ नहीं थी, बल्कि गलत थी। यह एक अस्थायी काम था, जो बीमारी का हल नहीं निकाल सकता था, जहां रुकावटें दिन-पर-दिन बढ़ रही थीं। यह एक अस्थायी रख-रखाव था। तो उपचार क्या था? मैं उपचार क्यों नहीं कर रहा हूं?

मेरा सारा भरोसा उस दिन टूट गया। मैंने इस बात को स्वीकारा कि जिस कार्डियोलॉजी की प्रैक्टिस मैंने की थी, वह पूरी तरह गलत है। बीमारी का उपचार करने की बजाय, कार्डियोलॉजी में मैं मौत की योजना बनानेवाला बनकर रह गया था। मैं उस इलाज में भी अन्तर कर सकता था जो हम 'इंफेक्शन' (Infection) के मामलों में करते थे। जब हम कीटाणुओं को मारने के लिए 'एंटीबायोटिक्स' (Antibiotics) देते हैं तो हम असल में बीमारी का इलाज करते हैं, इस तरह रोगी ठीक हो जाता है। एक बार जब निदान हो जाए तो रोगी को दवाओं की जरूरत नहीं रह जाती है। मेनिनजाइटिस (Meningitis), फैरिनजाइटिस (Pharyngitis), निमोनिया (Pneimonia), डायरिया (Diarrhoea) जैसी बीमारियों के मामले में यह सच है। इस समय चिकित्सा विज्ञान बहुत बढ़िया है। एक डॉक्टर के रूप में आप वास्तव में इलाज करते हैं क्योंकि आप बीमारी के कारण को मिटा देते हैं। यदि यहां पर बीमारी का कारण कीटाणुओं से होने वाला इंफेक्शन था, तो हृदय रोग का निवारण क्या? उस दिन मुझे पहला संकेत मिला जिसने मुझे अगले पन्द्रह साल में धीरे-धीरे उपचार की एक नई प्रणाली विकसित करने में मदद की।

बाद के वर्षों में, मैंने चिकित्सा विज्ञान के डॉक्टरों द्वारा अनावश्यक रूप से की जा रही बाईपास सर्जरीं और एंजियोप्लास्टी को देखा। वे कारणों को देखने से मना कर देते थे। आपको बीमारी का जड़ से हल निकालने के लिए और इसका विकास रोकने के लिए काम करना चाहिए। यदि बीमारी बढ़ती

है, तो जिन नलियों को उन्होंने साफ किया है या बदला है, फिर से भर जाएंगी। यदि आप इस सच्चाई को स्वीकारते हैं, तो एक स्थायी रख-रखाव के साथ आगे बढ़िए।

अगले कुछ पेजों में मैं विस्तार से यह चर्चा करने जा रहा हूं कि वर्तमान उपचार के तरीके कैसे एक अस्थायी आराम ही प्रदान करते हैं। ऐसा आराम जिसमें बीमारी के पूरे निदान पर कोई ध्यान नहीं दिया जाता। बीमारी लगातार चलती ही रहती है। असली उपचार जीवन पद्धति में परिवर्तन हैं। कई जगह मैं अपने विचारों को दोहराने जा रहा हूं, लेकिन वे केवल इस बात पर पुनः जोर डालने के लिए हैं कि मैं सामने क्या लाना चाहता हूं।

बहुत से डॉक्टर और कार्डियोलॉजिस्ट जब किताब के इस अध्याय को पढ़ेंगे तो वे इस बात को अपराध मान सकते हैं कि मैंने मौजूदा व्यवस्था की गलतियों को उजागर किया है। हां, यदि वह भी अपने रोगियों को पर्याप्त रूप से दवाइयों और सर्जरी के साथ, जीवन पद्धति पर भी सलाह दे रहे हैं तो उन्हें हीन भावना महसूस करने की कोई जरूरत नहीं है। मैं भी अपने रोगियों को आराम पहुंचाने के लिए दवाइयों का इस्तेमाल करता हूं, लेकिन मैं इन दवाइयों को उस वक्त बन्द कर देता हूं कि जब बीमारी उस अवस्था में हो, जहां आराम अपने आप हो रहा हो।

चिकित्सा विज्ञान :
आधारभूत गलतियों के साथ ताकतवर उपकरण

पिछले कुछ दशकों में चिकित्सा विज्ञान ने अत्यधिक प्रगति की है। अब यह उपचार का एक पर्यायवाची बन चुका है। कारणों, सबूतों और शोध के साथ इस विज्ञान की उपयोगिता पूरी दुनिया में फैल चुकी है। आधुनिक तकनीक को अपनाते हुए चिकित्सा विज्ञान ने अपनी क्षमता को सुधारा है और कम्प्यूटरों के इस्तेमाल ने इसे और अधिक फायदेमन्द बना दिया है। बहुत बड़ी संख्या में लोगों, जिन्हें रोगी कहा जाता है, द्वारा इसके लगातार इस्तेमाल ने, चिकित्सा विज्ञान को धीरे-धीरे एक बहुत बड़ा ढांचा खड़ा करने में मदद की है। एक बड़ी संख्या में लोग चिकित्सा विज्ञान में निपुण बनना चाहते हैं—डॉक्टर कहलाना चाहते हैं। जल्दी ही बहुत से मेडिकल कॉलेज सामने आए, और समय के साथ बढ़ते हुए मेडिकल डॉक्टरों की संख्या के साथ, मेडिकल साइंस एक ताकतवर और सेहत की देखभाल के लिए पूरी तरह से स्वीकृत प्रणाली के रूप में उभरी।

लेकिन यहां एक समस्या थी। चिकित्सा विज्ञान ने मानव मशीन को ठीक करने की कोशिश की, लेकिन रख-रखाव में गलतियां थीं। लोगों को एक स्वस्थ शरीर रखने के लिए क्या खाना चाहिए, क्या नहीं खाना चाहिए; कैसे व्यायाम करना चाहिए : ये सब सूचनाएं देने की बजाय डॉक्टरों ने अपना सारा ध्यान जब बुरा हो चुका हो, सिर्फ तभी मानव शरीर को ठीक करने पर लगाया। सही जानकारी के बिना जैसे ही अधिक-से-अधिक लोग बीमार हो जाते हैं, चिकित्सा विज्ञान ने दवाइयों और सर्जरी का इस्तेमाल करते हुए समस्या को हल करने की कोशिश की। संकट की इस बनावटी रचना और वास्तविक संकट के समय में इलाज ने मेडिकल डॉक्टरों को और अधिक महत्त्वपूर्ण बना दिया। उन्होंने इस महत्त्व का आनन्द लिया और रख-रखाव के भाग को भूल गए। ऐसा होता रहा। जानकारी की कमी के कारण लोग भोगते रहे और बीमारियां होती रहीं; डॉक्टरों और सर्जनों का समय बहुत बढ़िया रहा।

उन्होंने ज्यादा-से-ज्यादा दवाइयों का इस्तेमाल किया और अधिक-से-अधिक ऑपरेशन थियेटर व अस्पताल खोले। दवाइयां इंफेक्शन जैसी बीमारियों में मदद करती हैं और बहुत हद तक उन्हें नियन्त्रित भी करती हैं। लेकिन बहुत-सी

बीमारियां, जैसे कॉरोनरी हृदय रोग, मधुमेह, आर्थराइटिस, कैंसर, उच्च रक्तचाप जो कि इंफेक्शन के कारण नहीं होती हैं, लगातार बढ़ती रहीं। मेडिकल कम्पनियां चिकित्सा विज्ञान के ऊपर हावी हो गईं। अब चिकित्सा शोध का मतलब अधिकतर यही होता है कि नई दवाइयों का विकास कैसे किया जाए, जिनसे उन्हें अधिक-से-अधिक लाभ मिले। मानव शरीर के रख-रखाव पर आधारभूत शोध और सूचनाओं का विस्तार पीछे रह गया है। चिकित्सा विज्ञान की यह सबसे बड़ी कमी है कि वे जानते हुए भी मानव मशीन को बीमार होने दे रहे हैं। इसके रख-रखाव को धीरे-धीरे भुला दिया गया है।

भुगतने वाले लोग धीरे-धीरे चिकित्सा विज्ञान के भेद को समझने लगे हैं। जब सरकार का स्वास्थ्य बजट ऊपर की ओर जाता है, तो वे भी इसके अनुसार विश्लेषण करते हैं और पाया कि सुरक्षात्मक मुद्दों को अधिक महत्त्व दिया जाना चाहिए। संयुक्त राष्ट्र की फेडरल गवर्नमेंट ने इस मुद्दे की ओर कदम बढ़ाया है। गैर सरकारी संगठन भी चिकित्सा विज्ञान में इसी तरह की खामियों का अनुमान लगाते हैं।

अचानक सारी दुनिया में सार्वजनिक जानकारी बढ़ी है। ज्यादा-से-ज्यादा लोगों ने चिकित्सा विज्ञान और इसका प्रस्ताव रखनेवालों की ओर सन्देह की दृष्टि से देखना शुरू कर दिया है। उन्होंने वैकल्पिक व्यवस्थाओं को खोजना शुरू कर दिया है जो कि बिना किसी नुकसान या दवाइयों के खराब प्रभाव के बीमारी का स्थायी हल देती हैं।

शरीर एक मशीन :

मानव शरीर कैसे एक शानदार मशीन है–दुनिया में सर्वोत्तम

मैं अपने आपको शरीर की मशीन के लिए एक मेकैनिक मानता हूं। इस मशीन का उपचार करने के पहले, मैंने मशीन के बारे में जानने के लिए पांच साल मेडिकल कॉलेज में बिताए। यह मेरा MBBS कोर्स था।

इन पांच सालों के दौरान, पहले और दूसरे साल में हमें एनाटॉमी (Anatomy) और फिजियोलॉजी (Physiology) के विषय पढ़ाए गए। यह हमें मानव मशीन और इसके कामकाज को समझाने के लिए ही था। हम मृत और खराब हो चुकी मशीनों को खोलते थे और यह सीखते थे कि कितने सुन्दर तरीके से मशीन को बनाया गया है–हमें यह पढ़ाया गया कि कैसे दिमाग, आंख, कान, यकृत, दिल, पेट, हड्डियों, अस्थि-मज्जा (Bone marrow), फेफड़ों, धमनियों, नाड़ियों, नसों, मांसपेशियों, पैंक्रियास (Pancreas), थायरॉयड, रीढ़ (Spinal Cord), जोड़ों आदि जैसे अंगों से मिलकर यह शरीर बना है और कितने सुन्दर तरीके से ये सभी इतनी छोटी-सी जगह में बन्द हैं। हमने मशीन की शुरुआत को मां के गर्भ में अंडे के फलने से लेकर मशीन के पैदा होने तक से सीखा और यह सीखा कि पहले अठारह साल तक इसका विस्तार कैसे होता है। मानव शरीर की मूल रचना को समझने के लिए सुबह से शाम तक चलने वाली कक्षाओं के पांच सौ से अधिक दिन लगे, जो कि किसी कार के आकार का दसवां हिस्सा ही था। आप इसकी कल्पना कर सकते हैं। असल में यह (मानव शरीर) दुनिया की सर्वोत्तम मशीन है। निश्चित ही, इसके बराबर कोई नहीं है।

MBBS करते समय मैं इसे कभी भी नहीं समझ सका। मैं यह सब-कुछ सिर्फ इसलिए सीख रहा था कि मुझे एक डॉक्टर बनना था। मैं बस इतना ही जानता था कि अगर मैंने पांच साल की यह पढ़ाई पूरी कर ली तो मुझे एक डिग्री मिल जाएगी, जिसे MBBS कहा जाता है और मैं एक ऐसा व्यक्ति बन जाऊंगा जो बहुत से बीमार लोगों की मदद कर सकता है, और मेरा आदर होगा। मैं जानता था कि अगर मैंने कड़ी मेहनत की और मेडिकल कॉलेज में बना रहा और कोर्स के अन्त में सभी परीक्षाएं पास कर लीं तो मेरे माता-पिता बहुत खुश होंगे।

MBBS पास करने के बाद मैंने पन्द्रह साल मानव शरीर पर शोध करने में बिताए और इस मशीन की सुन्दरता को स्वीकार सका। यह मशीन कितनी शानदार है। एक ऐसी मशीन जो सौ साल तक रहने के लिए बनाई गई है

और इसमें लाखों तत्त्व/अंग हैं।

फिजियोलॉजी (Physiology) में हमें इन पुर्जों के काम-काज के बारे में पढ़ाया गया–कैसे उनमें से हर एक दूसरे के साथ तालमेल से काम करता है। एक-से दिखनेवाले कुछ तत्त्व एक इकाई बनाते हुए एक साथ काम करते हैं। ऐसी लाखों इकाइयां मिलकर एक बड़ा अंग बनाती हैं। इनमें से कुछ अंग (Organ) एक अंग व्यवस्था (Organ System) बनाते हैं और तब शरीर बनता है...

मैंने माना कि इस विषय-विशेष को पढ़ने में मेरी खास रुचि है–कैसे शरीर सामान्य रूप से काम करता है। ऐसा क्यों है कि हृदय रक्त पम्प करता है, आराम और व्यायाम के दौरान कैसे शरीर के विभिन्न अंगों को सही मात्रा में रक्त सप्लाई करता है? कैसे आंतें वह सारी वसा और कोलेस्ट्रोल को सोख लेती हैं, जो हम खाते हैं या अपने अन्दर जमा करते हैं? दिमाग कैसे सोचता है और तनाव के प्रति कैसे प्रतिक्रिया करता है? विभिन्न अंगों पर तनाव का क्या प्रभाव रहता है? कैसे शरीर अपने को स्वयं ही ठीक कर लेता है? सम्भवतः यही मेरे दिमाग में साओल कोर्स की सच्ची नींव थी।

बायोकेमिस्ट्री (MBBS के पहले डेढ़ साल के दौरान एक विषय) में हमें यह पढ़ाया गया कि शरीर की रासायनिक रचना (Chemical Structure) क्या है, कोलेस्ट्रोल और ट्राइग्लिसराइड्स की रासायनिक रचना और शरीर के अन्दर वे कैसे पैदा होते हैं–इस विषय में हमें एक-एक करके कैलोरी, कार्बोहाइड्रेट, वसा, प्रोटीन, उनकी रचना, उनकी जरूरत, क्रिया, चयापचय सब-कुछ पढ़ाया गया। मैंने इस बात को स्वीकार किया कि मेरे कैरियर में यह सारी जानकारी मेरे लिए बहुत शक्तिशाली है, चूंकि मैंने लोगों को उनका भोजन चुनने की सलाह देना शुरू कर दिया था।

मैं मानता हूं कि डॉक्टरी की ट्रेनिंग में ये डेढ़ साल बहुत महत्त्वपूर्ण होते हैं। इसी जानकारी की मात्रा एक अच्छा डॉक्टर बनाती है। यदि हम इस जानकारी को शरीर स्वस्थ रखने और ठीक करने में इस्तेमाल करें तो यह सर्वोत्तम दवा होगी।

शरीर की सबसे छोटी रचना कोशिका (Cell) है। यह इतनी छोटी होती है कि एक शक्तिशाली माइक्रोस्कोप का इस्तेमाल किए बिना हम इसे देख भी नहीं सकते। शरीर में लगभग सौ करोड़ या इससे भी अधिक इकाइयां होती हैं। एक जीवित शरीर की इन सबसे छोटी इकाइयों को व्यक्तिगत रूप से जीवित रहने के लिए सही अनुपात में भोजन और ऑक्सीजन की जरूरत होती है। वह जीवित रहने के लिए ऊर्जा, अपने ही 'पावर हाउस' से प्राप्त कर सकती हैं, जिसे 'मिटिकोंड्रिया' (Mitichondria) कहा जाता है। न्यूक्लियस (Neucleus)

इनका मस्तिष्क होता है जो कि इनकी हर क्रिया का निर्णय करता है। ये छोटी-छोटी इकाइयां अपने आपको पैदा भी कर सकती हैं, अर्थात ठीक अपने जैसे दिखनेवाले बच्चे भी पैदा कर सकती हैं, इसे कोशिका विभाजन (Cell Division) कहते हैं।

चिकित्सा तकनीक में काफी प्रगति की गई है, लेकिन अब तक भी हम वैज्ञानिक तकनीकों का इस्तेमाल करके एक भी कोशिका बनाने के योग्य नहीं हो पाए हैं, जीवित शरीर के अंगों को तो एक तरफ ही छोड़ दीजिए।

मैं नहीं जानता कि असल में मानव शरीर को किसने बनाया, किसने इतने निर्दोष तरीके से इसे योजनाबद्ध किया। यदि उत्पत्ति की जानकारी (Knowledge of Evolution) का सन्दर्भ लिया जाए तो एक कोशिका से मनुष्य बनने में करोड़ों साल का समय लगा है। उत्पत्ति के अध्ययन के अनुसार पहला जीवित प्राणी एक कोशिकीय (Single Cell) था, जैसे अमीबा (Amoeba); धीरे-धीरे यह बढ़ता गया और इसने अपने आपको बहु-कोशिकीय जीव (Multicellular Organism) पैदा करने में परिवर्तित कर लिया। ऐसा हुए लाखों साल बीत चुके हैं। आपको समझाने के लिए कि कैसे एक कोशिकीय जीव से मानव का विकास हुआ है, मैं एक तालिका का सन्दर्भ दे रहा हूं :

मानव-मशीन के विकास के साल

पृथ्वी का निर्माण	460 करोड़ वर्ष
एक कोशिकीय जीव	150 करोड़ वर्ष
बहु-कोशिकीय जीव	700 करोड़ वर्ष
मछली जैसे प्राणी	55 करोड़ वर्ष
सरीसृप	40 करोड़ वर्ष
पहला स्तनधारी	25 करोड़ वर्ष
पक्षी	20 करोड़ वर्ष
डायनासोर	15 करोड़ वर्ष
बन्दर	10 करोड़ वर्ष
मानव	1 करोड़ वर्ष
आधुनिक मानव	1 लाख वर्ष
खेती का विकास	10 हजार वर्ष
हड़प्पा मोहनजोड़दो सभ्यता	3500 ईसा पूर्व

यदि आप लाखों साल के इन आंकड़ों की तुलना मनुष्य के विकास के विज्ञान के साथ करेंगे, जो सिर्फ कुछ हजार साल पुराना है, तो एक व्यक्ति खुद ही समझ सकता है कि चिकित्सा की जानकारी को अभी एक लम्बा रास्ता तय करना है, अर्थात मानव शरीर की निपुणता तक पहुंचने का विज्ञान।

यहां पर, मुझे यह सूचना भी देने दीजिए कि हमने अपने मेडिकल व्यवसाय के अगले तीन सालों में क्या किया? हमने इस जानकारी का इस्तेमाल बीमारी को पहचानने और सिर्फ दवाइयों या सर्जरी या दोनों से उसका उपचार करने में किया। कुछ जगहों पर जहां बैक्टीरिया को रसायनों से मारना होता है, मेडिकल साइंस ने बहुत बढ़िया सेवा की है। जहां कोई दुर्घटना हो जाती है या शरीर की रचना में कोई खराबी आ जाती है, सर्जरी बहुत असरदार साबित हुई है।

लेकिन जब शरीर के खराब रख-रखाव की बात आती है—चाहे यह खराब खाने से हो, व्यायाम की कमी से हो, मानव निर्मित अत्यधिक तनाव से हो या धूम्रपान से हो, दवाइयों का इस्तेमाल या सर्जरी इसे ठीक नहीं कर सकते। निदान इन दोषों में परिवर्तन लाने से ही होगा।

सुरक्षात्मक हृदय विज्ञान

सुरक्षात्मक कार्डियोलॉजी (Preventive Cardiology), कार्डियोलॉजी की शाखाओं में सबसे कम प्रैक्टिस की जाने वाली शाखाओं में से एक है और बड़े पैमाने पर इसे कार्डियोलॉजी समुदाय में नीची निगाहों से देखा जाता है। इसके पीछे कुछ कारण हैं। पहला तो यह कि इस विषय को बहुत हल्के रूप से लिया गया और इसके प्रति असरदार होने के लिए पहुंच भी बहुत हल्की थी। जोखिम के कारणों को घटाना स्पष्ट रूप से परिभाषित नहीं था। इसके प्रति पहुंच भी पूरे दिल से नहीं की गई थी और पर्याप्त रूप से इसके बारे में लिखित सामग्री भी नहीं थी। जो भी किताबें उपलब्ध थीं, वे डॉक्टरों के लिए थीं, न कि उन लोगों के लिए जिन्हें इनकी प्रैक्टिस करनी थीं। जो भी लिखित सामग्री उपलब्ध थी, वह व्यापक रूप से रोगियों के साथ बिना चर्चा के उपलब्ध थी तथा इसमें रोगियों के लिए स्पष्ट निर्देश भी नहीं थे। सुरक्षात्मक कार्डियोलॉजी को सौतेला व्यवहार मिला, क्योंकि कार्डियोलॉजिस्ट दवाइयों पर अधिक केन्द्रित थे, जो कि रोग का निदान नहीं करती, बल्कि रोगी को कुछ समय तक आराम ही पहुंचाती है। बाईपास और एंजियोप्लास्टी जैसी सर्जरी आने के बाद—सुरक्षात्मक कार्डियोलॉजी की यह महत्त्वपूर्ण शाखा और अधिक नजरअन्दाज की गई, न सिर्फ इस वजह से कि इसके परिणाम बहुत धीरे-धीरे मिलते थे, बल्कि इस वजह से भी कि यह सर्जिकल पहुंच की सीधी प्रतिस्पर्धी (Competitor) थी।

हाल में, एक धीमी गति की क्रान्ति आई है। एक ओर सर्जिकल उपचार की लागत और जटिलताएं और दूसरी ओर रोगी समुदाय में हृदय रोग को रोकने की जागरूकता ने 'नॉन-इनवेसिव' कार्डियोलॉजी के इस तरीके की नई मांग पैदा की है, जिसे 'एग्रेसिव प्रिवेंटिव कार्डियोलॉजी' (Aggressive Preventive Cardiology) कहा जाता है। इसका लक्ष्य केवल बचाव ही नहीं, बल्कि निदान भी था। रोगियों द्वारा स्वीकार किया गया यह तरीका बहुत वैज्ञानिक, व्यावहारिक होना चाहिए था और उपचार का परिणाम छोटे समय में मिलना चाहिए था, ताकि रोगी को आगे भी इस इलाज को बनाए रखने के लिए सहमत किया जा सके।

आपको यह अवश्य समझना चाहिए, जब मैं हृदय रोग की बात करता हूं, तो मेरा मतलब हमेशा 'कॉरोनरी हृदय रोग' से होगा, जो कि आजकल सबसे अधिक पाया जाना वाला हृदय रोग है।

हृदय रोगियों की बढ़ती संख्या

पिछले कुछ दशकों में, बहुत-सी क्रान्तियों और चिकित्सा में उच्च तकनीक की प्रगति के बावजूद, कार्डियोलॉजी में सर्जरी के बावजूद एक बात बिल्कुल स्पष्ट है कि हृदय रोगियों की संख्या बढ़ रही है। आज इस बात को स्वीकार कर लिया गया है कि भारत में रोगियों की संख्या खतरनाक तरीके से बढ़ रही है—यह संख्या बीस लाख से पचास लाख के बीच में कुछ भी हो सकती है।

यह कार्डियोलॉजी की मौजूदा प्रैक्टिस की असफलता को दर्शाता है। बढ़ते हुए 'कार्डियक सेंटर' और हृदय संस्थान सफलता के स्कोर कार्ड नहीं हैं, बल्कि ये रोग को नियन्त्रित करने की असफलता दर्शाते हैं। यदि कार्डियोलॉजी में कही जानेवाली इस प्रगति के बावजूद हृदय रोगियों की संख्या बढ़ रही है तो वर्तमान प्रगति का असर क्या है?

वास्तविक कारण ढूंढ़ने के लिए, एक व्यक्ति को असल कारण की ओर देखना होगा—वह है कॉरोनरी हृदय रोग के जोखिम के कारक। खान-पान की आदतों के बारे में, बहुत बड़े पैमाने पर जानकारी की कमी के कारण, व्यायाम के घटते स्तर के कारण, सिगरेट और स्वस्थ कहे जाने वाले तेलों को बढ़ावा मिलने के कारण और आधुनिक जीवन में बढ़ते हुए तनावों के कारण हृदय रोगियों की संख्या मौजूदा स्तर तक बढ़ गई है। इसलिए, इसका जवाब कारण को हल करने में और वास्तविक पहुंच को अपनाने में ही है। यह पहुंच 'एग्रेसिव प्रिवेंटिव कार्डियोलॉजी' (Agrressive Preventive Cardiology) है।

सुरक्षात्मक कार्डियोलॉजी में कमियां

अब तक 'प्रिवेंटिव कार्डियोलॉजी' ने कॉरोनरी हृदय रोग के लिए बहुत से जोखिम भरे कारक बताए हैं। इन कारकों में सबसे अधिक से लेकर सबसे कम जोखिमवाले कारक तक आते हैं। अधिकतर रोगी अपने को इस दायरे में अधिकतम सामान्य सीमा पर रखने की कोशिश करते हैं, क्योंकि यह सुविधाजनक होता है। उदाहरण के लिए सेरम कोलेस्ट्रोल की सीमा 130 mg/dl से 200 mg/dl तक बताई गई है। ज्यादातर रोगी जिनमें यह 200 mg/dl तक होती है बहुत खुश रहते हैं और अपने आपको पूरी तरह सुरक्षित समझते हैं। एक आक्रामक सुरक्षात्मक हृदय विशेषज्ञ (Aggressive Preventive Cardiologist) के रूप में, मैं उन्हें कोलेस्ट्रोल को 130 से 140 mg/dl तक लाने की सलाह दूंगा। इसके पीछे है सबसे बढ़िया की सम्भावनाएं देखने की सोच। यदि आप सभी जोखिमवाले कारकों की जड़ तक पहुंच गए तो बचाव निश्चित ही अधिकतम होगा और अक्सर बीमारी को रोकता है।

सुरक्षात्मक कार्डियोलॉजी में दूसरी समस्या सुधार की अनुपस्थिति है। कोई भी रोगी मान्यताओं का अनुसरण करने के लिए इसी की मांग करता है। अब तक ये मान्यताएं बहुत हल्की थीं, स्वाभाविक रूप से केवल बचाव ही थीं, न कि निदान की–रोगी को जिसकी जरूरत होती है और उम्मीद रहती है। बहुत से कार्डियोलॉजिस्ट या डॉक्टर रुकावटों में होनेवाली धीमी वृद्धि को ही बचाव समझेंगे। पिछले निर्देशों का पालन करने के बाद भी कुछ रोगी हार्ट अटैक का शिकार हो जाते हैं और कोई सुधार नहीं होता है, जिससे कुछ समय बाद दी गई सलाह को पालन करने की उनकी इच्छा-शक्ति टूटने लगती है। आक्रामक रूप से बचाव का लक्ष्य बीमारी को रोकना है, न कि उसकी प्रगति को सिर्फ धीमा कर देना या कोई प्रगति न होने देना। अब यह एक सिद्ध किया जा चुका और स्वीकारा हुआ तथ्य है कि रुकावटों को हटाया जा सकता है। यहां तक कि यदि ये रुकावटें एक-दो प्रतिशत तक ही हट जाती हैं तो शानदार तरीके से लक्षणों में सुधार होता है और रोगी पूरी तरह हार्ट अटैक से सुरक्षित रहता है।

सुरक्षात्मक कार्डियोलॉजी की तीसरी कमी इसमें तनाव और इसके मैनेजमेंट की कम होती अहमियत है। हालांकि, आजकल तनाव को हृदय रोग का एक बड़ा कारण माना जाता है, क्योंकि इसे मापा नहीं जा सकता है। (जैसे किलोग्राम, मिलीग्राम या मिलीलीटर आदि परिभाषित इकाइयों में) चिकित्सा विज्ञान ने इस सबसे अधिक महत्त्वपूर्ण परिमाप को पर्याप्त रूप से कोई अहमियत नहीं दी। तनाव प्रबन्धन (Stress Management) को पुनः हृदय रोग के नियन्त्रण में शामिल नहीं किया गया है। इसे तुरन्त किया जाना चाहिए।

सुरक्षात्मक कार्डियोलॉजी में मुख्य कमी रोगी के लिए व्यावहारिक निर्देशों और मार्गदर्शन की अनुपस्थिति है। ज्यादातर निर्देश अस्पष्ट ही हैं। जब हम यह बात जानते हैं कि तेल, ट्राइग्लिसराइड है या वसा प्रत्यक्ष रूप से धमनीय रुकावटों का कारण है, तो स्पष्ट रूप से इन्हें छोड़ देना चाहिए। यदि हमारे शरीर की जरूरत वसा से दस प्रतिशत कैलोरी की है और यह दलहन या तिलहन में मौजूद अदृश्य अवस्था से प्राप्त हो सकती है, तो हमें किसी भी हृदय रोगी के भोजन में अतिरिक्त तेल (ट्राइग्लिसराइड) को न मिलाने की सलाह देनी चाहिए। इतना ही पर्याप्त नहीं है, हमें उनको बिना तेल का खाना पकाना भी सिखाना चाहिए, जो स्वादिष्ट भी होना चाहिए। कोई और सही विकल्प न होने की हालत में ये निर्देश फालतू बन जाते हैं। स्पष्ट रूप से सिर्फ निर्देशों की ही जरूरत नहीं है, बल्कि एक पूरे पैकेज को लागू करने की जरूरत है, जो कि समुदाय द्वारा सभी व्यावहारिक तरीकों में अपनाया जा सके। यह केवल संकट के एक या दो कारकों पर ही लागू नहीं होना चाहिए, बल्कि इसमें हृदय रोग के संकट के सभी सम्भव कारक शामिल होने चाहिए।

दवाएं जो निदान नहीं करतीं

इस अध्याय में मैं उन दवाओं के बारे में चर्चा करूंगा जो हम रोगी को आराम पहुंचाने के लिए देते हैं। इस चर्चा के दौरान मैं दवाओं के काम-काज, उनकी क्रियाओं के तरीके के साथ-साथ उनके साइड इफेक्ट के बारे में भी बताऊंगा। वैज्ञानिक भाषा से बचते हुए इस सारी जानकारी को बहुत सरल बनाया गया है, ताकि पाठक, जो कि अधिकांशतः इस बारे में कुछ नहीं जानते हैं या हृदय रोगी हैं, इसे आसानी से बड़े पैमाने पर समझ सकें। वे इन दवाओं को खुद से लेने की कोशिश न करें और इन दवाइयों को लेने की सलाह के लिए हमेशा उन डॉक्टरों से मिलना चाहिए जो अच्छी तरह से प्रशिक्षित व शिक्षित हों। कार्डियक फार्माकोलॉजी (Cardiac pharmacology) का विज्ञान एक विस्तृत विषय है, जिसमें लगभग एक लाख पेज हैं, और वे लोग भी जिन्होंने मेडिकल की पढ़ाई में दस या अधिक वर्ष लगाए हैं, इसकी बराबरी नहीं कर सकते हैं।

आज तक, कॉरोनरी हृदय रोगों का इलाज दवाइयों से ही किया जाता रहा है, जो कि परिणामस्वरूप रोगी को अस्थायी आराम ही देती हैं, ये दवाइयां किसी भी हालत में स्थायी निदान नहीं दे सकतीं। चूंकि रक्त की नलियों में कोलेस्ट्रोल से बनी रुकावटों पर कोई असर नहीं होता, अतः दवाइयों का असर तभी तक रहता है जब तक कि दवाएं रक्त में असरदार तरीके से घुलकर मौजूद रहती हैं; फिर धीरे-धीरे रक्त में इनकी मात्रा कम होती है और खुराक दोहराने की जरूरत पड़ती है।

असल में, मेडिकल उपचार के साथ यह एक दिक्कत है कि रोगी महसूस करते हैं कि उनमें सुधार हुआ है और इस सीधी-सी सच्चाई से बेखबर रहते हैं कि ये रुकावटें आकार में बढ़ती ही जाएंगी, यदि कोलेस्ट्रोल के जमाव को नियन्त्रित नहीं किया जाएगा।

कॉरोनरी धमनी रोग में इस्तेमाल की जानेवाली अधिकतर दवाएं निम्नलिखित क्रियाओं के सहारे रोगी के लक्षणों में अस्थायी आराम प्रदान करती हैं :

1. वैसोडिलेटर्स (Vasodilators) : कुछ दवाएं रक्त नलियों में घुल जाती हैं, इस तरह उनके 'ल्यूमिनल आकार' को बढ़ा देती हैं और उनके द्वारा अधिक मात्रा में रक्त की सप्लाई होती है। इन दवाइयों के काम करने की एक अवधि रहती

है। यह सिर्फ कुछ घंटे भी हो सकती है और जब उनका असर खत्म हो जाता है तो रक्त नलियां एक बार फिर सिकुड़कर अपने उसी आकार में आ जाती हैं। इसके असर को बनाए रखने के लिए एक और खुराक लेनी पड़ती है।

2. रक्त को पतला करनेवाली दवाएं (Blood Thinning Drugs) : ये दवाएं रक्त के चिपचिपेपन को घटा देती हैं, दूसरे शब्दों में कहा जाए तो ये रक्त को पतला कर देती हैं। इस तरह, इस क्रिया के द्वारा अधिक रक्त, जो कि पतला हो चुका होता है, रुकावटों के बीच संकरे रास्ते में से निकल पाता है। इन दवाओं का इस्तेमाल बड़े पैमाने पर हृदय की नलियों के अन्दर रक्त के थक्के बनने के बचाव में किया जाता है।

3. ऐसी दवाएं जो हृदय द्वारा ऑक्सीजन की मांग को घटा देती हैं (Drugs which reduce the Oxygen demand of the Heart) : दवाओं का एक ऐसा समूह भी होता है जो कि हृदय की ऑक्सीजन की मांग को घटा देता है। इस तरह, हृदय को रुकावटों के कारण कम प्राप्त हो रहे रक्त के साथ समझौते के रूप में अधिक काम करने में सक्षम बनाती हैं।

4. कोलेस्ट्रोल विरोधी दवाएं (Anti-Cholesterol Drugs) : ये दवाएं रक्त में ट्राइग्लिसराइड्स के स्तर को कम करते हुए, रक्त में इनके स्राव को रोकती हैं। इन दवाओं का असर तभी तक रहता है, जब तक ये दवाएं ली जाती हैं और रक्त में ट्राइग्लिसराइड्स की गिरावट का स्तर स्थायी नहीं होता।

कार्डियोलॉजिस्ट द्वारा कॉरोनरी हृदय रोग का इलाज करने के लिए इस्तेमाल की जानेवाली दवाएं, अधिकांशतः इन्हीं समूहों में से होती हैं और हमारी समझ के मुताबिक उनके काम की इतनी तारीफ ठीक है कि वे अस्थायी आराम देती हैं जबकि रुकावटों को जैसे का तैसा छोड़ देती हैं। असल में ये दवाएं अपने साइड इफेक्ट्स के माध्यम से हमारी बीमारी में कुछ-न-कुछ और जोड़ देती हैं। इसी दौरान बीमारी धीरे-धीरे बढ़ने लगती है, परिणामस्वरूप हमारा दवा लेना भी बिना किसी निदान के बढ़ता रहता है। जल्दी ही खूबसूरत नजारे हमारी आंखों के सामने से ओझल हो जाते हैं और एक बार फिर हम अपने को वहीं पाते हैं जहां से हम चले होते हैं। हम यह भी स्वीकारते हैं कि CHD के इलाज में इस्तेमाल की गई दवाएं, प्राथमिक रूप से 'इस्केमिक मियोकार्डियम' (Ischemic Myocardium) हृदय की मांसपेशी को हो रही रक्त की आपूर्ति में आई कमी को बढ़ाने के लिए हैं। ये सभी दवाएं रक्त में एक निश्चित स्तर पर घुलने के बाद असर रखती हैं। जैसे ही यह स्तर पर्याप्त मात्रा से नीचे गिरता है, दवाओं का फायदेमन्द असर बाकी नहीं रह जाता और फिर से एक और

खुराक लेनी पड़ती है। फिलहाल, ऐसी कोई दवा नहीं है, जिसका असर कोलेस्ट्रोल की रुकावटों पर होता हो, इस तरह CHD के इलाज में सभी दवाओं के फायदे अस्थायी ही हैं। दवाओं को लागू करना और न्यायोचित रूप से इनका इस्तेमाल जरूरी भी है और बिना सलाह के इन्हें लेना बन्द नहीं करना चाहिए।

डायेलेटर्स/नाइट्रेटस

दवा का नाम	साइड इफेक्ट्स
• एंजिस्पैन (Angispan) • सॉर्बिट्रेट (Sorbitrate) • एंजिटैब/मोनिट (Angitab/Monit) • मोनोट्रेट (Monotrate) • इमदुर (Imdur) • इस्मो (Ismo) • वैसोट्रेट (Vasotrate) • एंजाइस्ड (Angised) • आइसोर्डिल (Isordil) • इसोमैक आर. (Isomac R.)	तेज सिरदर्द, नौसिया, कमजोरी, पसीना आना, सुस्ती, चक्कर आना
• निकोरेन, जिनीकोर, कोरैंडिल (Nikoran, Zynicor, Korandil)	
• ट्राइविडेन (Trividen) • फ्लैविडॉन, साइटोगार्ड, मेटागार्ड (Flavidon, Cytogard Metagard)	

रक्त पतला करने वाली दवाएं

दवा का नाम	साइड इफेक्ट्स
ASA-50 एस्प्रिन डिस्प्रिन इकोस्प्रिन टिक्लॉप डाइनास्प्रिन कार्डिवेल	गैस की तकलीफ, नौसिया, उलटी, त्वचा पर चकत्ते, वर्टिगो, कोलेस्टेटिक पीलिया, डायरिया, सिरदर्द, उच्च रक्तचाप, हृदय की तेज धड़कन

दवाएं जो हृदय की ऑक्सीजन की मांग को घटा देती हैं

इस समूह में आनेवाली दवाओं को आगे चलकर फिर से तीन भागों में बांटा गया है : (अ) कैल्शियम चैनल ब्लॉकर्स (Calcium Channel Blockers), (ब) बीटा-ब्लॉकर्स (Beta-Blockers), (स) एसीई इनहिबिटर्स (ACE Inhibitors)। इस श्रेणी में आनेवाली दवाएं हृदय की मांसपेशियों की मांग को घटा देती हैं, इस तरह हृदय को रुकावटों के कारण होनेवाली रक्त की कम सप्लाई के साथ अधिक काम करने के काबिल बना देती हैं।

(अ) कैल्शियम चैनल ब्लॉकर्स (Calcium Channel Blockers) : हृदय की मांसपेशियों के काम करने और सिकुड़ने के लिए कैल्शियम बहुत जरूरी है। मांसपेशियों में बने रास्तों (Channels); विशेषतः धीमे कैल्शियम चैनलों (Slow Calcium Chennels) द्वारा हृदय की मांसपेशियों में जितना अधिक कैल्शियम प्रवेश करेगा, हृदय उतनी ही तेज गति से उच्च दर के साथ धड़केगा। ऐसा होने पर हृदय की मांसपेशियों द्वारा रक्त और ऑक्सीजन की मांग बढ़ जाएगी। यह आपूर्ति पहले ही कॉरोनरी धमनियों में रुकावटों के कारण कम होती है। इस समूह में आनेवाली दवाएं, जैसा कि उनके नाम से भी पता चलता है, कार्डियक मांसपेशियों में धीमे रास्तों द्वारा कैल्शियम के प्रवेश को रोक देते हैं। इस तरह हृदय की धड़कने की दर और रक्त की मांग को कम कर देती हैं और हृदय की मांसपेशियों द्वारा ऑक्सीजन की मांग भी कम हो जाती है।

(ब) बीटा-ब्लॉकर्स (Beta-Blockers) : ये दवाएं हृदय की मांसपेशियों की सतह पर संग्राहकों (Receptors) की क्रिया को भी रोक देती हैं, यदि ये संग्राहक उत्तेजित (Stimulate) हो जाएं तो हृदय की धड़कन को तेज कर देते हैं, जिसके फलस्वरूप हृदय की मांसपेशियों द्वारा रक्त और ऑक्सीजन की मांग भी बढ़ जाती है। जब इन संग्राहकों को रोक दिया जाता है, हृदय की धड़कने की दर भी कम हो जाती है, इस तरह कार्डियक मांसपेशियां रक्त की कम आपूर्ति के साथ काम करने के काबिल हो जाती हैं।

(स) एंजिओटेंसिन कन्वर्टिंग एंजाइम इनहिबिटर्स (Angiotensin converting Enzymes–ACE Inhibitors) : एंजिओटेंसिन, रक्त की नलियां सिकोड़नेवाला एक महत्त्वपूर्ण तत्त्व है। जब पहले से ही कोई रुकावट मौजूद हो तो कॉरोनरी

धमनियों की ल्यूमेन स्वतः ही कम हो जाती है, और यदि फिर कॉरोनरी धमनी में सिकुड़न होती है तो यह कॉरोनरी धमनी को बन्द कर देता है तथा रक्त की सप्लाई को पूरी तरह से रोक देता है। नीचे इनमें से प्रत्येक समूह की कुछ दवाओं के नाम दिए गए हैं जो कि हृदय की रक्त व ऑक्सीजन की मांग को घटाती हैं।

कैल्शियम चैनल ब्लॉकर्स

दवा का नाम	साइड इफेक्ट्स
निफेडिपाइन (Nifedipine) कैल्सिगार्ड (Calcigard) डेपिन (Depin) मियोगार्ड (Myogard) निकार्डिया (Nicardia) वेरामिल (Veramil) आइसोप्टिन (Isoptin) डिल्कोन्टिन (Dilcontin) डिल्जेम (Dilzem) निफेलैट (Nifelat) एंजिजेम (Angizem) कायजेम (Kaizem) डिलकार्डिया (Dilcardia) एम्लोप्रेस (Amlopress) स्टैम्लो (Stamlo)	बेचैनी, सिरदर्द, कमजोरी, नौसिया, शरीर के बाहरी ऊतकों में होने वाला द्रव का जमाव, नासिका में खुश्की, इस्केमिक दर्द, चकत्ते; तेज धड़कन, कम्पन

एसीई इनहिबिटर्स

दवा का नाम	साइड इफेक्ट्स
न्यूएस (Newace) इनाप्रिल (Enapril) इनवास (Envas) एसिटेन (Aceten) लिस्ट्रिल (Listril) लिप्रिल, सिप्रिल (Lipril, Cipril) कार्डेस (Cardace)	उच्च रक्तचाप, एंजियो-ओडेमा, रीनल गुर्दों का काम करना बन्द करना, सिरदर्द, हाइपरकैलेमिया, थकान, बेचैनी, खांसी, श्वेत रक्त कणिकाओं में कमी।

बीटा-ब्लाकर्स

दवा का नाम	साइड इफेक्ट्स
एटिनोलॉल (Atenolol) बीटालॉक (Betaloc) टेनोर्मिन (Tenormin) बीटाकार्ड (Betacard) एटेन (Aten) एंटेकार्ड (Antecard) लॉप्रेसर (Lopresor) बीटाब्लॉक (Betabloc) बीटाकैप (Betacap) मेटोलर (Metolar) इनडेरल (Inderal)	उच्च रक्तचाप, ब्रैडिकार्डिया, सर्दी, सिरदर्द, बेचैनी, रात में डर लगना, एनजाइना, थकान, कब्ज, बदहजमी, घरघराहट, एनकल ओडेमा, नौसिया, त्वचा व आंखों पर प्रतिक्रिया, नपुंसकता, पीलिया, जिंजिवल हाइपरप्लासिया, गायनीकोमैस्टिया

कोलेस्ट्रोल विरोधी दवाएं

इस समूह के अन्तर्गत आनेवाली दवाएं रक्त में बहुत कम घनत्ववाले लिपोप्रोटीन्स और ट्राइग्लिसराइड्स (Very Low Density Lipoproteins and Triglycerides) को घटाती हैं। ये यकृत से VLDL के स्राव से बचाव करती हैं।

दवा का नाम	साइड इफेक्ट्स
सिम्वोटिन (Simvotin) सिमकार्ड (Simcard) लिपिस्टैट (Lipistat) एज्टैटिन (Aztatin) रोवाकोर (Rovacor) जोकोर (Zocor) लोपिड (Lopid) बेजालिप (Bezalip) नॉर्मलिप (Normlip) प्रो एचडीएल (Pro HDL) ट्राइपिड (Tripid) लोवोस्टेटिन (Lovostatin) लिपिजैम (Lipigem) लिपिस्टैट (Lipistat) लोवास्टैट (Lovastat)	GI-upset, नपुंसकता, त्वचा पर चकत्ते, सिरदर्द, अत्यधिक दर्द, धुंधली दृष्टि, कोलेस्टेटिक पीलिया, एंजियो-ओडिमा, पैंक्रियाटिटिस, धमनी में तन्तु बनना, नॉन-कार्डियक छाती का दर्द, हैजा व उल्टी

पीछे दिए गए प्रत्येक समूह की दवाएं, जो कॉरोनरी हृदय रोग के उपचार के लिए दी गई हैं, शुरुआती दौर में बहुत जरूरी हैं लेकिन उनसे होनेवाले साइड इफेक्ट्स से नहीं बचा जा सकता, जो कि इनके लम्बे प्रयोग के कारण जरूर होते हैं।

कॉरोनरी हृदय रोग के लिए सर्जिकल उपाय

हृदय रोग की व्यवस्था में पिछले कुछ दशकों में सर्जरी (शल्य चिकित्सा) ने अहम स्थान पा लिया है। कॉरोनरी हृदय रोग की सर्जिकल प्रबन्धन में बड़े पैमाने पर दो तरीके शामिल होते हैं, परक्यूटेनियस ट्रांसल्यूमिनल कॉरोनरी एंजियोप्लास्टी (Percutaneous Transluminal Coronary Angioplasty–PTCA) और कॉरोनरी अर्टरी बाईपास ग्राफ्टिंग (Coronary Artery Bypass Grafting—GABG)। ये तरीके बहुत लोकप्रिय हैं और एनजाइना से बहुत जल्दी आराम देते हैं। जैसे-जैसे समय बीतता जा रहा है, यह भ्रम भी फीका पड़ रहा है। इसे आगे और विस्तार से बताया गया है।

कॉरोनरी हृदय रोग के सर्जिकल उपचार निम्नलिखित प्रकार के हो सकते हैं, यद्यपि ये अस्थायी हैं और अप्राकृतिक तरीके हैं।

- कॉरोनरी अर्टरी बाईपास सर्जरी (Coronary Artery Bypass Surgery–CABS)
- कॉरोनरी एंजियोप्लास्टी (Percutaneous Transluminal Coronary Angioplasty–PTCA)
- स्टेंट इम्प्लांटेशन के साथ कॉरोनरी एंजियोप्लास्टी (Coronary Angioplasty with stent implantation)
- अन्य एंजियोप्लास्टियां :
  - दिशासूचक एथरेक्टोमी (Directional Atherectomy)
  - रोटा-ब्लैडिंग (Rota-Blading)
  - लेजर एंजियोप्लास्टी (Laser Angioplasty)
- अन्य शल्य चिकित्साएं : (Other Surgeries)
  न्यूनतम इनवेसिव सीएबीजी (Minimally Invasive CABG)
  ह्रदय प्रत्यारोपण (Heart Transplantation)

मेरे रोगियों की कुछ कहानियां

शुरुआत के लिए, आइए हम हृदय रोगियों का एक नमूना देखें जो हमारे पास पहले कुछ सालों में साओल हृदय प्रोग्राम अपनाने के लिए आए। (ये सभी सच्चे उदाहरण हैं, लेकिन रोगी का इतिहास दूसरों को न बताने के व्यावसायिक नियमों का पालन करते हुए मैंने इन रोगियों के नाम और स्थान बदल दिए हैं)।

एक

चौंसठ वर्षीय, प्रो. शंकरनारायण बहुत महत्त्वपूर्ण व्यक्ति हैं। पन्द्रह साल के लम्बे समय से एक संस्था चलाने के अलावा उनके पास बाहर की भी बहुत-सी परियोजनाएं हैं, उन्होंने बहुत से लेख लिखे हैं। वे एक गतिमान व्यक्ति थे। यद्यपि उन्होंने अपना वजन नियन्त्रण में रखा था, पैदल चलने का एक सही स्तर बनाया हुआ था (बहुत व्यस्त व्यक्ति होने के बावजूद), उनकी रिटायरमेंट के तुरन्त बाद ही उन्हें छाती में अजीब-सा सिकुड़नवाला दर्द होने लगा। शुरुआत में उन्होंने इसे नजरअन्दाज कर दिया, लेकिन जब भी यह दर्द होता उन्हें पैदल चलना रोकना पड़ता। यदि वे अपने ब्रीफकेस में थोड़ा-सा भी भार लेकर चल रहे होते, तो यह दर्द बीस-तीस मीटर चलने पर ही होने लगता था। खाना खाने के बाद चलना असम्भव हो जाता था। उन्होंने यह बात अपनी पत्नी को बताई। वे दोनों अपने निजी फिजिशियन डॉ. गुप्ता के पास गए। डॉ. गुप्ता द्वारा एनजाइना का दर्द बताया गया। प्रोफेसर की कॉरोनरी धमनियों में रुकावटें विकसित हो गई थीं। उन्हें दवाएं दी जाने लगीं।

प्रो. शंकरनारायण और उनकी पत्नी ने फैसला किया कि वे अब और अधिक इन्तजार नहीं कर सकते। वे स्वास्थ्य से जुड़ी समस्या का वहन नहीं कर सकते क्योंकि वे फिर से व्यस्त होनेवाले थे। बहुत-सी मीटिंगों में शामिल होना था, महत्त्वपूर्ण पदों के इंटरव्यू लेने के लिए पूरे देश का दौरा करना था। एक दिन वे दिल्ली में थे, अगले दिन मुम्बई में और अगले हफ्ते चेन्नई में। वे भारत सरकार की एक महत्त्वपूर्ण समिति में थे और उन्हें चीन का दौरा करना था। उन्होंने तुरन्त इस समस्या को हल करने का फैसला किया।

उनके निजी फिजिशियन ने एंजियोग्राम (Angiogram) किया। उन्हें एंजियोग्राम के जोखिम पता थे, लेकिन क्या किया जा सकता था। पत्नी ने

दस्तावेजों पर दस्तखत कर दिए। फिल्म में बाईं एंटीरियर डिसेंडिंग धमनी में एक बड़ी रुकावट दिखाई दी है, कार्डियोलॉजिस्ट ने कहा। कार्डियोलॉजिस्ट तुरन्त एंजियोप्लास्टी या बलूनिंग (Ballooning) चाहता था। उसने कहा, इसके बिना जोखिम बहुत अधिक हो जाएगा। बहुत भय का वातावरण था लेकिन पत्नी इस बात से सहमत नहीं थी। एक सप्ताह बीत गया।

अपनी व्यस्तता और महत्त्वपूर्ण परियोजनाएं देखते हुए प्रोफेसर एंजियोप्लास्टी कराने के लिए तैयार हो गए, जो कि उनकी गम्भीर हृदय रोग की समस्या खत्म कर देगी, ऐसा कार्डियोलॉजिस्ट ने कहा। वे दुबारा से एक सामान्य व्यक्ति हो जाएंगे। मोटी फीस उनके (प्रोफेसर) लिए कोई समस्या नहीं थी। जल्दी ही बलूनिंग की गई और दो दिन बाद उन्हें अस्पताल से छुट्टी दे दी गई।

उन्होंने फिर से पैदल चलना शुरू कर दिया। अब दर्द नहीं था। परिवार ने चैन की सांस ली। सामान्य दिनचर्या फिर से लागू हो गई।

एक महीने के भीतर ही दर्द फिर से उभर पड़ा। छाती की सिकुड़न पहले की तरह ही थी। वे उसी कार्डियोलॉजिस्ट के पास गए। उन्हें बताया गया कि सभी सम्भावनाओं के मुताबिक रुकावटें फिर से पैदा हो गई हैं। एक और एंजियोग्राम की जरूरत है। दवाएं फिर से शुरू कर दी गईं। डर वापस आ गया। प्रोफेसर की पत्नी और अधिक चिन्तित थीं। अमरीका में रह रहे बच्चे बहुत परेशान थे। वे उपचार की अस्थायी प्रवृत्ति को समझ सकते थे। वे रुकावटों का कारण जानना चाहते थे, चूंकि वे विज्ञान से परिचित थे। रुकावटें फिर से विकसित क्यों हुईं? जब प्रो. शंकरनारायण ने साओल हृदय कार्यक्रम के बारे में एक लेख पढ़ा, वे एक और एंजियोग्राफी कराने ही वाले थे—यह लेख जीवन पद्धति बदलने से सम्बन्धित था। वे इससे प्रभावित नहीं थे, लेकिन किसी-न-किसी तरह उन्होंने डॉक्टर से मिलने का फैसला कर लिया।

अक्टूबर 1995 में, प्रो. शंकरनारायण ने अपनी एंजियोग्राम स्थगित करा दी और दिल्ली से बाहर तीन दिन के रिसोर्ट प्रोग्राम में भाग लिया।

दो

श्री जी.पी. सक्सेना को एक व्यस्त एग्जीक्यूटिव होने के नाते हमेशा दौड़-भाग करते व्यक्ति के रूप में देखा जा सकता है। 1989 में उन्हें एनजाइना हुआ और तुरन्त ही बाईपास सर्जरी कर दी गई, चूंकि एंजियोग्राफी में रुकावटें देखी गई थीं, और सर्जन ने सोचा, ये बहुत ही खतरनाक थीं। श्री सक्सेना के पास सर्जरी कराने के अलावा और कोई विकल्प नहीं था। एकमात्र सान्त्वना यही थी कि डॉक्टर ने उन्हें इस बात का भरोसा दिलाया कि यह एक स्थायी हल

होगा और कम-से-कम अगले पन्द्रह साल तक वे किसी भी तरह की दिक्कत से आजाद रहेंगे। उनके हृदय में तीन ग्राफ्ट किए गए।

श्री सक्सेना छाती पर एक बड़े कटे का निशान और दोनों टांगों पर एक लम्बे चीरे के साथ सर्जरी कराने के बाद जल्दी ही अपने काम पर वापस आ गए, टांगों में से ग्राफ्ट के लिए नसों को निकाला गया था। 1993 में दुबारा उन्होंने सांस में कमी महसूस की। स्ट्रेस टेस्ट के बाद जो कि सकारात्मक था, एनजाइना निश्चित हो गया था। सर्जन ने एक और एंजियोग्राफी की सलाह दी। न चाहते हुए भी श्री सक्सेना को सहमत होना पड़ा। इस बार उन्हें यह बताया गया कि दो नलियां रुक गई हैं और 1989 में जो रुकावट पचास प्रतिशत थी, अब वह अस्सी प्रतिशत हो गई है। एक और बाईपास सर्जरी इसका एकमात्र हल है। कुछ और समय लेने के बाद वे बाईपास सर्जरी कराने के लिए तैयार हो गए। इस बार ग्राफ उनकी छाती की धमनियों से लिए गए और हाथों से भी लिए गए। श्री सक्सेना को छह तरह की दवाएं और दी गईं जो कि उन्हें हर रोज लेनी थीं। बिना कोई सवाल किए उन्हें दवाएं स्वीकार करनी पड़ीं, यद्यपि सर्जरी सफल थी।

श्री सक्सेना को बताया गया कि उनका वजन अधिक था और कोलेस्ट्रोल भी कुछ अधिक था, लेकिन चिन्ता की कोई बात नहीं थी। उन्होंने सावधानी के रूप में प्रतिदिन सैर करने का फैसला किया लेकिन मछली, मुर्गा आदि खाना जारी रखा, दया दिखाते हुए डॉक्टर ने जिसकी आज्ञा दे दी थी। इसके बाद हर साल में TMT टेस्ट करने लगे। 1998 आते-आते उनका TMT टेस्ट दुबारा सकारात्मक (Positive) निकल आया और इसकी जांच करने के लिए उनके कार्डियोलॉजिस्ट ने फिर से एक एंजियोग्राफी की सलाह दी। श्री सक्सेना समझ गए कि एक बार फिर से उन्हें वही समस्या हो गई है।

तीन

मुम्बई के बिजनेसमैन रोशन लाल अग्रवाल एक ऐसे व्यक्ति हैं, जो तीन साल से बहुत अधिक धूम्रपान कर रहे थे। ट्रांसपोर्ट बिजनेस में होने की वजह से उन्हें बहुत तनाव भी रहता था। जब उन्हें छाती में कुछ जलन और सांस की तकलीफ का अहसास हुआ तो उन्होंने यह नहीं सोचा था कि वे हृदय रोग से प्रभावित हो सकते थे। अपनी आदतों को बदलने की बजाय वे कुछ समय के लिए 'नैचुरोपैथी' के एक अस्पताल में गए। उन्होंने अपने आपको कुछ बेहतर महसूस किया। जब वे वापस आए तो उनके बेटे ने कार्डियोलॉजिस्ट के पास जाने पर जोर दिया, परिवार के फिजिशियन द्वारा भी यही सलाह दी गई। श्री अग्रवाल को इस बात का पूरा भरोसा था, चाहे कुछ भी हो कम-से-कम उन्हें हृदय रोग

नहीं हो सकता था। लेकिन परिवार के सदस्यों के दबाव पर वे उनकी मांग के मुताबिक मुम्बई के एक प्रतिष्ठित हृदय अस्पताल में गए। कोई सन्देह न रखनेवाले श्री अग्रवाल से कार्डियोलॉजिस्ट ने कहा कि हृदय रोग का भरोसा करने के लिए उन्हें एक छोटी-सी जांच करानी होगी जिसे एंजियोग्राफी कहा जाता है। श्री अग्रवाल इस टेस्ट की इनवेसिव प्रवृत्ति के बारे में कुछ जानते थे और चूंकि वे अपनी समस्याओं के साथ घिरे हुए थे, एक सक्रिय जीवन सभी तरह से सहमति पाने लायक नहीं था। लेकिन कार्डियोलॉजिस्ट के दबाव के कारण और उनके बेटे के दबाव से (जोकि डॉक्टर से अलग मिला) वे किसी-न-किसी तरह वह साधारण-सा टेस्ट कराने के लिए अस्पताल आ गए। वे सिर्फ इतना जानना चाहते थे कि क्या कुछ गलत था। उनके पैर की धमनी में एक लम्बी कैथेटर डाली गई और कुछ घंटों बाद उन्हें अस्पताल के कमरे में भेज दिया गया। अब वे आराम से थे और वास्तव में परिणाम जानना चाहते थे।

शाम को श्री अग्रवाल के सामने डॉक्टर ने बताया कि उनकी एक महत्त्वपूर्ण धमनी में अस्सी प्रतिशत की बहुत गम्भीर रुकावट है और वह हैरान हैं कि अब तक वे हार्ट अटैक से कैसे बचे रहे। कार्डियोलॉजिस्ट ने कहा कि अगर वे एंजियोप्लास्टी कहे जानेवाला एक छोटा-सा ऑपरेशन नहीं कराते हैं, तो उनकी जिन्दगी को बहुत बड़ा खतरा है। वे किसी भी समय मर सकते हैं।

बाहर निकलने का कोई रास्ता न देखते हुए और परिवार के सदस्यों की आंखों में डर देखते हुए श्री अग्रवाल 'स्टेंट' (Stent) के साथ (एक छोटी-सी स्प्रिंग जिसकी कीमत पचास हजार रुपये होती है) एंजियोप्लास्टी कराने के लिए बिना किसी देरी के तैयार हो गए। हालांकि वे अपने ऊपर किसी भी तरह के 'इनवेसिव' तरीके को कराने के खिलाफ थे। किसी तरह बलूनिंग की गई और एक दिन बाद 'डिस्चार्ज स्लिप' पर यह लिखकर कि इनकी रुकावटों का इलाज कर दिया गया है, उन्हें अस्पताल से छुट्टी दे दी गई। अब खतरा टल चुका था और वे वापस अपने काम पर जा सकते थे। परिवार के सदस्य भी बहुत खुश थे और उन्होंने जिस डॉक्टर ने एंजियोप्लास्टी की थी, उसका धन्यवाद किया। इसकी लागत 3,75,000 रुपये थी, जो कि अग्रवाल परिवार की पहुंच में थी। श्री अग्रवाल, जो पूरी तरह से सर्जिकल उपचार के खिलाफ थे, अब भी पूरी तरह से सन्तुष्ट नहीं थे, लेकिन कम-से-कम इस बात से खुश थे कि वे अपने काम पर वापस जा सकेंगे।

दो महीने में ही जलन और सांस की तकलीफ वापस आ गई। उन्होंने और उनके परिवार ने ऐसी सम्भावना की उम्मीद कभी नहीं की थी। उन्हें तुरन्त उसी अस्पताल में ले जाया गया। लक्षण सुनने के बाद कार्डियोलॉजिस्ट को इस बात का भय हुआ कि 'स्टेंट' (Stent) के साथ कुछ खराबी हो सकती है। उसने

रोगी से एंजियोग्राफी कराने के लिए अस्पताल में भर्ती होने के लिए कहा। उनके साथ बहुत बुरा हुआ। श्री अग्रवाल इसके बारे में सोच भी नहीं सकते थे, वे दूसरी एंजियोग्राफी कराने के लिए तैयार नहीं थे। अब तक वे अपने हृदय रोग के बारे में कई लोगों से बात कर चुके थे और हृदय रोग के बारे में थोड़ा-बहुत जानते थे। वे कार्डियोलॉजिस्ट के साथ 'स्ट्रेस टेस्ट' पर अड़े रहे जिसमें आप बिना एंजियोग्राफी के दुबारा हुई रुकावटों के बारे में जान सकते हैं। वे घर वापस आ गए। जलन का अहसास बना रहा। बेटों ने दुबारा उन्हें भर्ती होने के लिए सहमत कर लिया और दूसरी एंजियोग्राफी की गई। श्री अग्रवाल को बताया गया कि वहां दो और रुकावटें हैं—वास्तविक रुकावट से अलग, इसके आगे और पीछे एक-एक और। क्या किया जाए? डॉक्टर कह चुका था कि उन्हें अस्पताल से छुट्टी नहीं दी जा सकती। उनकी जिन्दगी फिर से खतरे में थी।

हार्ट अटैक का खतरा वापस आ गया था। उनके साथ दुबारा बहुत बुरा हुआ था। डॉक्टर ने सलाह दी कि वह अब भी इस खतरे को काबू कर सकता है, यदि एंजियोप्लास्टी की नई तकनीक लगाई जाए। यह मामला बाईपास सर्जरी या एक नए तरीके से ही सुलझाया जा सकता है, जिसमें डॉक्टर रुकावट को एक घूमनेवाली (Rotable) और दो स्थिर (Fix) 'स्टेंट' से खोल देगा, एक पुरानी स्टेंट से पहले लगाई जाएगी और दूसरी उसके बाद, कार्डियोलॉजिस्ट ने सुझाव दिया। श्री अग्रवाल बाईपास सर्जरी के पूरी तरह खिलाफ थे, पर एक गहन चर्चा के बाद परिवार नई तकनीक पर सहमत हो गया।

अगले ही दिन नया तरीका लागू किया गया। 'कैथ लैब' (Cath Lab) के बाहर इन्तजार कर रहे परिवार को कार्डियोलॉजिस्ट ने शुभकामनाएं दीं। यद्यपि यह एक मुश्किल तरीका था, डॉक्टर सफल हुए। सभी के चेहरे पर राहत के निशान थे। इस बार ऑपरेशन की लागत छह लाख रुपये थी। अगले दिन उन्हें (श्री अग्रवाल को) छुट्टी दे दी गई। ऐसा मान लिया गया कि वे सामान्य रूप से अपने काम पर वापस थे।

लेकिन श्री अग्रवाल दुबारा भी सामान्य नहीं थे। शिकायतें पूरी तरह से नहीं हटीं। उन्हें दुबारा जलन का अहसास हो रहा था। डर फिर से वापस आ गया था। वह व्यक्ति जो साठ साल की उम्र में भी अपने बेटों को मेहनत करने में चुनौती देता था—पहले-सा नहीं था। साहस जा चुका था। वे पूरी तरह से झकझोर दिए गए थे, हमेशा अपने हृदय और रुकावटों के बारे में सोचते रहते थे। दो एंजियोप्लास्टियां और दस लाख रुपये उन्हें दुबारा उसी समस्या पर ले आए थे। 1999 में हृदय रोग को रोकने के लिए उन्होंने साओल हृदय प्रोग्राम अपना लिया।

एंजियोप्लास्टी : अस्थायी हल देती है

एंजियोप्लास्टी–एक अस्थायी हल

परक्यूटेनियस ट्रांसल्यूमिनल कॉरोनरी एंजियोप्लास्टी (Percutaneous Transluminal Coronary Angioplasty–PTCA) : जब एक या अधिकतम दो कॉरोनरी धमनियों में विशिष्ट रुकावट होती हैं जो रक्त के प्रवाह को रोकती हैं और रोगी में एनजाइना के लक्षण दिखाई देते हैं, जैसे छाती में दर्द होना, जो कि बाएं बाजू की तरफ बढ़ सकता है, गले में घुटन या कुछ मामलों में सांस की तकलीफ, तो सामान्यतः इस तरीके को प्राथमिकता दी जाती है।

इस तरीके के अन्तर्गत स्थानी संज्ञा हरेक (Local Anesthesia) के प्रभाव में एक 'कैथेटर' (Catheter) कुहनी के सामने रक्त की नली से या 'लायन' (Lion) पर रक्त की नली से अन्दर घुसाई जाती है। इसके बाद यह रेडियोग्राफिक निरीक्षण द्वारा हृदय तक पहुंचाई जाती है और कॉरोनरी धमनियों के मुंह पर स्थापित की जाती है। इसी कैथेटर के अन्दर से नोक पर गुब्बारा लगी एक तार घुसाई जाती है और गुब्बारे को 'अथेरोमैटस रुकावट' (Atheromatous Blockage), जिसमें कोलेस्ट्रोल होता है, के स्थान पर स्थापित कर दिया जाता है। गुब्बारे की अवस्था को 'कॉन्ट्रास्ट एंजियोग्राफी' (Contrast Angiography) द्वारा सुनिश्चित किया जाता है। इसके बाद गुब्बारे को एक 'रेडियो-ओपेक' (Radio Opaque) पदार्थ द्वारा फुलाया जाता है जो इसके दृश्य की सुविधा प्रदान करता है। गुब्बारे को रुकावटों को धमनी की ओर दबा देने के लिए कुछ बार फुलाया जाता है और ऐसा करने से अधिक चौड़ी ल्यूमेन प्राप्त होती है जिससे अधिक रक्त जा सके, यह सब कुछ एंजियोग्राफिक निरीक्षण (Angiographical Observation) के अन्तर्गत होता है।

इसके बाद कैथेटर को निकाल दिया जाता है। अब कॉरोनरी धमनी की ल्यूमेन में खत्म हो रही रुकावट को देखने के लिए एक स्प्रिंग या स्टेंट को घुसाना प्रचलन में है। इसके बाद रोगी को निरीक्षण में रखा जाता है, यह देखने के लिए कि क्या चौड़ी की गई धमनी स्थिर रहती है।

इस तरीके के लिए अस्पताल में भर्ती होना जरूरी है। रोगी को भिन्न-भिन्न जांच-परीक्षणों से गुजरना पड़ता है, और इस तरीके से सुविधा प्रदान करने के लिए उसे दवाओं पर भी रखा जाता है।

जटिल और महंगी होने के साथ-साथ यह प्रणाली बहुत अधिक आक्रामक (Invasive) भी है, यद्यपि यह माना जाता है कि PTCA में किसी तरह की गम्भीर कमियां नहीं हैं, और एक स्थायी निदान भी नहीं है, चूंकि रुकावटें पूरी तरह से नहीं हट पातीं और कॉरोनरी धमनियों में कोलेस्ट्रोल का जमाव जारी रहता है और इसे काबू नहीं किया जा सकता है। दुबारा रुकावटें हो जाना बहुत सामान्य है, जो तीन से छह महीने में फिर से हो जाती हैं। एंजियोग्राफी की नई तकनीकों जैसे स्टेंटिंग (Stenting), लेजर एंजियोप्लास्टी (Laser Angioplasty), दिशासूचक एथेरेक्टोमी (Directional Atherectomy) या रोटा-ब्लैडिंग (Rotablading) में बहुत अधिक फायदे नहीं हैं, जिन्हें होना चाहिए। दुबारा रुकावटें होने की मूलभूत प्रक्रिया गलत जीवन पद्धति से जुड़ी है। सन्दर्भ और जानकारी के लिए PTCA की कुछ जटिलताएं नीचे दी जा रही हैं :

- कॉरोनरी धमनियों को चोट (Injury) पहुंचना।
- बलूनिंग के स्थान पर रक्त निकलना।
- कॉरोनरी धमनी का फट जाना।
- कॉरोनरी धमनियों की कमजोर दीवारों में 'एन्यूरिस्म' (Aneurysms) का बन जाना।
- धमनी का अचानक बन्द हो जाना जिससे हार्ट अटैक हो सकता है।
- कॉरोनरी धमनी में नए थक्के का बन जाना।
- हार्ट अटैक।
- अचानक कार्डियक अरेस्ट।
- हृदय की अनियमित धड़कन।
- एंजियोग्राफी के लिए प्रयोग की जानेवाली 'डाई' की जटिलताएं।

बाईपास सर्जरी : एक बन्द रास्ता

कॉरोनरी अर्टरी बाईपास ग्राफ्टिंग (Coronary Artery Bypass Grafting–CABG) : कॉरोनरी अर्टरी बाईपास सर्जरी एक और महंगा सर्जिकल तरीका है जो कि कॉरोनरी धमनी रोग के अस्थायी हल का और अधिक विस्तृत, नुकसान पहुंचानेवाला और आक्रामक तरीका है। इस ऑपरेशन में, छाती सामने से बीचोबीच खोली जाती है। सर्जिकल तरीके से टांगों में से रक्त की नलियां निकाली जाती हैं और इनका इस्तेमाल कॉरोनरी धमनी का बाईपास बनाने में किया जाता है क्योंकि कॉरोनरी धमनी में कोलेस्ट्रोल का जमाव होता है। पुरुषों में, चूंकि स्तन नहीं होते हैं, छाती की धमनी उपलब्ध होती है जिसे 'इंटर्नल मैमरी अर्टरी' कहा जाता है, इसे भी ऑपरेशन में इस्तेमाल किया जा सकता है। ऑपरेशन बहुत ही जटिल और गहन होता है और ऐसा होने की वजह से गम्भीर और जानलेवा परिणामों से मुक्त नहीं होता। हृदय के क्रियाकलाप को एक मशीन के माध्यम से, जिसे 'हार्ट लंग मशीन' कहा जाता है, बनाए रखते हैं। इसके बाद छाती पर नीचे की ओर जाता हुआ कटे का एक बड़ा निशान रह जाता है और ऐसा ही एक निशान टांग पर भी रहता है। हालांकि इस तरीके की मदद से हम मुख्य धमनियों का बाईपास बनाने में सक्षम हैं, यहां ऐसा कोई माध्यम नहीं है, जिससे हम कॉरोनरी धमनियों की छोटी शाखाओं का ऑपरेशन कर सकें जो कि हृदय की मांसपेशियों की सप्लाई होनेवाले रक्त और ऑक्सीजन की कमी में बहुत अधिक सहयोग देती हैं।

निश्चित ही बाईपास सर्जरी एक असामान्य तरीका है और वास्तविक अंग का एकदम सही प्रत्यारोपण नहीं हो सकता है। औसत पांच साल मानते हुए दो से बारह साल में दुबारा होनेवाली रुकावटें फिर से पैदा हो जाएंगी। ऐसे लोग जो सही जीवन पद्धति का पालन नहीं करते, उन्हें ये रुकावटें जल्दी भी हो सकती हैं, लगभग एक साल में ही, लेकिन ऐसे कुछ लोग जो बहुत अच्छी जीवन पद्धति अपनाते हैं, उन्हें पन्द्रह साल तक भी ये रुकावटें दुबारा नहीं होतीं।

CABG की जटिलताएं (Complication of CABG) :

- सांस लेने सम्बन्धी जटिलताएं
  - एल्वेओलार की खराब कार्यप्रणाली

- पुलमोनरी ओडेमा
- संक्रमण
- फ्रेनिक नस पर चोट लगना
- लम्बे समय तक 'वेंटीलेटरी' अपर्याप्तता

◆ ऑपरेशन के बाद उच्च रक्तचाप
◆ ऑपरेशन के दौरान हार्ट अटैक
◆ कार्डियोजेनिक झटका
◆ बाएं वेंट्रिक्यूलर का बन्द हो जाना
◆ कार्डियक टेम्पोनेड
◆ सेप्टिक शॉक
◆ एरिथमिआस

- एट्रियल फिब्रिलेशन
- एट्रियल फ्लटर
- वेंट्रिक्यूलर फिब्रिलेशन

◆ रक्त के थक्कों की अव्यवस्था
◆ घाव में संक्रमण, घाव का न भरना
◆ पेरीफेरल वस्क्युलर जटिलताएं
◆ रेनल फेल्योर
◆ गैसट्रो इटेस्टिनल जटिलताएं

- पेट में रक्त आना, डॉडेनम, शॉक लिवर सिन्ड्रोम

◆ दुबारा रुकावट होना
◆ दिमाग के रक्त की सप्लाई पर चलते हुए हार्ट लंग मशीन के दौरान दिमाग का फटना

टिप्पणी *: सर्जरी (CABG) के पांच साल बाद जब किसी को दुबारा रुकावटें हो जाएं और दिक्कत या एनजाइना महसूस करे–तो यह स्पष्ट है कि रुकावटें सत्तर या उससे अधिक हैं। अब जानिए कि ये सत्तर प्रतिशत रुकावटें पांच साल में विकसित हुई हैं–अर्थात चौदह प्रतिशत रुकावटें प्रतिवर्ष। बहुत से लोग इसे सामान्य बात मानते हैं। इसे महीने में एक प्रतिशत रुकावट से अधिक के रूप में भी गिना जा सकता है, वह भी बाईपास सर्जरी के बाद। कितनी बेवकूफी से लोग बढ़ती हुई रुकावटों को स्वीकार कर लेते हैं–यहां तक कि बाईपास सर्जरी के बाद भी और तब भी जीवन पद्धति में परिवर्तन की सलाह नहीं मानते!*

रोगियों से मुलाकात के दौरान कुछ दिलचस्प अनुभव

हर साल नलियों का साफ करना : तीन एंजियोप्लास्टियां कराने के बाद एक मजेदार रोगी ने हमारा प्रोग्राम अपनाया। उसने कहा, ''सर, इन दिनों मैं हर साल अपनी नलियों को अन्दर से साफ पाता हूं।''

एक महीने के लिए आपातकाल स्थगित : एंजियोग्राफी होने के बाद अचानक एक आपातकालीन स्थिति बन जाना अब एक आम व्यवस्था हो गई है। रोगियों और रिश्तेदारों को अचानक बताया जाता है कि एक या दो दिन में ऑपरेशन करना है। फैसला लेने के लिए अनावश्यक रूप से दबाव डाला जाता है। एक रोगी ने कहा, ''सर, मेरे साथ भी ऐसा ही हुआ था। उन्होंने मुझसे और मेरे परिवार से कहा, मुझे तुरन्त बाईपास सर्जरी की जरूरत है—यह इमरजेंसी है। जब मैंने ऑपरेशन के लिए एक महीने से पहले पैसे जुटाने में अपनी असमर्थता दिखाई—उन्होंने तुरन्त इमरजेंसी को स्थगित कर दिया। मुझसे एक महीने बाद पैसों के साथ आने के लिए कहा गया।''

बलूनिंग इतनी महंगी क्यों है? : एक रोगी ने पूछा, ''डॉक्टर, एंजियोग्राफी के दौरान कैथेटर पहले से ही कॉरोनरी ट्यूब के अन्दर रहती है—वे इसे थोड़ा-सा और अन्दर घुसाकर गुब्बारा क्यों नहीं फुला सकते? एक और कैथेटर क्यों घुसाई जाती है—और सिर्फ गुब्बारा फुलाने के लिए इतना पैसा क्यों लिया जाता है? एंजियोग्राफी की कीमत दस हजार रुपये है और बलूनिंग की एक लाख दस हजार रुपये। सिर्फ गुब्बारा फुलाने की कीमत एक लाख रुपये है?''

कितनी तरह की एंजियोग्राफियां सम्भव हैं? : एक जिज्ञासु रोगी ने मुझसे पूछा, डॉक्टर एक ही आदमी में कितने तरह की एंजियोग्राफियां की जा सकती हैं? मैं नहीं जानता!'' लेकिन मैं एक खास रोगी से मिला जिसकी पिछले दस साल में सत्रह बार एंजियाग्राफी (Cathetersisation) की जा चुकी थी। क्या आप इसकी कल्पना कर सकते हैं!

भाग 7

साओल अवधारणा

साओल का अर्थ और सिद्धान्त

साओल–जीने का विज्ञान और कला (SAAOL–Science and art of living)। यह आधुनिक मेडिकल साइंस और कला का सर्वोत्तम सम्मिश्रण है। इसका नाम ही इसके साथ पूरा न्याय करता है।

साओल का एक और बहुत बढ़िया अर्थ है। यह एक बहुत आम राजस्थानी शब्द है–जिसका मतलब है 'चीजों को सर्वश्रेष्ठ सम्भव तरीके से करना' यानी 'निपुण'। आप जो कुछ भी करें वह सर्वश्रेष्ठ या निपुण होना चाहिए अर्थात साओल।

आज के वक्त में मैंने पाया कि साओल वास्तव में सर्वश्रेष्ठ या निपुण है। यह आधुनिक दवाओं (चिकित्सा विज्ञान) और योग, ध्यान, तनाव प्रबन्धन की कला का सर्वश्रेष्ठ मिश्रण है। मैं जितना अधिक साओल के अर्थ के विषय में सोचता हूं, यह उतना अधिक अपील करता है। यह नाम मेरे लिए बहुत अच्छा है।

साओल के सिद्धान्त

साओल का मानना है कि शरीर एक दुर्लभ मशीन है जिसे सही वातावरण दिया जाए तो यह सैकड़ों वर्ष तक चल सकती है। यद्यपि इसकी रख-रखाव में छोटे-मोटे परिवर्तन किए जा सकते हैं, इसकी ऊर्जा, तनाव और दबाव में कुछ तब्दीलियां की जा सकती हैं, क्योंकि लम्बे समय तक गलत इस्तेमाल से मशीन नष्ट हो सकती है। लेकिन यह मशीन इस मायने में भी दुर्लभ है कि यह अपने नुकसान को खुद पूरा भी कर सकती है। यह मानव निर्मित मशीनों जैसे कार और कम्प्यूटर आदि से एकदम अलग है, जोकि अपने आपको खुद ठीक नहीं कर सकती हैं। मानव निर्मित मशीन में अगर एक बार कोई नुकसान हो जाए तो इसे बदलना पड़ता है या बाह्य रूप से ठीक करने की जरूरत होती है। शरीर इन सभी मशीनों से कहीं अधिक अद्वितीय है।

साओल शरीर के इसी दुर्लभ गुण का इस्तेमाल करता है। यह शरीर को ठीक होने की प्रक्रिया में सर्वश्रेष्ठ वातावरण उपलब्ध कराने में मदद करता है। हृदय की धमनियों में रुकावटें बन जाती हैं क्योंकि हम गलत भोजन खा रहे थे, अधिक वसा खाते थे, अपने शरीर को व्यायाम नहीं दे रहे थे और दिमाग

को इसकी संभालने की क्षमता से कहीं अधिक बोझ दे रहे थे। साओल इन कारकों को शरीर की दुर्घटनाओं को ठीक करने के लिए सही जानकारी और प्रशिक्षण का सम्मिश्रण प्रदान करते हुए प्रयास करता है।

साओल शरीर को विभिन्न अंगों का एक मेल नहीं मानता है, जिन्हें अलग-अलग समझा जाए—जैसा कि चिकित्सा विज्ञान द्वारा समझा जाता है। इसका मानना है कि पूरा मानव शरीर एक इकाई है, अंग परस्पर एक-दूसरे से जुड़े हैं और एक-दूसरे पर निर्भर हैं। इस तरह के शरीर का उपचार करने के लिए हम अंगों को अलग-अलग करके देखने वाले नजरिये नहीं अपना सकते। साओल यह सिद्धान्त देता है कि यदि आप किसी एक अंग को तकलीफ पहुंचाते हैं तो इसका असर दूसरों पर भी होगा। मस्तिष्क की भावनात्मक परेशानियां पेट पर भी असर डालेंगी और हृदय को भी नुकसान पहुंचाएंगी; एक अंग की मदद करने के लिए दिया जा रहा रसायन (उदाहरण के लिए दवा) दूसरे पर भी असर करेगा। यह अपने आपको अनावश्यक रूप से दवा दिए जाने से अलग करना चाहता है। साओल शरीर को एक ही होलिस्टिक नजरिया देता है।

साओल क्या करता है?

साओल शरीर को स्वस्थ और बीमारियां दूर करने के लिए, खासतौर पर हृदय रोग दूर करने के लिए सूचनाएं और प्रशिक्षण प्रदान करता है। ऐसे लोगों की एक टीम जो कि हृदय विज्ञान, दवाओं, पोषण, योग, ध्यान और तनाव को नियन्त्रण में रखने की प्रक्रिया में निपुण होते हैं, एक ही छत के नीचे, समान सोच व विचार के साथ काम करते हैं। ऐसे रोगी या व्यक्ति जो बीमारी से बचाव चाहते हैं, उन्हें कुछ दिन के लिए पति/पत्नी के साथ एक छोटे से समूह में भर्ती किया जाता है, ताकि वे 'जीवन के विज्ञान और कला' के सिद्धान्त और व्यवहार को सीख सकें।

प्रशिक्षण में गलत जीवन पद्धतियों के व्यवहारों और उनके निदान के ऊपर विस्तार से सैद्धान्तिक विश्लेषण दिया जाता है; मनुष्य शरीर के काम-काज और बीमारी की पैथोलॉजी के बारे में खुलकर बताया जाता है और यह भी बताया जाता है कि आप इसे अपने व्यावहारिक जीवन में किस तरह लागू कर सकते हैं। यह पुनर्यौवन हासिल करने के व्यायाम/अभ्यास और योग व्यवहार पर भी पूरी तरह से व्यावहारिक प्रशिक्षण प्रदान करता है, जिससे हृदय का उपचार करने में मदद मिलती है। साओल हृदय प्रोग्राम हमारे व्यावहारिक जीवन में तनाव को नियन्त्रित रखने को भी समान महत्त्व देता है। यह प्रशिक्षण तनाव पैदा होने से रोकने, तनाव से छुटकारा पाने और अन्ततः तनाव के प्रबन्धन का सम्पूर्ण आदर्श भी देता है। हृदय रोगियों के लिए पोषण और खुराक साओल का एक और महत्त्वपूर्ण तत्त्व बन जाता है। भोजन की कैलोरी का हिसाब रखने, विभिन्न प्रकार के पोषक तत्त्वों को सन्तुलित रखने के सभी व्यावहारिक तरीके बनाने के साथ-साथ साओल एक ऐसा प्रशिक्षण भी देता है, जिसमें बिना किसी वसा का प्रयोग किए स्वादिष्ट भोजन पकाना सिखाया जाता है।

साओल की शुरुआत

सम्भवतः साओल शब्द उस समय चुना गया जब मैं न्यूयार्क में था, और दिसम्बर 1994 में उपचार का नया तरीका शुरू करने के लिए अपने चचेरे भाई संजय जैन के साथ चर्चा कर रहा था। वह भी एक दार्शनिक है। हम इस कार्यक्रम को एक ऐसा नाम देना चाहते थे जो सर्वाधिक मेल खाता हो। उस समय मैं मशहूर अखिल भारतीय आयुर्विज्ञान संस्थान के साथ काम कर रहा था। हम दोनों इस बात पर सहमत हो गए, चूंकि इसमें विज्ञान और कला, दोनों शामिल थे, हमारे पास एक ऐसा नाम होना चाहिए जो वास्तव में दोनों का अर्थ रखता हो। हम दोनों मूलतः भारत में राजस्थान से थे, इसलिए मारवाड़ी भाषा अच्छी तरह जानते थे। आगे की चर्चा साओल नाम की ओर ले गई। साओल जैसे किसी नाम का इस्तेमाल करने के विचार की शुरुआत मेरे जैसे डॉक्टर के लिए, जिसे और कोई विचार नहीं था आधुनिक मेडिकल साइंस के अलावा, लगभग बारह साल पीछे की ओर ले जाता है। मैंने अपना MBBS पास कर लिया था और मैं दिल्ली के एक अस्पताल में कार्डियोलॉजी विभाग में काम कर रहा था। एक प्यारे रोगी की मौत ने, एक डॉक्टर के रूप में मेरे नजरिये में बहुत बड़ा परिवर्तन ला दिया। उसकी मौत के कारणों का विश्लेषण करते समय जिसने दवाओं के साथ सफल इलाज करने के बाद मेरे डॉक्टरी पेशे को बहुत गहरा धक्का पहुंचाया, मैंने ऐसा होने के कारणों को देखा। चूंकि मैं इस सिद्धान्त में विश्वास रखता था कि "जो कुछ भी होता है उसके पीछे एक कारण होता है।"

मैंने विश्लेषण शुरू कर दिया। मैंने अपने आपसे पूछा, 'यदि मैं सही इलाज कर रहा था, तो वह मर क्यों गया?' जब इसका जवाब मिला तो मैं कांप उठा। जो दवाएं मैं उसे 'सफल इलाज' के दौरान दे रहा था, उसी छोटे से दौर में रोगी की रुकावटें बढ़ रही थीं। वह मीट और मुर्गा, घी और मक्खन खा रहा था, बहुत अधिक तनाव वाली जीवन शैली अपनाए हुए था, उसका वजन भी जरूरत से ज्यादा था। इस तरह कोलेस्ट्रोल और वसा का जमाव होता रहा और आराम बनाए रखने के लिए मैं अधिक-से-अधिक दवाएं देता रहा। अचानक मैंने यह माना कि मैं बीमारी का इलाज नहीं कर रहा था बल्कि एनजाइना से होनेवाले दर्द को आराम देने में व्यस्त था। वह मर गया क्योंकि मैं उसे यह नहीं बता सका कि यदि वह अपनी खाने-पीने की आदतों और तनाव में बदलाव नहीं लाएगा, तो रुकावटें बढ़ती ही जाएंगी। मैंने ऐसा किया होता! मैंने महसूस

किया कि उसकी मौत का जिम्मेदार करीब-करीब मैं ही था। कारण यह था कि मैं उसे उसकी जीवन शैली को बदलने की सलाह दे सकता था!

वह झटका मेरे लिए ताकतवर और स्थापित मेडिकल साइंस की विद्वत्ता और कार्डियोलॉजी के विज्ञान को बढ़ावा देनेवालों के सामने सवाल रखने के लिए काफी था। मैंने अपने आपको इस क्षेत्र के हर व्यक्ति के खिलाफ पाया क्योंकि मैं यह विस्तार से बता चुका हूं कि ज्यादातर कार्डियोलॉजिस्ट जो कुछ भी करते हैं, वह इलाज नहीं बल्कि रख-रखाव है। मैंने पाया कि यही रख-रखाव एक ऐसा रास्ता था जो हार्ट अटैक की ओर ले जाता था—यह सिर्फ इस वक्त पर था कि रुकावटें बढ़ रही थीं। असल में यह रख-रखाव की असफलता है।

मैंने बहुत सारे सवाल पूछे। मैं व्यावहारिक नहीं था, क्योंकि मैं हृदय रोगियों के लिए लोकप्रिय दवाएं लिखने की व्यवस्था के बारे में सवाल कर रहा था। एक आदमी जो हाल ही में स्नातक हुआ हो, आगे बढ़ रहे ताकतवर दवाओं के विज्ञान और सर्जरी को चुनौती कैसे दे सकता था।

मैंने दुबारा विश्लेषण शुरू किया। मैं समझ गया कि मेडिकल साइंस के विभाग, जो कि एंटीबायोटिक्स के साथ संक्रमण की रोकथाम करते हैं, सम्भवतः इलाज कर रहे हैं। वे बैक्टीरिया को खत्म कर रहे थे और निदान की ओर ले जा रहे थे। यदि दवाएं दिए जाने के बाद बीमारी खत्म हो जाए, तो इसे इलाज कहा जा सकता है। ज्यादातर बीमारियां जैसे डायरिया, ब्रॉन्काइटिस, निमोनिया, मलेरिया ने इलाज पा लिया है क्योंकि सफलता के साथ दवाएं दिए जाने के बाद बीमारी एकदम नष्ट हो जाती है। यह एक उपचार है।

लेकिन हृदय रोग के बारे में क्या है? गोलियां सारी जिन्दगी लेनी पड़ती हैं और तब भी बीमारी लगातार बढ़ती ही रहेगी। इसे उपचार नहीं कहा जा सकता है, यह एक रख-रखाव है। मैंने इस बात को स्वीकारा कि रख-रखाव और उपचार, दोनों एक साथ चलने चाहिए। इस तरह साओल की अवधारणा का जन्म हुआ। अगले बारह सालों में विचार बढ़ते गए। जब मैंने पूरी तरह से एक व्यवस्थित कार्यक्रम का विकास करने की शुरुआत की तो अधिक और अधिक विचार इसमें जुड़ते चले गए। मैंने दो साल लखनऊ के किंग जॉर्ज मेडिकल कॉलेज में (जब मैं MD कर रहा था) और अगले छह साल AIIMS, नई दिल्ली में बहुत-सी चीजों को इसमें जुड़ते देखा। खाना पकाने का विचार विकसित हुआ। अक्टूबर 1995 में जो कुछ मेरे दिमाग में था, उसने वर्तमान में साओल हृदय प्रोग्राम में जगह ले ली। मैंने इस कार्यक्रम को स्वतन्त्र रूप से शुरू किया, इसके बाद 1995 में AIIMS से इस्तीफा देने के बाद मैंने साओल हृदय केन्द्र (SAAOL Heart Centre) बनाया।

सीएचडी का निवारण : सबसे अधिक उचित और वैज्ञानिक उपचार

निवारण का विचार—यह कितना वैज्ञानिक है?

कॉरोनरी हृदय रोग का सबसे उचित हल एक स्थायी प्रक्रिया में है जो कि न सिर्फ रुकावटों की वृद्धि पर काबू रखती है बल्कि इसमें परिवर्तन भी लाती है। सालों में धीरे-धीरे कॉरोनरी धमनियों में रक्त के साथ बहते हुए कोलेस्ट्रोल के जमाव से धमनी की दीवारों पर रुकावटें पैदा हो जाती हैं। ये जमाव अधिकतर तन्तुओं के साथ जुड़े हुए वसा के मुलायम डले होते हैं और परिवर्तन के चरण में होते हैं। यदि हम एक आदर्श परिस्थिति की रचना करें तो कोलेस्ट्रोल और वसा को रक्त में घुलनशील होने के कारण आसानी से हटाया जा सकता है।

इस आदर्श परिस्थिति को बनाना ही वह चीज है जो धीरे-धीरे रुकावटों को खत्म कर देती है। साओल हृदय कार्यक्रम लोगों को यह आदर्श परिस्थिति बनाने में मदद करता है और प्रशिक्षित करता है।

चुने गए योगासनों, ध्यान, एकदम सटीक सम्भव व्यावहारिक तनाव प्रबन्धन कार्यक्रम, कॉरोनरी हृदय रोग को समझने के लिए पूर्ण शिक्षा, तम्बाकू और धूम्रपान के सेवन पर रोक और भोजन के प्रति सावधानी—सभी तरह के जोखिम कारकों (Risk Factor) को एक ही समय में सावधानीपूर्वक हटाते हुए एक व्यक्ति को सही जीवन शैली की ओर ले जाते हैं जो कि रुकावटों में परिवर्तन ला सकती है या दूर कर सकती है। यह सबकुछ कार्डियोलॉजिस्ट, डॉक्टर, डाइटीशियन (Dieticians), योग में निपुण लोगों के मार्गदर्शन में किया जाना चाहिए, ताकि जटिलताओं से बचा जा सके—जोकि एक हृदय रोगी में विकसित होना बहुत आसान है।

सभी हृदय रोगी बचाव के बारे में थोड़ा-बहुत जानते हैं और वे इस सबको बिना किसी सटीकता और लयबद्ध तरीके से करने की कोशिश करते हैं, जो कि उन्हें असफल कर देती है और अन्ततः सर्जिकल उपचार की ओर ले जाती हैं। क्या ऐसा नहीं हो रहा है, इनमें से कोई भी रोगी आपातकालीन परिस्थितियों में अस्पताल नहीं गया है।

साओल हृदय प्रोग्राम ने पिछले दशक में बहुत से प्रयोगों और प्रयासों के बाद यह निपुणता विकसित कर ली है। हर रोगी ने, जो इस कार्यक्रम को अपनाता है, शुरुआत में धीरे-धीरे सुधार को मदद दी है।

साओल हृदय प्रोग्राम कोई जादू नहीं है। यह किसी जादूगर या भगवान की तरह काम नहीं कर सकता जो एक ही झटके में रुकावटों को दूर कर दे। सुधार का पहला चिन्ह दिखाने में यह कम-से-कम दो से तीन सप्ताह का समय लेता है। यह सुधार रोगी द्वारा की गई कोशिश, उसकी आयु, रुकावट की अवस्था, परिवार के सदस्यों के सहयोग आदि पर भी निर्भर करता है। अब हमारे पास कुछ ऐसे रोगी हैं जिनकी साओल हृदय प्रोग्राम अपनाने के बाद एंजियोग्राफी हुई है, जिससे यह सिद्ध होता है कि रुकावटों को हटाया जा सकता है।

किताबें पढ़ना, सीखने का एक अच्छा तरीका है लेकिन प्रयोगात्मक प्रशिक्षण का स्थान नहीं ले सकता है। अन्यथा किताबों की दुकानों पर सिर्फ उपचार के कार्यक्रम ही बिक रहे होते। सैकड़ों पेजों वाली किताबें—उनमें से कुछ बहुत महत्त्वपूर्ण होती हैं लेकिन उनमें से अधिकतर रोगी के लिए कोई विशेष महत्त्व नहीं रखती हैं और समझने में कठिन होती हैं। जो कुछ भी उनमें लिखा है—उसे व्यावहारिक रूप से लागू करना और कठिन होता है। क्या ऐसा नहीं होता है, हर रोगी इन किताबों को खरीदकर और डॉक्टर क्या जानते हैं, यह सीखकर डॉक्टर बन गया होता। तथापि, जो तथ्य मदद करता है, वह यह है कि आपके पास ऐसा कोई है जो वह सूचना दे सकता है जिसकी आपको जरूरत है—इतनी अधिक भी नहीं कि आप उसे ग्रहण कर सकें और इतनी कम भी नहीं कि आप कुछ भी न सीख सकें।

डॉ. डीन ऑर्निश और पूरे प्रमाण

ऐसा बहुत कम ही सोचा गया होगा कि बेलर कॉलेज ऑफ मेडिसिन, हस्टन, का यह द्वितीय वर्ष का छात्र एक दिन अमरीका के नम्बर एक हत्यारे—हृदय रोग के निदान और परिवर्तन करनेवाले महान अग्रदूतों में से एक होगा। यह बीमारी हमारे देश में भी बहुत तेजी से बढ़ रही है।

डलास में पैदा हुए और पले, इस व्यक्ति ने अपनी प्राथमिक शिक्षा एक पब्लिक स्कूल से प्राप्त की। व्यवसाय से एक दन्त चिकित्सक, इसके पिता इन विचारों से भरे हुए थे कि एक दिन उनका बेटा अपने पिता के पदचिन्हों का अनुसरण करेगा। जैसा कि उपलब्धि प्राप्त करनेवाले व्यक्ति के स्वभाव के बारे में कहा जाता है, उन्होंने (डॉ. डीन ऑर्निश) हस्टन में राईस यूनिवर्सिटी में दाखिला ले लिया और पाया कि वह एक अच्छे छात्र नहीं थे। वे इतने ज्यादा हतोत्साहित/उदास थे कि उन्होंने आत्महत्या की कोशिश भी की, लेकिन चूंकि भाग्य उनके लिए शानदार चीज अपने में संजोए हुए था, उन्हें दुबारा सोचने का मौका दिया और इस तरह हमारे लिए कॉरोनरी हृदय रोग के निवारण और मुक्ति के लिए प्रदान किया।

उनकी पीढ़ी के बहुत से दूसरे लोगों की तरह 1972 में उन्होंने भी 'प्रकाशमान' होना चाहा, और उनके गुरु आदरणीय स्वामी सचिदानन्द के सामीप्य में अपने अन्तःकरण को छूने में सफल हुए और यह माना कि जितनी कम सफलता की जरूरत थी, उन्होंने उतना ही कम तनाव महसूस किया। यह बात उनको इस सन्देह की ओर ले गई कि उदासी और हृदय के बीच में कोई-न-कोई सम्बन्ध है। परिणामस्वरूप 1977 में उन्होंने हृदय रोग के कारणों और उन कारकों पर शोध शुरू किया जो कि इसके निवारण को सम्भव कर सकते थे, जबकि वे द्वितीय वर्ष के छात्र ही थे, और एक लम्बे समय तक किसी को उनके काम में कोई दम-खम दिखाई नहीं दिया और उन्हें एक छोटे, गैर-अनुभवी और बेवकूफ आदर्शवादी के रूप में अलग-थलग कर दिया। वे जब अपने मेडिकल स्कूल के तृतीय वर्ष में थे, उन्होंने अपनी पहली बड़ी उपलब्धि पाई, यह हैनरी ग्रोप के साथ परिचय था, जो कि तेल के व्यापार के लिए एक सलाहकार थे और रक्षात्मक दवाओं में गहरी रुचि रखते थे। डॉ. डीन ऑर्निश ने जीवनशैली में परिवर्तनों की एक योजना बनाई जिसमें चार बड़े निकाय थे,

सभी का लक्ष्य हृदय रोग पर एकीकृत वार करना था और इसके बचाव या निवारण निम्नलिखित हैं :

- तनाव प्रबन्धन जिसमें योग, ध्यान, भावना और श्वास के अभ्यास शामिल होंगे, इन सभी को मिलाकर दिन में एक घंटे से ज्यादा का समय दिया गया।
- हल्के 'एरोबिक व्यायाम' जो कि आमतौर पर बहुत अधिक सुविधाजनक होंगे और आधे घंटे की सैर।
- उन्होंने अपने रोगियों से धूम्रपान बन्द करने को कहा।
- और सख्ती के साथ शाकाहारी भोजन पर जोर दिया, जिसमें वसा की मात्रा कम हो।

जैसा कि बहुत साधारण रूप में कहा गया है : "सबसे बड़ी सच्चाई सबसे साधारण होती है," हृदय रोग से लड़ने और इसके निवारण के लिए डॉ. डीन ऑर्निश की पहुंच ने बहुत महत्त्वपूर्ण परिणाम दिए। 1988 में उन्होंने एक ऐसा डाटा प्रकाशित करना शुरू किया, जिसे वे अपना 'फायरहाउस गैंग' (Firehouse Gang) कहना पसन्द करते थे, इसमें उन लोगों के बारे में बताया गया था जो एक समय बहुत गम्भीर रूप से बीमार थे, और अब उनमें सुधार हो रहा था। इस घटना ने दुनिया का ध्यान उनके काम की तरफ आकर्षित किया और जल्दी ही मेडिकल कॉन्फ्रेंसिस के लिए उनके पास निमन्त्रण आने लगे और आज भी उन्हें NIH (U.S. National Institute of Health) सहित बहुत से संगठनों से अनुदान मिल रहा है। इस विनम्र व्यक्ति के काम का शानदार दम-खम एक दिन हमें हृदय रोग के निदान और निवारण के बेहतर विकास और चिकित्सीय उपचार की पहुंच की ओर ले जाएगा जिससे हर व्यक्ति को लाभ हो सकेगा।

डॉ. डीन ऑर्निश ने अपनी पहली रिपोर्ट 1979 में ही प्रकाशित कर दी थी। 1983 में JAMA (Journal of American Medical Association) में प्रकाशित एक रिपोर्ट के जरिए उन्होंने यह दिखा दिया कि उनके द्वारा सुझाई गई जीवन-शैली के अनुसरण से हृदय रोग के सभी जोखिम भरे कारक (Risk Factors) कम हो जाते हैं। उन्होंने यह भी दिखाया कि उनके रोगियों में हृदय की पम्पिंग क्षमता भी बढ़ती है। 1990 में जब डॉ. डीन ऑर्निश ने अपने कार्यक्रम द्वारा धमनीय रुकावटों में एंजियोग्राफी के माध्यम से परिवर्तन दिखाए तो उन्हें बहुत मान्यता मिली। यह वैज्ञानिक रिपोर्ट सबसे अधिक प्रतिष्ठित मेडिकल जरनल–दि लैनसेट (The Lancet) द्वारा छापी गई। तब उनकी बातें न्यूजवीक, यू एस ए न्यूज, रीडर्स डाइजेस्ट, स्पैन आदि जैसी सर्वाधिक मान्यता प्राप्त

पत्रिकाओं में छपने लगीं। जब उन्होंने अपने परिवर्तन के सिद्धान्त को सिद्ध करने के लिए नवीनतम चिकित्सीय उपकरण (Medical gadget) 'PET Scan' का प्रयोग किया तो उन्होंने परिवर्तन के सभी प्रमाण दर्शाए। यह वैज्ञानिक रिपोर्ट JAMA द्वारा वर्ष 1995 में दुबारा प्रकाशित की गई। पूरे वैज्ञानिक जगत को उन्हें ठीक से सुनना पड़ा। सिद्धान्त और अधिक लोकप्रिय हो गया और आज डॉ. ऑर्निश अपना परिवर्तन कार्यक्रम (Reversal Programe) हार्वर्ड मेडिकल स्कूल, बोस्टन एंड बेथ इजराइल होस्पिटल न्यूयार्क सिटी सहित अमरीका के आठ बड़े अस्पतालों को दे रहे हैं।

डॉ. डीन ऑर्निश के परिणामों को अब बड़े पैमाने पर स्वीकारा जाता है और कार्डियोलॉजी की नवीनतम पाठ्य-पुस्तक में 'हृदय रोग के परिवर्तन' (Reversal of Heart Disease) पर अलग से एक अध्याय दिया गया है। कार्डियोलॉजी की सबसे अधिक प्रतिष्ठित पाठ्य पुस्तक के नवीनतम प्रकाशन में (1997), दि ब्रॉनवॉल्ड्स टेक्स्ट बुक (The Braunwald's Text Book) जो कि मेडिकल साइंस की सबसे अधिक लोकप्रिय और मोटी किताब है, विस्तार से यह लिखा गया है कि डॉ. ऑर्निश ने यह कैसे सिद्ध किया कि रुकावटों को घटाया जा सकता है।

मेडिकल साइंस नई खोज को कैसे स्वीकार करती है?

वैज्ञानिक जगत को जब कभी भी एक नई खोज के बारे में
बताया जाता है, पहले वे कहते हैं,
''सम्भवतः यह सच नहीं है!''

◆

इसके बाद सवालों से परे जब नई चीज की सच्चाई प्रदर्शित
की जाती है, वे कहते हैं,
''हां, यह सच हो सकती है,
लेकिन महत्त्वपूर्ण नहीं है!''

◆

अन्ततः जब इसकी महत्ता के सबूत के लिए पर्याप्त समय
गुजर जाता है। वे कहते हैं,
''हां, निश्चित ही महत्त्वपूर्ण है, लेकिन यह नई नहीं है!''

◆

भाग 8

हृदय रोग के उपचार में तनाव प्रबन्धन

सीएचडी के उपचार में तनाव प्रबन्धन

हृदय रोग को बढ़ाने में तनाव कितना महत्त्वपूर्ण है?

हृदय रोग के निवारण के लिए तनाव को घटाना सम्भवतः साओल हृदय प्रोग्राम का सबसे महत्त्वपूर्ण कारक है। तनाव शब्द का अर्थ परेशानी, चिन्ता, डर, थकान, गुस्सा, दुख, सन्तुष्टि की कमी आदि होगा। तनाव से पीड़ित किसी व्यक्ति में इनमें से एक या एक से अधिक समस्याएं हो सकती हैं। लेकिन तनाव सम्भवतः हृदय रोग का सबसे महत्त्वपूर्ण कारक है।

यदि हम हृदय रोग के कारणों का विश्लेषण करें और सबसे महत्त्वपूर्ण कारण को देखें, तो पाएंगे कि उनमें से कम-से-कम आधे या आधे से अधिक तनाव की वजह से हैं। उच्च रक्तचाप, मधुमेह, अधिक कोलेस्ट्रोल और धूम्रपान तनाव से सीधे रूप से जुड़े हैं और खाने-पीने की आदतें (अत्यधिक तनावग्रस्त और व्यस्त लोग बहुत गलत तरीके से खाते हैं), व्यायाम की कमी (तनावग्रस्त और व्यस्त लोगों के पास व्यायाम करने का समय नहीं होता), मोटापा (व्यायाम की कमी और खान-पान की गलत आदतों की वजह से उनका वजन बढ़ जाता है) ये भी तनाव से प्रत्यक्ष रूप से जुड़े हैं। प्राकृतिक रूप से, चूंकि हम जोखिम भरे इन कारकों को नियन्त्रित करने के बारे में बात कर रहे हैं, तनाव सबसे महत्त्वपूर्ण कारक बन जाता है।

विडम्बना यह है कि अब भी मेडिकल साइंस तनाव प्रबन्धन को हृदय रोग का उपचार करने में एक महत्त्वपूर्ण उपकरण के रूप में नजरअन्दाज कर रही है। सम्भवतः यही सबसे महत्त्वपूर्ण कारक था जो कार्डियोलॉजी के विज्ञान को हृदय रोग नियन्त्रित रखने में असफलता की ओर ले गया। अत्यधिक तनाव की मौजदूगी में, गलत खाना, व्यायाम की कमी, धूम्रपान, उच्च रक्तचाप, अधिक रक्त शर्करा, कोलेस्ट्रोल का अधिक जमाव आदि जारी रहे। सबकुछ गलत दिशा में गया।

पिछले पचास सालों में तकनीकी विकास, बढ़ती हुई आबादी, बढ़ती हुई मांगों, कड़ी प्रतिस्पर्धा, अधिक कार्य, कम समय और दिमाग पर बहुत अधिक बोझ—इन सभी के साथ वास्तव में आधुनिक मनुष्य के तनाव बहुत बढ़ गए हैं। तनाव का जरूरत से ज्यादा बोझ ही तनाव को नियन्त्रित करने में कमी का पहला कारण था।

दूसरा कारण मेडिकल साइंस की कमियों के साथ जुड़ा है। यह दिमाग की उलझनों को और इसके कार्य करने की प्रणाली को समझने में भी असफल रही। आज तक, मस्तिष्क मानव शरीर का ऐसा अंग है जिसे सबसे कम समझा जा सका है। अब मेडिकल साइंस यहां तक कि शानदार तकनीकी विकास के बाद भी मस्तिष्क की रचना और इसकी कार्यप्रणाली को दस प्रतिशत से कम ही समझ सकी है। इससे भी कहीं अधिक यह तनाव की मात्रा को भी नहीं माप सकी है। इन असफलताओं के चलते, यह तनाव की धमकियों को नियन्त्रित करने में और क्या कर सकती है।

ये दो कारक हैं जो कि तनाव से जुड़ी आम बीमारी जैसे कॉरोनरी हृदय रोग को मेडिकल साइंस द्वारा रोकने में असफल बनाते हैं।

दूसरी ओर, भारतीय योग और वेदों का विज्ञान जीवन में तनाव को घटाने में सटीक तरीके देने में पहले से ही बहुत उन्नत था। उनके पास पहले से ही तनावों को खत्म करने की तकनीक थी।

सिर्फ हाल ही में मेडिकल साइंस ने तनाव से जुड़ी अपनी कमियों को माना है और योग के प्राचीनतम विज्ञान और प्राचीन भारतीय दर्शन पर शोध कार्य शुरू किया है। इससे जो कुछ भी वे थोड़ा-बहुत तनाव नियन्त्रण के लिए देने का प्रयास करते हैं, वह लगभग पांच हजार साल पुरानी मौजूदा जानकारी की तुलना में बहुत कम या प्राथमिक है। आधुनिक चिकित्सा की नवीनतम शाखा–व्यवहार विज्ञान (The Behavioural Science) तनाव प्रबन्धन के लिए वही भाषा बोलती है। मेडिकल साइंस का नवीनतम विकास–'साइको-न्यूरो इम्यूनोलॉजी' अब सकारात्मक सोच और ध्यान का समान उपचार देती है।

आज यह स्पष्ट हो चुका है कि तनाव प्रबन्धन हृदय रोग के इलाज का मुख्य बिन्दु बन गया है।

तनाव क्या है?

तनाव एक विश्वव्यापी शब्द है, जो कि आप कहीं भी जाएं, सभी के द्वारा इस्तेमाल किया जाता है। अभी तक इसकी कोई स्पष्ट परिभाषा नहीं ढूंढ़ी जा सकी है। आप खुद ही इसे परिभाषित करने की कोशिश करें और देखें, आप किस चीज का सामना करते हैं।

मेडिकल साइंस तनाव को इस रूप में परिभाषित करती है–यह सभी अविशिष्ट भागों के लिए शरीर द्वारा विशिष्ट प्रतिक्रिया है, चाहे यह शारीरिक या मानसिक हो, चाहे काल्पनिक या वास्तविक हो–ACTH और कोर्टिसोल (Cortisol) का स्राव होता है (ये दोनों तनाव से सम्बन्धित हारमोन्स हैं)। तनाव के कारण उत्तेजित होनेवाले दो और हारमोन्स एड्रेनैलाइन (Adrenaline) और नॉन-एड्रेनैलाइन (Non-Adrenaline) हैं।

तनाव की एक और अधिक व्यावहारिक परिभाषा इस तरह दी जा सकती है–"जब दैनिक जीवन द्वारा प्रस्तुत समस्याएं आपके स्रोतों को उन्हें पूरा करने से अधिक हो जाती हैं, आप तनाव महसूस करते हैं।" लेकिन हमें यह अवश्य ध्यान रखना चाहिए कि तनाव सिर्फ बाहरी चीजों या समस्याओं द्वारा नहीं थोपा जाता, बल्कि अन्दर से भी पैदा हो सकता है, जो कि आपकी उम्मीदों, भय, आशाओं और विश्वास के कारण होता है।

अधिकांश लोग तनाव प्रबन्धन क्यों नहीं कर सकते?

तनाव की उत्पत्ति में बहुत से कारक भी शामिल हैं। यह हर तरफ से आ सकता है—काम से, परिवार से, समाज से, यहां तक कि हम जीवन को किस तरह लेते हैं, इससे भी। खुशी के लिए जरूरतों की हमारी समझ और उपलब्धियां भी अधिक तनाव का कारण बन सकती हैं। जिस तरह से हम बातचीत करते हैं, तनाव के प्रबन्धन में एक महत्त्वपूर्ण कारक है। अन्ततः जब एक बार तनाव पैदा हो जाए तो इसे दूर करने के लिए जल्दी ही बहुत सी चीजें की जा सकती हैं। तब भी कुछ तनाव रह जाएंगे, जो कि शीघ्रता के साथ व्यवस्थित किए जा सकते हैं।

तनाव प्रबन्धन भी कॉरोनरी हृदय रोग की तरह ही है, जिस पर हर तरह से पूरा ध्यान देने की जरूरत होती है। तनाव के अधिकतर प्रबन्धक इस भाग पर बात नहीं करते हैं। वे भगवान के बारे में बातचीत करेंगे, वे आपको प्रेम की सलाह देंगे—और यह एक पूर्ण तनाव प्रबन्धन नहीं है। कुछ लोग आपसे ध्यान या शवासन करने को कहेंगे—यह भी पूरा नहीं है। तनाव प्रबन्धन पर काम करने की सलाहें महत्त्वपूर्ण तो होती हैं, लेकिन पूरी नहीं होतीं।

साओल तनाव घटाने की पूरी विधि के बारे में बात करता है। यह हर परिस्थिति में काम करता है। यह हर जगह हल प्रदान करता है : जानकारी न रखने वाले व्यक्ति के लिए, गृहिणी के लिए, व्यापारी के लिए, एग्जीक्यूटिव या रिटायर्ड व्यक्ति के लिए। इन सभी के लिए तनाव प्रबन्धन का यह अवसर कार्य करेगा। यदि इसे सही तरीके से समझ लिया जाए—तो यह जीवन में बहुत बढ़िया परिवर्तन ला सकता है।

इस तनाव प्रबन्धन के सम्पूर्ण नमूने का एक खूबसूरत पहलू भी है; यहां तक कि यह आपको जीवन में कार्य, पैसे आदि के नजरिये से भी सफल बना सकता है। जीवन में इन पहलुओं में प्रगति बहुत जरूरी है। आपसे काम छोड़कर तनाव प्रबन्धन की उम्मीद नहीं की जाती है। यह कार्यक्रम सर्वाधिक व्यस्त व्यक्ति के लिए भी बहुत सही है—ऐसे लोगों के लिए भी जिनके पास जरूरत से ज्यादा काम होता है।

पिछले पचास सालों में तनाव क्यों बढ़ गया है? : पांच कारक

- आवश्यकता से अधिक काम का बोझ
- आवश्यकता से अधिक समय का बोझ
- आवश्यकता से अधिक सूचना का बोझ
- जरूरतों का बोझ
- बीमारियों का बोझ

आवश्यकता से अधिक काम के बोझ का मतलब है कि इन दिनों हर व्यक्ति को अधिक-से-अधिक काम करना पड़ता है। खरीदारी, सफाई, टेलीफोन का बिल जमा करना, बच्चों की पढ़ाई, उनका स्कूल, विभिन्न करों को भरना, बैंक के खाते, टेलीविजन ठीक कराना, कार की सर्विस कराना, खाना पकाना, पास-पड़ोस, सेहत की जांच कराना, बिजली के बिल जमा कराना, टेलीफोन करना, टेलीफोन सुनना, कम्प्यूटर सीखना, पढ़ना, लिखना...ऐसे बहुत से काम करने होते हैं जो कि तनाव बढ़ाते हैं। पचास साल पहले इनमें से ज्यादातर चीजें नहीं थीं, लोग एक दिन में छह से आठ घंटे काम करते होंगे।

समय के बोझ का मतलब है—समय की अत्यधिक कमी होना, इस आधुनिक व्यस्त दुनिया में सभी के पास समय की कमी होती है। काम-काज बढ़ गया है लेकिन समय वही है एक दिन में सिर्फ चौबीस घंटे। स्वाभाविक रूप से समय से सम्बन्धित तनाव बहुत बढ़ गया है। आजकल ज्यादातर तनाव देरी हो जाने के डर के कारण होते हैं।

अगला बोझ सूचनाओं का बोझ है। आजकल लोगों पर सूचनाओं का बोझ जरूरत से ज्यादा है। यहां तक कि चार साल का एक बच्चा भी इससे बच नहीं पाया है और उसे चार से दस किताबें पढ़नी पड़ती हैं। वयस्कों के पास पढ़ने के लिए अखबार के चालीस पेज हैं, देखने के लिए टेलीविजन के छियालीस चैनल हैं और अपने आपको आधुनिक दुनिया के साथ बनाए रखने के लिए पढ़े जानेवाली सैकड़ों किताबें हैं। जरूरत से अधिक बोझ वाला दिमाग तनावग्रस्त हो जाता है।

जरूरतों का बोझ एक और समस्या है। अचानक जरूरतें बढ़ गई हैं। हम फ्रिज, टेलीविजन, फ्लैट, कार, दस घड़ियां, बीस पोशाकें, बैंक बैलेंस, एयर

कंडीशनर, महंगे चश्मे, दस जोड़ी जूते चाहते हैं और यह लिस्ट कभी भी खत्म नहीं होती। इन सबको पाने के लिए आपको अधिक कमाने की, अधिक काम करने की और अधिक सीखने की जरूरत होती है। बहुत खराब परिस्थिति बन जाती है।

इन सभी बोझों में सबसे आखिरी बोझ बीमारी का बोझ है। खराब जीवन-शैली, बिना व्यायाम और अत्यधिक तनाव के कारण हर दूसरे व्यक्ति को बीमारी हो सकती है, जो कि आगे और तनावों की ओर ले जाती है। ये पांचों कारक एक साथ मिल सकते हैं और एक-दूसरे को बढ़ा सकते हैं।

तनाव पैदा करने वाले जीवन के क्षेत्र

बढ़ते तनाव का एक और कारक जीवन के विभिन्न भागों में असन्तुलन का होना है। ये ऐसे विशेष क्षेत्र हैं जिन्हें नजरअन्दाज करने पर वे हमारे सभी तनावों के लिए जिम्मेदार हो जाते हैं। ऐसे लोग जो इन भागों का ध्यान रखने और उनका महत्त्व समझने में असफल हो जाते हैं, वे अत्यधिक तनावग्रस्त हो जाते हैं। ये हैं :

1. वित्त क्षेत्र (Money Sector)
2. कार्य क्षेत्र (Work Sector)
3. परिवार क्षेत्र (Family Sector)
4. प्रेम और समर्थन क्षेत्र (Love and Support Sector)
5. अहम् क्षेत्र (Ego Sector)
6. सामाजिक क्षेत्र (Social Sector)
7. स्वास्थ्य क्षेत्र (Health Sector)
8. आध्यात्मिक क्षेत्र (Spiritual Sector)

इन क्षेत्रों/खंडों का सार

पैसा सभी तरह के तनावों का सबसे मुख्य कारक बन गया है, क्योंकि यह जीने, रहने, खाने, जरूरतों, सुविधाओं, शौक और ऐश्वर्य के लिए–हमारे जीवन के हर कदम पर आवश्यक है। हममें से अधिकतर लोग वित्तीय खंड (Money Sector) को बहुत बुरी तरह से अव्यवस्थित रखते हैं। कुछ लोगों के पास अधिक पैसा होता है और कुछ के पास कम–लेकिन दोनों ही अपर्याप्तता के तनाव में होते हैं। व्यक्ति को यह जरूर याद रखना चाहिए कि अपर्याप्तता रकम की वजह से नहीं है बल्कि कमाई और खर्चों के बीच असन्तुलन की वजह से है। यदि किसी व्यक्ति के खर्चे या जरूरतें उसकी कमाई से ज्यादा हो जाएं तो तनाव होना निश्चित है। वित्तीय खंड (Money Sector) को आरामदायक रखने के लिए, इस बात की सलाह दी जाती है कि कमाई और खर्चों में एक सकारात्मक सन्तुलन (Positive Balance) रखा जाए। लोगों को अपने आपमें सन्तुष्ट होना चाहिए, और अपने खर्चों व जरूरतों के लिए दूसरों पर आश्रित नहीं रहना चाहिए। तब

पैसे का तनाव (Money Stress) बहुत कम रहेगा।

वित्तीय खंड से अगला कार्य खंड (Work Sector) है। बहुत से लोगों के लिए काम या व्यवसाय तनाव का मुख्य कारण है। यह कार्य करने के समय से सम्बन्धित नहीं है, चूंकि मैंने बहुत से लोगों को सोलह से अठारह घंटे काम करते देखा है। और वे हर क्षण इसका आनन्द लेते हैं। कार्य-सम्बन्धी तनाव तब आता है जब एक व्यक्ति जो कुछ कर रहा है, उससे सन्तुष्ट न हो। यदि वह अपने काम को पसन्द नहीं करता है तो तनाव बढ़ जाता है। कार्य खंड (Work Sector) से जुड़े तनाव को कम किया जा सकता है, यदि कोई व्यक्ति उस काम को पसन्द करे जो वह करता है—यह उस भुगतान के कारण हो सकता है जो वह पाता है, उसके द्वारा पाई सन्तुष्टि, प्रसिद्धि आदि के कारण हो सकता है। इनमें से हर कारक कार्य के तनाव को कम कर सकता है।

किसी व्यक्ति के तनाव के लिए परिवार खंड (Family Sector) भी बहुत महत्त्वपूर्ण है। मेरे एक रोगी ने शिकायत की कि उसके पूरे दिन के कार्य के दौरान वह आनन्द लेता है, लेकिन जैसे ही वह अपने घर में घुसता है, तनाव शुरू हो जाता है। इस तरह के लोगों के लिए परिवार तनाव में एक अहम रोल निभाता है। परिवार एक ऐसा स्थान होना चाहिए जहां आराम मिले न कि तनाव। अधिकतर परिवारों में ऐसा नहीं हो रहा है। व्यक्ति को यह अवश्य याद रखना चाहिए कि परिवार एक सामाजिक समूह है और लोगों को परिवार में एक-दूसरे की गतिविधियों में गहरी रुचि लेनी चाहिए और एक-दूसरे की मदद करनी चाहिए। इसमें बहुत समझदारी की जरूरत होती है और एक शान्तिपूर्ण व आनन्ददायक पारिवारिक जीवन के लिए बातचीत के अच्छे कौशल की जरूरत होती है। आजकल पारिवारिक जीवन तनाव पैदा कर रहा है क्योंकि हम आत्म-केन्द्रित होते जा रहे हैं और दूसरे पारिवारिक सदस्यों की पसन्द व नापसन्द में रुचि नहीं ले रहे हैं।

जीवन के क्षेत्र

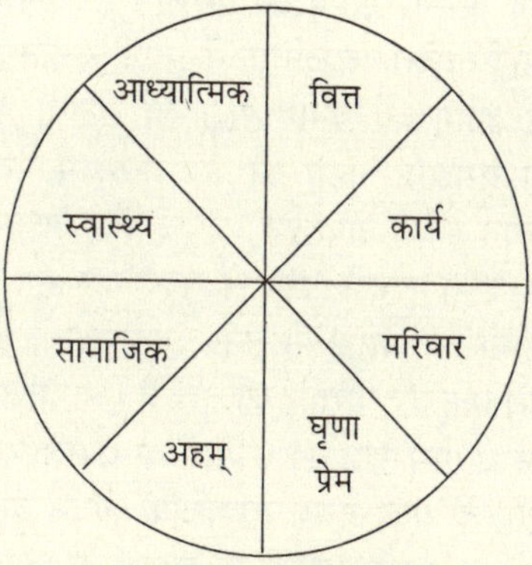

क्या आप संतुलित हैं

प्रेम और समर्थन खंड (Love and Support Sector) भी तनाव के पैदा होने या इसमें आराम का एक महत्त्वपूर्ण भाग है। स्पष्टतः बहुत से लोगों का परिवार बहुत बढ़िया होता है—सुन्दर पत्नी, बच्चे और पोते-पोतियां, सभी सार्वजनिक जीवन में खुश होते

हैं, लेकिन अक्सर उन सबके बीच प्यार की कमी होती है। एक-दूसरे की मदद करने, एक-दूसरे के लिए त्याग करने की बजाय, वे एक-दूसरे को नुकसान पहुंचाने के लिए तैयार रहते हैं। प्यार धीरे-धीरे कम हो रहा है। लेकिन तनाव के प्रबन्धन के लिए प्यार में बहुत ताकत है। यदि कोई व्यक्ति यह जानता है कि विपरीत परिस्थितियों में परिवार के सदस्य उसके साथ खड़े होंगे, उसका प्रेम खंड (Love Sector) बहुत मजबूत होगा। धीरे-धीरे यह गायब हो रहा है। बेटे और बेटियां निर्भर रहने योग्य नहीं हैं, उनके द्वारा अनकहे समर्थन के बारे में सन्देह है। यहां तक कि अब पत्नी के बारे में भी सन्देह होता है कि वह भी संकट के समय में साथ छोड़ सकती है, ये बातें हमारे जीवन में बहुत अधिक असुरक्षा देती हैं। यह इसके विपरीत भी हो सकता है। पश्चिमी देशों में इसका प्रभाव बहुत बुरा है। अलगाव, अकेलापन और असुरक्षा अब लोगों के जीवन में तनाव के मुख्य कारण हैं। भारत में भी यह बहुत बुरा होता जा रहा है।

प्रेम खंड को सुधारने के लिए मैं लोगों को एक ही सलाह देता हूं। बदले में बिना किसी चीज की उम्मीद के हर व्यक्ति की मदद करें। दूसरों की मदद सिर्फ अपने को खुश करने के लिए करें। यह उम्मीद ही है जो अन्ततः प्यार को खत्म करने की ओर ले जाती है। आप किसी की मदद करें, उसका समर्थन करें—बदले में बिना किसी फायदे की उम्मीद करते हुए प्रेम खंड का विकास होगा। आप स्वयं ही प्रयास करें और अन्तर महसूस करें।

अहम् (Ego) अगला खंड है। बहुत से लोगों के पास पर्याप्त धन होता है, काम का शानदार माहौल होता है, और एक-दूसरे के लिए त्याग करने को तैयार बहुत बढ़िया परिवार होता है। उस वक्त तनाव आ जाता है जब एक व्यक्ति अपने जीवन की एक स्थिति में बढ़-चढ़कर कुछ दिखावा करता है—अपने अहम् को बढ़ाने के लिए। दूसरों के सामने अपने को सिद्ध करना—अहम् का परिणाम है। इसकी बहुतायत होना बहुत बुरा होता है। यदि कोई व्यक्ति इस दुनिया में अपनी गलतियों, कमियों और छोटेपन को जानता है तो अहम् को बनाए रखा जा सकता है। आत्म-विश्लेषण और वास्तविकताओं को समझना अहम् को कम करने में मदद कर सकता है। अहम् उन लोगों की पहचान है जो अपर्याप्त, अपूर्ण और अज्ञानी होते हैं। आध्यात्मिकता से परिचय उन्हें बहुत अच्छी तरह से मदद कर सकता है। समाज, समिति (साथ) के रूप में लोगों का समूह भी तनाव बढ़ानेवाला है। यह एक-दूसरे के लिए कुछ समर्पणों के साथ एक बड़े परिवार की तरह है। सामाजिक जीवन की गैर-मौजूदगी पारिवारिक जीवन या प्रेम खंड की कमियों या कमजोरियों को बढ़ा देती है। दूसरे शब्दों में कहा जाए, तो एक अच्छा सामाजिक जीवन दूसरे क्षेत्रों को बेहतर बना सकता है। एक दोस्त, साथी सामाजिक सम्पर्क का होना खालीपन को भर देता है और जीवन आनन्दयोग्य हो जाता है। मैं लोगों को दोस्त

बनाने, क्लबों और मनोरंजक स्थानों पर जाने, सामाजिक समारोह में जाने, अच्छे सामाजिक जीवन के लिए दूसरों को छोटी-मोटी मदद देने का सुझाव देता हूं। यह बहुत अधिक मदद कर सकता है। सामाजिक जीवन की गैर-मौजूदगी में अलगाव और अधिक स्पष्ट हो जाता है।

आधुनिक समाज में स्वास्थ्य खंड (Health Sector) भी तनाव का एक बड़ा कारण बनता जा रहा है। हर व्यक्ति में कोई-न-कोई स्वास्थ्य समस्या होती है। बीमारियां जीवन का एक हिस्सा बन गई हैं। अत्यधिक तनाव अब बहुत-सी बीमारियों का कारण बनता जा रहा है जिसे पहले से ही 'साइकोस्मैटिक' बीमारियों (Psychosmatic Diseases) के नाम से जाना जाता है। इस तरह बीमारी के कारण पैदा हुआ तनाव केवल स्वस्थ जीवन-शैली से ही दूर किया जा सकता है। स्वास्थ्य के बारे में शिक्षा को अब स्कूल और कॉलेजों के पाठ्यक्रम का हिस्सा बना देना चाहिए। खान-पान की सही आदतों, नियमित शारीरिक गतिविधि और व्यायाम, तनाव प्रबन्धन का प्रशिक्षण और योग-ध्यान के बारे में जानकारी अच्छी सेहत का रहस्य है। रसायन और सर्जरी खराब सेहत के वास्तविक हल नहीं हैं।

तनाव के विषय में अन्तिम क्षेत्र आध्यात्मिक खंड है। जिन लोगों का भगवान में कम विश्वास है, उनके लिए इसे नैतिक खंड भी कहा जा सकता है। अध्यात्म में विश्वास और ईश्वर की सत्ता के साथ परिचय, जीवन के अधिकांश तनावों को दूर कर सकता है। मैं ऐसे बहुत से लोगों से मिला हूं जिन्होंने अपने जीवन के अधिकांश क्षेत्रों को नष्ट कर लिया है, लेकिन आध्यात्मिक क्षेत्र ने उन्हें बचाया है। सर्वशक्तिमान, भगवान के प्रति समर्पण अहम्, पैसे, परिवार और समाज के कारण पैदा हुए तनावों को खत्म कर सकता है। जब मैं आध्यात्मिक संगठनों और मन्दिरों में जानेवाले लोगों की बढ़ी हुई संख्या, उन्हें खुश और सन्तुष्ट देखता हूं, मुझे जवाब मिल जाता है। भगवान में विश्वास तनाव प्रबन्धन में बहुत अधिक सहायता दे सकता है। यदि आप भगवान के विषय में बात नहीं करते हैं, तो नैतिकता को याद रखें। यदि आप नैतिक रूप से बहुत अच्छे हैं, यदि आप जानते हैं कि आपने किसी को नुकसान नहीं पहुंचाया है, अपने दोस्तों या परिवार को धोखा नहीं दिया है, तो आपमें कल्याण और सन्तुष्टि की बहुत बढ़िया चेतना है।

तनाव का माप

तनावग्रस्त व्यक्ति की पहचान कैसे की जाए?

विगत वर्षों में मैं ऐसे बहुत से व्यक्तियों से मिला हूं, जो यह मानने को तैयार नहीं कि वे तनावग्रस्त हैं। बहुत सरलता के साथ वे इस बात को स्वीकारने के लिए तैयार नहीं कि जीवन के विभिन्न पहलुओं से जुड़ी अपनी जिम्मेदारियां समझने की कोशिश न करने के कारण या उनके प्रति ध्यान न देने के कारण उन्हें कुछ समस्याएं हैं। पैसे से जुड़ी सफलता और बहुत कम समय तक रहनेवाला अहम् उन्हें यह बात नहीं मानने देते हैं।

अत्यधिक तनाव के कुछ विशिष्ट लक्षण निम्नलिखित हैं :

शारीरिक/भौतिक लक्षण

- खिंची हुई मांसपेशियां
- अनियमित श्वास
- खुश्क मुंह
- पसीने वाली हथेलियां
- ठंडी उंगलियां
- पेट में गांठें होना
- कांपते हुए हाथ
- बार-बार पेशाब आना

व्यावहारिक लक्षण

- धूम्रपान
- तम्बाकू (गुटखा)
- बार-बार कोई उत्तेजक पेय आदि लेना (चाय, कॉफी)
- लगातार शराब पीना
- नारक्त काटना, घुटने हिलाना, बाल नोचना
- गलत तरीके से वाहन चलाना
- समाज से अलग रहना
- अरुचिपूर्ण दृष्टि

भावनात्मक लक्षण

- चिड़चिड़ापन
- जल्दी गुस्सा आ जाना
- अनावश्यक नफरत
- थकान की अवस्था
- उदासी का अहसास
- भय
- असुरक्षा की भावना
- अनावश्यक रूप से आक्रामक होना
- नींद न आना
- बुरे सपने आना

बोधात्मक लक्षण

- हास्य-व्यंग्य की आदत में कमी
- स्मरणशक्ति में हानि
- असावधानी
- सामान्य चेतना की हानि
- स्पष्ट सोच की कमी
- अनिश्चितता
- अनावश्यक भय
- विपरीत विचार

जिन लोगों के साथ आप जुड़े हैं, उनमें या आपमें ऊपर दिए गए लक्षणों में से एक या एक से अधिक समस्याएं हो सकती हैं। सावधान रहिए, जब आप अधिक तनाव में हों, उन दिनों ये आपके ऊपर अधिक बोझ डाल सकती हैं और जब आप विश्राम में हों या तनाव में न हों तो ये गायब हो सकती हैं।

आगे दिए गए कुछ परिवर्तन और प्रत्युत्तर मानव शरीर द्वारा तनावग्रस्त होने पर पैदा होते हैं। चूंकि आप जल्दी ही महसूस करेंगे कि मानव शरीर के तनावों के प्रति ये अधिकांश प्रत्युत्तर व्यक्ति, उसके व्यक्तित्व के साथ-साथ सामाजिक और व्यावसायिक जीवन के लिए भी नुकसानदेह हैं।

'अ' प्रकार और 'ब' प्रकार के लोग

चिकित्सा विज्ञान और मानसिक रोग विशेषज्ञों ने अब दो तरह के लोगों की पहचान की है—एक बहुत जल्दी तनावग्रस्त हो जाते हैं और दूसरे आसानी से तनावग्रस्त नहीं होते हैं। इन्हें क्रमशः 'अ' प्रकार और 'ब' प्रकार के लोग कहा जाता है। दोनों में बहुत आसानी से अन्तर किया जा सकता है।

'अ' प्रकार का व्यक्ति वह होता है जो ऐसी जगह समस्याएं पैदा कर दे, जहां कोई समस्या नहीं थी। वह ऐसी जगह दिक्कतें पैदा कर सकता है, जहां शान्ति थी। इन भिन्न व्यक्तियों को पहचानने के लिए कुछ बातें निम्नलिखित हैं। एक व्यक्ति 'अ' और 'ब' तालमेल से कुछ ऊपर-नीचे हो सकता है। योग और ध्यान 'अ' प्रकार व 'ब' प्रकार के व्यक्तियों को बदल सकता है।

'अ' प्रकार

- समय की हमेशा कमी
- गतिविधियां बहुत तेज
- अधैर्यवान
- बहुत से पहलुओं से जुड़े विचार, प्रदर्शन
- तनावग्रस्त
- बेचैन
- पूर्वग्रही
- विपरीत प्रवृत्तिवाला
- हाथों का बलपूर्वक प्रयोग करनेवाला
- अपने और दूसरों के लिए अत्यधिक संकट देनेवाला
- अभद्र भाषा को प्रयोग करने की आदतवाला
- गुस्सैल
- शासन करनेवाला
- प्रतिस्पर्धी
- किसी भी बात को दिल से लगा लेनेवाला
- प्रतिक्रियावादी

- अन्याय में विश्वासी
- विशिष्ट गुणवाला
- समय का पालन करनेवाला
- अहम् भावी
- कम समय के लिए सौदे करनेवाला
- नियन्त्रण खो देने के डर के लिए ध्यान देने में अयोग्य।

'ब' प्रकार

- अ-प्रकार की आदतों की गैर-मौजूदगी
- समय की तुरन्त आवश्यकता और अधैर्यवान होने की गैर-मौजूदगी
- विपरीत स्वभाव का न होना
- जब तक परिस्थिति की मांग न हो उपलब्धियों के बारे में चर्चा या प्रदर्शन न करना
- मनोरंजन, आनन्द और आराम के लिए खेलना, न कि वर्चस्व दिखाने के लिए
- बिना किसी हीन भावना के विश्राम करने में योग्य होना
- बिना विरोध के कार्य करने में सक्षम
- दूसरों के साथ सहयोगी
- सन्देह का लाभ देना
- लचीलापन
- दूसरों की एकता का आदर करना
- गलती मानने में डरना
- जब जरूरत और आवश्यक हो तो दूसरों को धन देना
- टीम के प्रयासों को प्रोत्साहन और खुलापन देना
- जैसे सम्भव हो अधिकार को संभालना
- जब थकान हो आराम करना
- आलोचना से कमजोर न होना
- लोगों के नजरिये के बारे में पूछना।

वास्तव में कितने तनाव की जरूरत है?

तनाव प्रबन्धन की बात करते हुए मैं आपको इस बात की चेतावनी जरूर देना चाहूंगा कि आप शून्य तनाव (Zero Stress) की उम्मीद नहीं कर सकते। यह हममें से किसी के लिए भी एक असम्भव लक्ष्य है। इस समाज में रहने के लिए, अपनी जिम्मेदारियों को पूरा करने के लिए, आपको थोड़ा-बहुत तनाव लेना जरूरी है। इसके बिना आप समाज से बाहर हो जाएंगे या हर किसी को छोड़ना पड़ेगा या अकेले रहना होगा।

समझने के उद्देश्य से तनाव को चार श्रेणियों में रखा जा सकता है, हालांकि किसी तरह का स्पष्ट विभाजन करना असम्भव है। जैसा कि हम जानते हैं, तनाव का कोई माप उपलब्ध नहीं है, हम तनाव की मात्रा निर्धारित नहीं कर सकते। लेकिन फिर भी निम्नलिखित श्रेणियां बनाना सम्भव है :

न्यूनतम तनाव (Minimum Stress) : यह बहुत कम या लगभग शून्य तनाव का प्रतिनिधि है। समाज में रहते हुए जहां जरूरतें, जिम्मेदारियां और समस्याएं होती हैं, इस श्रेणी को प्राप्त करना लगभग असम्भव है। दूसरी ओर जो लोग इस श्रेणी तक पहुंच जाते हैं, हालांकि वे अपने आपको बहुत खुश महसूस करते हैं, लेकिन उन्हें आम लोगों द्वारा अप्रतिस्पर्धी, सुस्त, गैर-जिम्मेदार, असफल और हारा हुआ समझा जाता है। इनकी आउटपुट लगभग शून्य होती है। मैं नहीं चाहता कि आप इस श्रेणी तक पहुंचें, जब तक कि आपमें दूसरों का ध्यान न रखने या सच्चा साधू बनने की चाह न हो।

मेरी समझ में आजकल इस तरह के सच्चे सन्त भी नहीं देखे जाते हैं। बड़े-बड़े आध्यात्मिक संगठनों को चलानेवाले साधु और आध्यात्मिक गुरु भी अत्यधिक तनाव में देखे जाते हैं। यदि वे भी इस श्रेणी तक जाना चाहते हैं तो उन्हें नाम और प्रसिद्धि पाने की हर उम्मीद को छोड़ना पड़ेगा और साधना (भगवान के प्रति पूर्ण समर्पण) के लिए भूमिगत होना पड़ेगा।

मामूली तनाव (Optimal Stress) : यह तनाव का एक आदर्श स्तर है, मैं चाहूंगा कि आप इसे प्राप्त करें। तनाव होना चाहिए लेकिन बहुत अधिक नहीं। आप सभी परिस्थितियों में सुविधाजनक होने चाहिए, इसके साथ-साथ अच्छा काम करें, अपनी जिम्मेदारियां पूरी करें, तार्किक रूप से जीवन में सफल हों, जो कुछ आपके पास है उससे सन्तुष्ट हों, आपके आस-पास जितने भी लोग

हैं, उन सभी के साथ अच्छे सम्बन्ध रखें। मैं एक हृदय रोगी के लिए यह अवस्था पाना चाहता हूं, ताकि बीमारी का निवारण/बचाव हो सके।

हमारे काम के लिए तनाव जरूरी है। इसके बिना हम काम नहीं करेंगे। अपने नौकर, सहकर्मी या बच्चों के ऊपर तनाव न डालें क्योंकि उनकी आउटपुट कम होगी। वे काम नहीं करेंगे। सामान्य गतिविधियां करने के लिए हमें कुछ तनाव जरूर रखने चाहिए।

मेरे हिसाब से इस आधुनिक समाज में दस से पन्द्रह प्रतिशत लोग अपने को इस श्रेणी में बनाए हुए हैं। वे वास्तव में खुश हैं। सम्भवतः उन्हें इस किताब में लिखी अधिकांश तकनीकों की जरूरत नहीं होगी।

अधिक तनाव (High or Sub Maximal Stress) : इस आधुनिक और व्यस्त समाज में अधिकांश लोग इस अवस्था में हैं। उनका कोई भी लक्ष्य उनकी क्षमता के अनुसार कहीं अधिक ऊंचा या अव्यवस्थित या दोनों होता है। यही बिन्दु है जहां तनाव सम्बन्धित बीमारी शुरू होती है। वे लोग अच्छे होते हैं लेकिन उनकी खुशी का स्तर नीचा होता है। दिन के अन्त में वे थके हुए और बिल्कुल निचुड़ चुके होते हैं। तब भी वे सन्तुष्ट नहीं होते हैं। तब भी कई बार वे ऐसा महसूस करते हैं कि वे पिछड़े हुए हैं।

इस आधुनिक दुनिया और शहरों में लगभग पचास से साठ प्रतिशत लोग तनाव की इसी श्रेणी में हैं और उन्हें तनाव प्रबन्धन की जरूरत है। वे हृदय रोग से भी पीड़ित हैं, चूंकि उनकी रुकावटें बढ़ती रहती हैं। उन्हें खाने में अधिक परिवर्तन करने जरूरी हैं, अधिक व्यायाम करने की जरूरत है और बीमारी से मुक्त रहने के लिए अपने आपको सही रखने की जरूरत है।

अत्यधिक तनाव (Very High Stress) : यह श्रेणी सबसे बुरी है, लेकिन दुर्भाग्यवश हममें से बहुत से लोग इस श्रेणी में हैं। हर तरफ से बहुत अधिक तनाव, बहुत अधिक काम, बहुत-सी समस्याएं इस श्रेणी की पहचान हैं। लोग अक्सर इतना सब कुछ संभालने में कठिनाई महसूस करते हैं और हार जाते हैं। अब वे गलतियां करना, बुरा व्यवहार करना (अपनी अनिच्छा के बावजूद) शुरू कर देते हैं, उनकी आउटपुट बहुत नीचे गिर जाती है और उन्हें बहुत आसानी से हृदय रोग व अन्य बीमारियां हो जाती हैं। इस श्रेणी के लोगों को बहुत आवश्यक रूप से साओल तनाव प्रबन्धन की जरूरत है।

मानव प्रदर्शन वक्र का विवरण

कार्य या प्रदर्शन और तनाव आपस में जुड़े हुए हैं। ऊपर का विवरण निम्नलिखित वक्र में दिया जा सकता है और एक व्यक्ति के क़ार्य का परिणाम पाया जा सकता है। स्वयं ही देखिए :

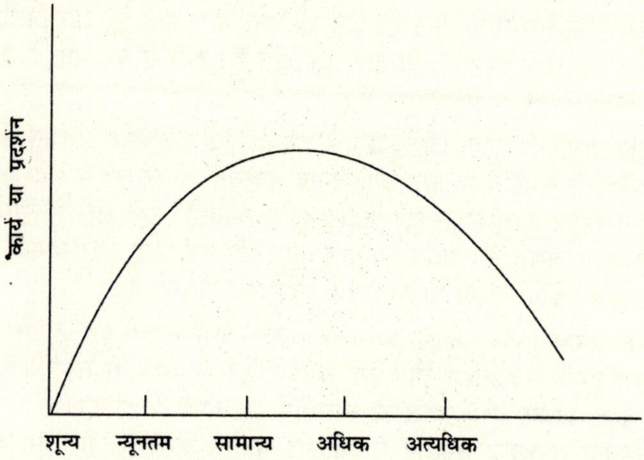

सामान्य या थोड़ा-बहुत तनाव समाज की एक जरूरत है, और यह बढ़िया और क्षमताओं वाली जिन्दगी का आधार है।

शरीर पर अत्यधिक तनाव के प्रभाव

शरीर पर अत्यधिक तनाव के प्रभाव निम्नलिखित हैं :

- हृदय की धड़कन बढ़ जाना
- रक्तचाप बढ़ जाना
- मांसपेशियों का खिंचाव बढ़ जाना
- जीएसआर (GSR) कम हो जाना
- श्वसन की दर बढ़ जाना
- ऑक्सीजन की खपत बढ़ जाना
- धमनियों में ऐंठन
- एस. कोर्टिसोल (S. Cortisol) का बढ़ जाना
- एस. कैटेकोलेमाइन्स (S. Catecholamines) का बढ़ जाना
- रक्त शर्करा (Blood Sugar) का बढ़ जाना
- सेरम कोलेस्ट्रोल का बढ़ जाना
- पेट में अम्ल (Acid) का बढ़ जाना
- रक्त के थक्कों का बनना बढ़ जाना
- लार (Saliva) का सूखना
- बॉवेल (Bowel) और ब्लैडर (Bladder) टोन का कम होना।

तनाव से जुड़ी बीमारियां

कुछ साल पहले तक आधुनिक विज्ञान तनाव को बीमारियां पैदा करने के साथ नहीं जोड़ता था। उच्च रक्तचाप, हृदय रोग, पेप्टिक अल्सर ऊंचे पदों पर बैठे एग्जीक्यूटिवों में बहुत आम बात है, जबकि विनम्र रूप से कमाई करनेवाले व्यक्तियों या गांव में रहनेवालों के साथ ऐसा नहीं है। इस रुचिकर जानकारी को सिर्फ अत्यधिक तनाव के आधार पर ही खोलकर बताया जा सकता है।

पिछले कुछ दशकों में जनसंख्या सम्बन्धी अध्ययनों और निरीक्षणों ने यह सिद्ध कर दिया है कि कुछ आम बीमारियां अत्यधिक तनाव का सीधा-सीदा परिणाम हैं। अब इनको 'साइकोसोमैटिक' बीमारियों (Psychosmatic diseases) के समूह में रखा गया है।

इन आम बीमारियों की एक तालिका निम्नलिखित है :

- उच्च रक्तचाप
- एनजाइना या छाती का दर्द
- हार्ट अटैक
- तनावपूर्ण सिरदर्द
- अधसीसी
- पीठ का दर्द
- कन्धों का दर्द
- स्पोन्डिलोसिस
- कम्पन
- एलर्जी
- अस्थमा
- अत्यधिक थकान और सुस्ती
- चिड़चिड़ापन
- अनावश्यक भय
- इनसोमनिया
- इरीटेबल बॉवेल सिन्ड्रोम
- निराशा
- पेप्टिक अल्सर
- महिलाओं में माहवारी से पहले सिन्ड्रोम

क्या आप इनमें से किसी एक से भी पीड़ित हैं, अपने साथ ईमानदार रहें और पहचानने का प्रयास करें। अपनी समस्याओं को समझें और उनकी मात्रा को समझें, यह आपको इनके लिए एक स्पष्ट हल ढूंढ़ने में मदद करेगा।

तनाव प्रबन्धन का नमूना

बदलती हुई परिस्थितियों के साथ ताल-मेल बनाए रखने के लिए हमारे मूल्य धीरे-धीरे, लेकिन लगातार बदलते रहे हैं। आन्तरिक कारकों में किसी भी तरह का ठहराव या तेज परिवर्तन किसी भी व्यक्ति को तनाव के प्रति और सन्देहास्पद बना देता है।

तनाव प्रबन्धन के लिए नमूना

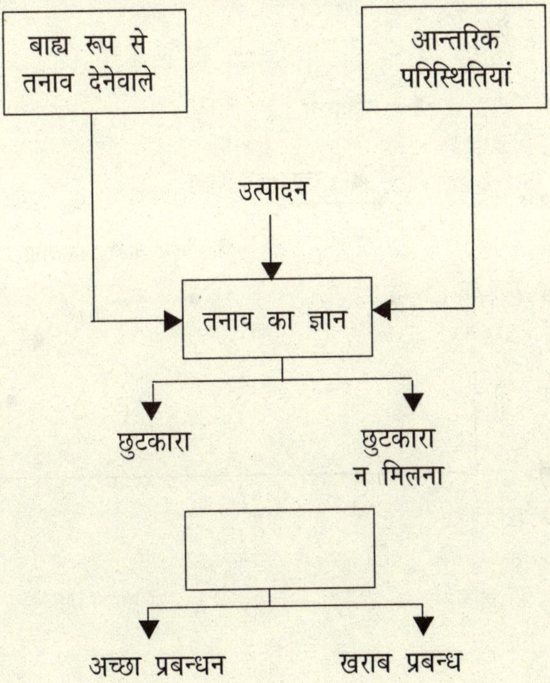

तनाव को कम कैसे किया जाए?

तनाव को, पहले इसके लक्षणों को पहचानकर और फिर इन तीन चरणों का पालन करके, कम किया जा सकता है :

1. तनाव के पैदा होने में कमी करना
2. जितना तनाव पैदा हो चुका है, उसे बाहर निकालना
3. जितना तनाव रह गया है उसे व्यवस्थित करना

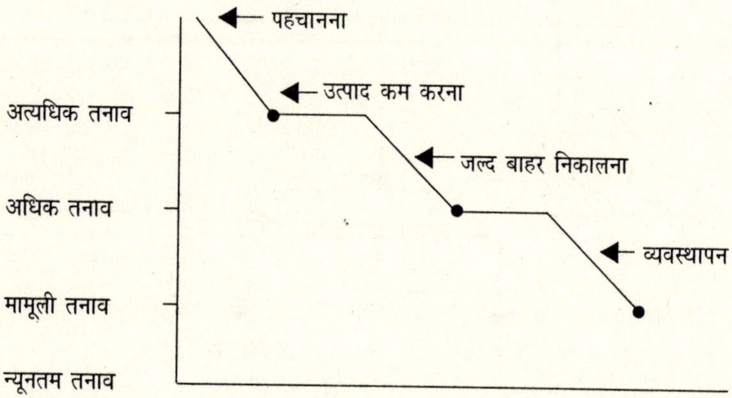

तनाव कैसे पैदा होता है?

तनाव होना

तनाव दो बड़े कारकों की परस्पर क्रिया है :

1. *बाह्य तनाव देनेवाले (External Stressors)* : मैं इसे तनाव देनेवाला (Stressor) कहना पसन्द करूंगा। मुझे सम्भव तनावों की एक लिस्ट देर्नी चाहिए, कृपया उन्हें पहचानें। एक बाह्य तनाव देनेवाले का तनाव में लगभग समान सहयोग रहता है, हालांकि इनको पहचान लेना तनाव के प्रबन्धन में बहुत बड़ी मदद है।
2. *आन्तरिक परिस्थितियां (Internal Conditioning)* : यह हमारे पिछले अनुभवों, प्रशिक्षण, मूल्यों और उम्मीदों का परिणाम होता है। हमारा विश्वास, उम्मीदें, नजरिया और महत्त्वाकांक्षाएं आन्तरिक कारकों को प्रभावित करते हैं।

बाह्य तनाव देनेवाले

ये ऐसे कारक या घटनाएं हैं जो कि तनाव के कारण पैदा होती हैं। ये हमारे आस-पास होती हैं। यदि हम इनके साथ सही प्रतिक्रिया रखते हैं, तो तनाव घटाने से ये ठीक हो सकती हैं। यदि हम उनसे निपटने के बेहतर तरीके जानते हों, तो हम उनमें से भी खुशी पैदा करने में सक्षम हो सकते हैं।

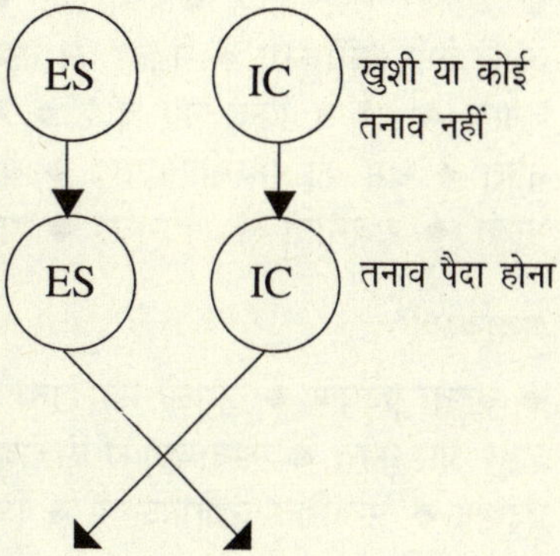

बाह्य तनाव देनेवाली वे घटनाएं हैं जो कि हमारे नियन्त्रण के बाहर होती हैं। जैसे भ्रष्टाचार, रेलों का देर से चलना, अक्खड़ बॉस, परिवार में आक्रामक सदस्य, बहुत ज्यादा भीड़-भाड़, ट्रैफिक-जाम।

बाह्य तनाव देनेवाले कारण

समाज और परिवार

◆ अत्यधिक अवास्तविक आशाएं ◆ पति-पत्नी की रुचियों में अन्तर ◆ परिवार के सदस्यों के साथ बातचीत की कमी ◆ मौजूदा वित्तीय समस्याएं ◆ भिन्न मूल्य व प्राथमिकताएं ◆ सोने की अलग-अलग मुद्राएं ◆ बदसूरत या बहुत खूबसूरत पत्नी ◆ मिल-बांटकर काम करने के प्रति आपस में मतभेद ◆ बहुत अधिक बात करने वाला जीवन साथी ◆ रूखे स्वभाववाला साथी ◆ किसी पारिवारिक सदस्य की बीमारी ◆ जल्दी-जल्दी मेहमानों का आना ◆ अविश्वसनीयता ◆ अतार्किक आशाएं रखनेवाले रिश्तेदार ◆ बुरे पड़ोसी

व्यवसाय

◆ नई कुशलताओं की मांग, परिवर्तन ◆ बातचीत की खराब शैली रखनेवाला बॉस ◆ नीचे काम करनेवाले अयोग्य लोग ◆ सहयोग न करनेवाले सहकर्मी ◆ खराब प्रशासन ◆ नौकरशाही ◆ कार्य के लिए अन्तिम समय सीमा ◆ काम के दौरान सामाजिक होना ◆ काम के माहौल पर नियन्त्रण की कमी ◆ ऊपर या नीचे के लोगों द्वारा फीडबैक की कमी ◆ अपर्याप्त पुरस्कार ◆ समय और कार्य का अत्यधिक बोझ ◆ अस्पष्ट अधिकार ◆ कार्य की लम्बी समयावधि ◆ छुट्टी न मिलना

राजनीति

◆ अस्थिर राजनीतिक परिस्थितियां ◆ भ्रष्ट मन्त्री/संसद सदस्य ◆ भ्रष्ट या असहयोगी अधिकारी ◆ नेतृत्व की कमी ◆ तानाशाही ◆ हमले ◆ अन्तर्राष्ट्रीय तनाव ◆ पूरे न किए गए वादे ◆ मीडिया की गलत कवरेज ◆ औद्योगिक नीति ◆ धर्म का राजनीतिकरण ◆ बार-बार होनेवाले धरने-प्रदर्शन ◆ अयोग्य मन्त्री ◆ राजनीति में अपराधी ◆ गलत चुनाव

पर्यावरण

◆ बढ़ता प्रदूषण ◆ जंगलों का खत्म होना ◆ शहरी भीड़-भाड़ ◆ अनियोजित शहर और कस्बे ◆ खान-पान में मिलावट ◆ प्राकृतिक स्रोतों का नुकसान ◆ जल प्रदूषण ◆ अत्यधिक उद्योगीकरण ◆ विकिरण से होनेवाली हानि ◆ ध्वनि प्रदूषण ◆ औद्योगिक दुर्घटनाएं ◆ परमाणु हथियारों की होड़ ◆ ओजोन परत में हानि ◆ दुर्लभ प्राणियों का लुप्त होना ◆ ग्रीन हाउस प्रभाव

शारीरिक और मानसिक

◆ अत्यधिक गरम या ठंडा वातावरण ◆ अत्यधिक चुस्त या ढीले कपड़े ◆ कार्य-स्थल पर शोर-शराबे वाला माहौल ◆ असुविधाजनक कुर्सियां ◆ खराब प्रकाश या हवा का आवागमन ◆ लगातार झुके रहना, खड़े रहना ◆ आंखों पर अत्यधिक तनाव ◆ सफाई की कमी ◆ सुरक्षा के नियमों की कमी ◆ निन्दापूर्ण ताने ◆ दफ्तर में राजनीति ◆ नुकसान पहुंचानेवाला वातावरण ◆ अवसादपूर्ण माहौल ◆ अत्यधिक भीड़ भरा वातावरण ◆ समस्या पैदा करनेवाले लोग

नैतिक मूल्य और सामाजिक परिवर्तन

◆ पीढ़ी का अन्तर ◆ नैतिकता की कमी ◆ वर्गीय भेदभाव ◆ खुलापन ◆ मानवाधिकारों का हनन ◆ हिंसा ◆ फिल्में, टेलीविजन, किताबों द्वारा गलत सन्देश देना ◆ सामाजिक अवसाद ◆ रहने के लिए घर की कमी ◆ पड़ोसियों के साथ तालमेल न होना ◆ माता-पिता और शिक्षकों के प्रति बदली हुई भावनाएं ◆ गलत काम का व्यापार ◆ ऐसे दोस्त या सम्बन्धी जिन पर निर्भर न रहा जा सके ◆ सामाजिक बहिष्कार ◆ बीमारी, गरीबी या वृद्धावस्था

आर्थिक

◆ मुद्रास्फीति ◆ धीमा आर्थिक विकास ◆ पानी का संकट ◆ बिजली की कमी ◆ यूनियन पावर ◆ घटती हुई उत्पादकता ◆ आयात-निर्यात में अन्तर ◆ अमीर-गरीब में अन्तर ◆ जमीन और मकानों की अत्यधिक कीमत ◆ बढ़ती हुई ब्याज दरें ◆ नकद पैसे के चलन में कमी ◆ आर्थिक संस्थाओं में नौकरशाही ◆ सार्वजनिक खर्चों में कटौती ◆ अत्यधिक जनसंख्या और नौकरियों के लिए प्रतिस्पर्धा ◆ तेजी से बदली हुई तकनीक

बाहरी तनाव देनेवालों के विषय में क्या किया जाए?

जैसा कि मैंने पहले भी खुलकर कहा है, बाहर से तनाव देनेवालों को बहुत ध्यान से निपटना चाहिए। यदि आप उन्हें अच्छी तरह से समझते हैं, उन्हें सही तरह से श्रेणीबद्ध करते हैं, जीवन के व्यावहारिक पहलुओं को देखते हैं, और उनसे सही तरीके से निपटते हैं, तो आपके फायदों के लिए बाह्य रूप से तनाव देनेवाले कारकों को बहुत अच्छी तरह व्यवस्थित किया जा सकता है। ये न केवल तनाव पैदा होने में कटौती कर सकते हैं, बल्कि आपको खुश भी कर सकते हैं।

आइए देखें कि इनसे निपटने के तरीके क्या हैं :

- पहचान
- सुधार
- बचना
- स्वीकारना
- लड़ना
- अलग रहना
- नकारात्मक मतलब न निकालना

यदि मैं तनाव प्रबन्धन के इन और दूसरे पहलुओं का पूरी तरह से विवरण दूं तो मुझे दो सौ और पेजों की जरूरत हो सकती है। सम्भवतः यह मेरी अगली किताब होगी। यहां, मैं कुछ ही बिन्दुओं पर लिख रहा हूं।

पहचान

पहचान कर लेना सम्भवतः आधा हल है—यदि मैं इस बात की पहचान कर लूं कि देर से चलनेवाली रेलों का कारण, पूरे भारतीय रेल में फैली अव्यवस्था है, तो देरी से पहुंचनेवाली रेलों के कारण पैदा होनेवाले तनाव का आधा हल निकल आएगा। बारिश, गर्मी और सर्दी किसी भी तरह का तनाव पैदा करने में असफल हो जाएंगे, यदि हम उनके लिए प्रकृति के चक्र को समझ लें। जिस बॉस के साथ आप काम कर रहे हैं, वह अक्खड़ है, सिर्फ पहचान कीजिए और तनाव लगभग कम हो जाएगा। सबसे पहली चीज तनाव देनेवाले कारकों को पहचानना है।

सुधार

बाह्य रूप से तनाव पैदा करनेवाले ऐसे कारक होते हैं, जिनमें एक बड़ी हद तक सुधार किया जा सकता है। यदि शौचालय में एक पच्चीस वॉट का बल्ब लगा है और शौचालय गन्दा दिखाई देता है तो एक ट्यूब लाइट लगाने से कठिनाई हल हो सकती है। इसी तरह यदि आप हर रोज़ दफ्तर के लिए लेट हो रहे हैं, और आप यह समझ लें कि आप बिस्तर पर टाल-मटोल करते हुए या देर से सोकर बहुत-सा समय खराब कर देते हैं, तो आप आसानी से इसमें सुधार ला सकते हैं।

बचना

बेहतर होगा कि बाह्य रूप से तनाव पैदा करनेवाले कुछ कारकों से बचा जाए। ये अक्खड़ सम्बन्धी या अक्खड़ पड़ोसी हो सकते हैं, इनसे बचना ही बेहतर है। इनको सुधारा नहीं जा सकता, इसलिए यही बेहतर होगा कि इन्हें गुजर जाने दिया जाए और इनके साथ कम-से-कम सम्पर्क रखा जाए। यदि किसी खास बैंक की सेवाओं में सुधार नहीं होता है, तो हम इस तरह की अयोग्य बैंकिंग प्रणाली से बच सकते हैं और एक अधिक योग्य प्रणाली ढूंढ़ सकते हैं। इसी तरह यदि कोई व्यक्ति बहुत गलत भाषा बोलता है और आप इसे पसन्द नहीं करते हैं, तब उससे बचना ही सर्वश्रेष्ठ सूत्र है।

स्वीकारना

बाह्य रूप से तनाव पैदा करनेवाले बहुत से कारक जैसे समाज में भ्रष्टाचार, अक्खड़ पिता या अत्यधिक निपुणता/सटीकता पसन्द करनेवाली पत्नी, स्वार्थी भाई—कुछ ऐसी परिस्थितियां हैं जिन्हें बदला नहीं जा सकता है, इन्हें स्वीकार कर लेना ही बेहतर है। समाज के बहुत से तौर-तरीके, फैशन ऐसे हैं जिन्हें आप पसन्द नहीं करते—ये सब भी इसी श्रेणी में आते हैं। आपको ही फैसला करना है कि आप क्या चाहते हैं।

लड़ना

कुछ ऐसी परिस्थितियां भी होती हैं, जिनसे न तो बचा जा सकता है और न ही स्वीकार किया जा सकता है। ऐसे मामलों में इनसे लड़ना ही बेहतर है। कोई व्यक्ति पांच लाख रुपये उधार ले लेता है और वापस करने से मुकर जाता है, सबसे सही तरीका उससे लड़ना (कानूनी रूप से) ही होगा। कुछ ऐसी परिस्थितियां होती हैं, जहां लड़ना ही सर्वोत्तम विकल्प होता है। लेकिन यह भी

याद रखिए कि ऐसी परिस्थितियां बहुत ही कम होंगी। लोगों को इस विकल्प को जरूरत से अधिक नहीं अपनाना चाहिए। उसी समय लड़ना चाहिए जब और कोई विकल्प न बचा हो। कुछ लोग जो हर रोज कम-से-कम एक बार लड़ते हों 'अ' प्रकार के लोग कहलाते हैं और अधिक तनाव में रहते हैं।

अलग रहना

बाह्य रूप से तनाव पैदा करनेवाले ऐसे कारकों को, जो जीवन की मौलिक आवश्यकताओं से कोई सम्बन्ध नहीं रखते, नजरअन्दाज कर देना चाहिए। इनकी जीवन में कोई महत्त्वपूर्ण भूमिका नहीं होती, ऐसा सोचना तनाव को कम करता है। राजनीतिक बयानबाजी, आतंकवाद की घटनाएं, अखबार में पुलिस केस, फुटबॉल टीमों का जीतना, राजनीतिज्ञों के खिलाफ भ्रष्टाचार के मामले इसी श्रेणी में आते हैं। कुछ लोगों की आदत होती है, जहां जरूरत न हो वहां भी वे अपनी टांग अड़ाते हैं। यह अनावश्यक तनाव पैदा करता है।

नकारात्मक मतलब न निकालें

इस दुनिया में बहुत-सी परिस्थितियां ऐसी होती हैं जिनके बारे में हम कभी कल्पना नहीं कर सकते या उनका सामना पहले नहीं किया होता है। पहले बाह्य रूप से तनाव पैदा करनेवाले कारकों के बारे में जानकारी नहीं थी। यह एक मानवीय व्यवहार है कि वह जिन चीजों के बारे में नहीं जानता है, उन्हें नकार देता है। यह अक्सर तनाव पैदा कर देता है क्योंकि रोज नई-नई चीजें आ रही हैं। हमें नई चीजों के बारे में विश्लेषण करने और सीखने के बाद ही उन्हें स्वीकारना या नकारना चाहिए।

आन्तरिक अभ्यस्तता (आदी होना) या मानसिक अवस्था

आन्तरिक अभ्यस्तता को सीखना

तनाव को पैदा करने में आन्तरिक परिस्थिति दूसरा कारक है। बेहतर रूप से समझने के लिए आन्तरिक अभ्यस्तता को मानसिक अवस्था भी कहा जा सकता है। नवजात शिशु की कोई मानसिक अवस्था यानी आदत नहीं होती। इसलिए बहुत-सी घटनाओं के प्रति उनका कोई विरोध नहीं होता। धीरे-धीरे आदतों का बनना व्यक्ति को खुश या दुखी करता है।

यदि आदी होने के अनुसार, मैं शाकाहारी हूं तो मांसाहारी भोजन का परोसा जाना मेरे लिए तनाव पैदा कर देगा। दूसरी ओर एक मांसाहारी को कोई तनाव नहीं होगा। यह अन्तर सिर्फ आन्तरिक अभ्यस्तता के कारण ही है। बाह्य रूप से तनाव देनेवाले कारकों का मतलब मानसिक अवस्था की आन्तरिक परिस्थिति के अनुसार निकाला जा सकता है–कि वे तनाव पैदा करती हैं या नहीं।

आइए हम यह देखें कि आदी होना क्या है और यह आदत कैसे विकसित होती है :

◆ आपकी पसन्द, ना-पसन्द, विश्वास और विचार ◆ आपके मूल्यों की व्यवस्था और नैतिकता ◆ आपकी प्राथमिकताएं ◆ आपकी सामाजिक महत्त्वाकांक्षाएं ◆ निपुणता और जिम्मेदारियों के प्रति आपका रवैया ◆ बातचीत करने में आपका प्रशिक्षण ◆ भौतिक जगत (मायावाद) के साथ आपकी महत्त्वाकांक्षाएं ◆ अपने अहम् की सुरक्षा के प्रति आपका रवैया।

आन्तरिक अभ्यस्तता पर प्रभाव डालने वाले कारक

◆ मौजूदा सामाजिक संरचना ◆ आपकी मां ◆ आपका परिवार ◆ आपका स्कूल और शिक्षा ◆ जिन लोगों के साथ आप बड़े होते हैं ◆ आपका धर्म, आध्यात्मिक प्रशिक्षण ◆ आपकी शारीरिक रचना ◆ टेलीविजन, फिल्में, रेडियो, अखबार आदि ◆ आर्थिक स्रोतों की उपलब्धता, समर्थन ◆ व्यक्तिगत अनुभव : लड़ाई, लाभ, नुकसान, खुशी, उदासी।

मानसिक अवस्था या आदतें कैसे बदली जाएं?

तनाव पैदा होने में कटौती करने के लिए मात्र दो ही विकल्प हैं। एक तो यह कि बाह्य रूप से तनाव पैदा करनेवाले कारकों से सही तरीके से निपटा जाए और दूसरा यह कि आन्तरिक परिस्थिति को बदला जाए। चूंकि यह करना अधिक व्यावहारिक है, बहुत से लोगों को हैरानी होती है कि क्या मानसिक अवस्था को बदलना सम्भव है।

साओल के अनुसार यह निश्चित रूप से सम्भव है और हर व्यक्ति द्वारा किया जा सकता है। समय के साथ-साथ हमारी आन्तरिक स्थिति या मानसिक अवस्था बदलती है। कुछ समय पहले तक कोई व्यक्ति दोस्त था, आज वह दुश्मन हो सकता है। आन्तरिक परिस्थिति बदलती है। हो सकता है कि दो साल पहले तक मैं नूडल पसन्द नहीं करता था, लेकिन आज मैं अच्छी तरह खाता हूं और मैंने इसे स्वादिष्ट पाया। यह सब आन्तरिक परिस्थिति है।

जब हम अभ्यस्तता को बदलने के बारे में बात करते हैं, तो एक व्यक्ति को यह ध्यान रखना चाहिए कि यदि एक बार इसे समझ लिया जाता है तो इसे बदलना आसान हो जाता है।

आदतों को बदलने के लिए मैं तीन कारण देता हूं। यदि कोई व्यक्ति इन कारणों की प्रशंसा करता है तो भी इन्हें बदलना आसान हो जाता है। ये तीन कारण निम्नलिखित हैं :

समाज के साथ बदलाव

फैशन हर रोज बदलते रहते हैं, सालों से समाज, परिधान और व्यवहार बदलते रहे हैं। हर साल चीजें बदलती रहती हैं। यदि आप इन बदली हुई परिस्थितियों के अनुसार अपनी आन्तरिक या मानसिक अवस्था नहीं बदलते हैं तो आपको इन परिवर्तित परिस्थितियों का सामना करना पड़ सकता है।

पहले (बीस साल पहले) बेटे हर सुबह अपने पिता के पैर छुआ करते थे, छात्र अपने शिक्षकों के साथ ऐसा किया करते थे, लेकिन अब यदि आप ऐसी उम्मीद करेंगे तो तनाव पैदा हो जाएगा। यह पीढ़ियों का अन्तर कहलाता है। नया समूह, नए विचार, पुरानों से मेल नहीं खाते हैं क्योंकि पुराने बदलने

से इनकार कर देते हैं। नए लोग ऐसे होते हैं, जिन्हें पीछे रोककर नहीं रखा जा सकता है। अब केवल दो ही सम्भावनाएं रह जाती हैं, उन्हें अलग-अलग रहने दीजिए या पुरानी पीढ़ी को नए विचारों की प्रशंसा करने दीजिए। सिर्फ दूसरी सम्भावना ही सही सम्भावना है, नए विचार हर रोज आपके दिमाग में घुसने चाहिए।

किसी भी व्यक्ति को एक ही दिन में पूरी तरह बदलने की जरूरत नहीं है। लेकिन दिमाग खुला होना चाहिए। हर रोज कुछ नए विचार पर्याप्त रूप से अच्छे रहेंगे।

'अनेकान्त' को समझना

'अनेकान्त' जैन दर्शनशास्त्र का शब्द है, जो 'एक से अधिक विचारों के सिद्धान्त' को दर्शाता है। अनेकान्त कहता है कि हर व्यक्ति को अपने तरीके से व्यवहार करना चाहिए या सोचना चाहिए और ऐसा करने का उसे पूरा अधिकार है। 'अनेक' का अर्थ है एक से अधिक। दूसरे शब्दों में इसका अर्थ है, किसी एक घटना या विषय के एक से अधिक विचार हो सकते हैं।

यदि पिता किसी एक काम को किसी एक तरीके से करना चाहता है, तो हो सकता है कि पुत्र उसी काम को किसी दूसरे तरीके से करना चाहता हो। अनेकान्त के अनुसार, दोनों ही अपने विचारों के हिसाब से सही हैं। उन दोनों के विचार उनकी आन्तरिक परिस्थिति या मानसिक अवस्था से पैदा होंगे। दोनों को अपने तरीके से सोचने का अधिकार है।

यदि परिवार का एक सदस्य घर को अच्छी तरह से साफ करना चाहता है, तो दूसरा सदस्य ऐसा न करने की योजना भी बना सकता है। एक सदस्य सफाई के प्रति बहुत जागरूक है, और दूसरा महसूस करता है कि सफाई से कहीं अधिक रचनात्मक कार्य और भी हैं। अनेकान्त के अनुसार दोनों ही सही हैं।

यदि आप अनेकान्त के सिद्धान्त की प्रशंसा करेंगे, तो आप अपनी आन्तरिक अवस्था को बहुत आसानी से बदल सकते हैं। आप दूसरों को और अधिक स्पष्ट रूप से समझने में सक्षम होंगे और उनके सोचने के तरीकों का अच्छी तरह से विश्लेषण करने में सक्षम होंगे। आप दूसरे के विचारों को स्वीकार करने के योग्य भी होंगे। यदि स्वीकार नहीं करेंगे, तो कम-से-कम उन्हें समझने में सक्षम होंगे। निश्चित रूप से कम तनाव पैदा होगा। तनाव प्रबन्धन में 'अनेकान्त' महानतम सिद्धान्त है।

समाज देने और लेने पर आधारित है

तनाव के पैदा होने में सुधार का तीसरा तरीका 'देने और लेने' का है। यदि भिन्न विचारों के दो लोग एक साथ रहना चाहते हैं, काम करना चाहते हैं तो उनके विचारों और सोच में अन्तर होगा। दो व्यक्ति एक-सा नहीं सोच सकते। वह 'देने और लेने' के समझौते की जरूरत की ओर ले जाता है।

दोनों को अपनी कुछ जरूरतों को छोड़ना पड़ता है, कुछ विचारों को छोड़ना पड़ता है ताकि दूसरे के विचारों या जरूरतों को पूरा किया जा सके। यह एक स्वस्थ समाज का नियम है। त्याग जरूरी है। यदि दोनों ही अपने विचारों पर अड़ियल होंगे तो समूह जल्दी ही टूट जाएगा। यदि सम्बन्धों में हर रोज विवाद होंगे और दोनों ही अपने विचारों पर अड़ियल होंगे तो यह सम्बन्ध बहुत-सा तनाव पैदा करेगा या टूट जाएगा।

यह सच है कि समाज या समूह के सभी सदस्यों को यह सिद्धान्त समझना चाहिए। यही एक कारण है कि हम साओल हृदय प्रोग्राम में पति/पत्नी को भी शामिल करते हैं। यदि मैं परिवार के दूसरे सदस्यों को भी शामिल कर सकता तो यह बहुत बढ़िया होता।

अनेकान्त का सिद्धान्त :
तनाव प्रबन्धन का सर्वश्रेष्ठ तरीका

एक से अधिक विचारों का सिद्धान्त (अनेकान्त)

अनेकान्त या विभिन्न विचारों का सिद्धान्त इस सच्चाई पर जोर देता है कि एक ही घटना का अलग-अलग व्यक्तियों द्वारा भिन्न-भिन्न तरीकों से विश्लेषण किया जाना निश्चित है। यह व्यक्ति के प्रशिक्षण, नैतिक मूल्यों, प्राथमिकताओं आदि पर निर्भर करता है। हर व्यक्ति की अपनी सोच होती है और अपने विचार व्यक्त करने का अधिकार होता है। अनेकान्त का पालन करते हुए एक व्यक्ति बहुत से विरोधाभासों से बचता है और दूसरों के विभिन्न विचारों को समझने में अपनी मदद करता है।

एक हाथी और तीन अन्धे व्यक्तियों की कहानी

किसी समय तीन अन्धे व्यक्ति थे, उनसे छूकर और महसूस करके, हाथी क्या होता है–बताने को कहा गया।

पहले ने कहा, हाथी खम्भे की तरह था–वह सिर्फ टांगों तक ही पहुंच पाया था और उसने यह बात कह दी। दूसरे ने पूंछ महसूस करते हुए कहा, यह रस्सी की तरह है। तीसरे ने सिर्फ कानों को छूकर कहा, यह हाथ से झलने वाले पंखे की तरह था।

अनेकान्त कहता है कि हर व्यक्ति उनकी अपनी समझ, अनुभवों और भावनाओं को एक ही चीज के बारे में विभिन्न विचारों में व्यक्त कर सकता है। यह कहानी अनेकान्त के अर्थ को बहुत सुन्दर तरीके से प्रस्तुत करती है।

बातचीत करने की कला :
बिना तनाव के कैसे बात करें

बातचीत का कौशल

अधिकतर तनाव या झगड़े बात करने के गलत तरीकों के कारण पैदा होते हैं अर्थात बातचीत करने की कला की कमी होने के कारण ऐसा होता है। यदि आप यह जानते हैं कि बातचीत कैसे की जाए, तो आप जीवन में कभी नहीं लड़ेंगे। डॉ. ऑर्निश बातचीत करने के कौशल का बहुत सुन्दर तरीके से इस्तेमाल करते हैं और मैंने यह तरीका उनसे ही सीखा है।

तनाव से बचने के लिए बातचीत करने की कला एक एग्जीक्यूटिव, दफ्तर में काम करने वाले व्यक्ति या पारिवारिक व्यक्ति के लिए बहुत महत्त्वपूर्ण है। हमारे आधे सामाजिक तनाव बातचीत के खराब कौशल के कारण ही होते हैं। इस पहलू पर कुछ निर्देश निम्नलिखित हैं :

- जब कोई व्यक्ति बोले तो सुनें। हर व्यक्ति चाहता है कि उसकी बात सुनी जाए।
- सीधे-सीधे आलोचना न करें। अनादर न करें। केवल अपनी भावनाओं को व्यक्त करें।
- विनम्रता से बोलें और मुद्दे पर ही बोलें।
- शुरुआत करने से पहले गैर-मौखिक समझ का इस्तेमाल करें।
- नियमित और सरल बातचीत बनाए रखने के लिए आवाज धीमी रखें।

जब गुस्से में हों, तो क्यो करें

जब आप गुस्से में हों तो–

- जल्दबाजी में काम न करें। अपने गुस्से को ठंडा होने दें।
- आलोचना के सकारात्मक पहलू के बारे में सोचें।
- गुस्से का रचनात्मक प्रयोग करें, कुछ और काम करें जिसमें सिर्फ आपकी भागीदारी की जरूरत हो, उदाहरण के लिए बचे हुए काम को निपटाना या कुछ पढ़ना।
- अपने निकट सहयोगियों या दोस्तों से बात करें।
- क्षमा करने की कला सीखें।

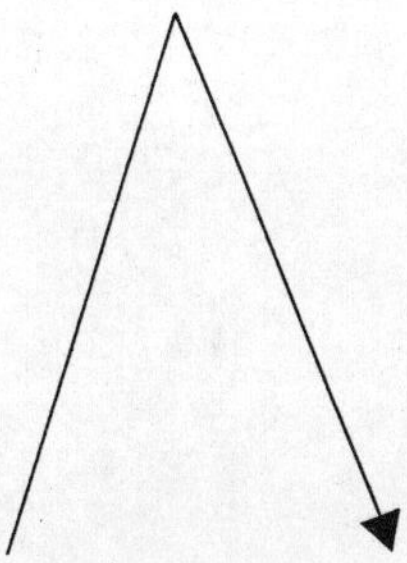

अत्यधिक तनाव
(कभी-कभी)

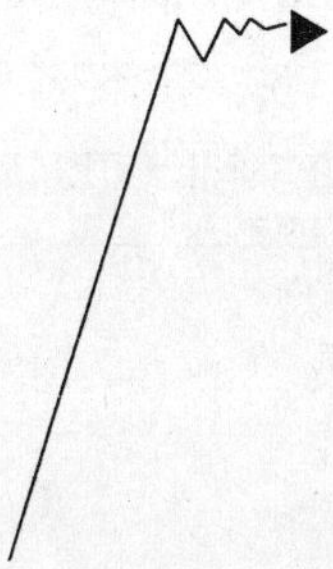

दीर्घस्थायी तनाव
(हर रोज दोहराने पर)

पुराने तनाव को हल करने में कैसे काम करें?

- समस्या के मूल कारण की जड़ तक पहुंचने का प्रयास करें। एक ईमानदार हल या उत्तर का सुझाव दें।
- अपने को गैर-मौखिक बातचीत समझने में प्रशिक्षित करें, कोई भी आदमी जो बात करता है, उसका आधा गैर-मौखिक तरीके से परावर्तित होता है।
- यदि आपको पता चल जाए कि आप गलत थे, तो अपनी गलती को सुधार लें।
- छोटे-छोटे वादों या अपने शब्दों पर टिके रहें।
- दृढ़ता के साथ सामाजिक बातचीत, आपकी जरूरतों को निश्चित करती है और इसके कारण यातना न भोगें।
- अपनी आलोचना को समझें।
- अपनी आलोचना का सही तरीके से उत्तर दें।
- पूरें किए जा सकनेवाले वादे करें।
- उम्मीदों को नियत में बदलें।
- सकारात्मक सोचें।

समय प्रबन्धन

एक दिन में हमारे पास चौबीस घंटे होते हैं। अमरीका के राष्ट्रपति से शुरुआत करते हुए, एक सबसे बड़े उद्योगपति या भिखारी तक इस मामले में हम सब एक समान हैं। ये सभी अपने कामों को समय के इसी ढांचे में व्यवस्थित करते हैं। आप अपनी सभी जिम्मेदारियों या कर्तव्यों को कितनी अच्छी तरह से पूरा कर सकते हैं, यह आपके समय प्रबन्धन के कौशल पर निर्भर करता है। आपको योजना अवश्य बनानी चाहिए। एक लम्बी अवधि की योजना बनाना सर्वश्रेष्ठ होता है, तब समय-समय पर कम समय के कार्यक्रम को छांटिए। उदाहरण के लिए, जब आप दौरे पर हों या एक महत्त्वपूर्ण मीटिंग के लिए तैयारी कर रहे हैं।

आदर्श रूप में छह-सात घंटे की नींद होनी चाहिए। कार्य के दिनों में एक-दो घंटे अपने परिवार के लिए रखें और छुट्टी के दिनों का अधिकांश भाग अपने परिवार के साथ बिताने की कोशिश करें। दैनिक काम-काज में दो-तीन घंटे का समय लगना चाहिए (नहाना, खान-पान आदि)। बाकी का बचा हुआ समय काम के लिए है।

अब अपनी प्राथमिकताओं को निश्चित करें और अपने समय का विभाजन करें। यदि आप महसूस करते हैं कि दिए गए समय में आपके कर्तव्य पूरे होने मुश्किल हैं तो अपने कुछ कर्तव्यों को अपने से जूनियर को देने पर विचार करें या काम के लिए न कर दें। अपने दैनिक नियमों पर टिके रहने की कोशिश करें और छुट्टी के दिनों में आराम करें। यदि आप विश्लेषण करें, तो पाएंगे कि हममें से अधिकतर लोग वास्तव में हमारा समय वास्तविक काम पर नहीं बिताते बल्कि इसे व्यर्थ करते हैं।

समय व्यर्थ करनेवाले कारकों की एक तालिका नीचे दी गई है :

- टेलीफोन से होनेवाली रुकावटें
- मीटिंगें
- आगन्तुक
- सामाजिकता
- सूचनाओं की कमी

- अत्यधिक कागजी कामकाज
- संचार में रुकावट या ठप्प हो जाना
- नीतियों, प्रणालियों और सहयोग में कमी
- योग्य व्यक्तियों की कमी
- लाल-फीताशाही
- देरी/टालमटोल
- नियुक्ति में असफलता
- अस्पष्ट लक्ष्य
- प्राथमिकताएं निश्चित करने में असफलता
- संकट का प्रबन्धन
- खराब समय-निर्धारण
- आत्म-अनुशासन की कमी
- एक ही समय पर बहुत कुछ करने की कोशिश
- प्रासंगिक कौशल की कमी।

ध्यान और कायोत्सर्ग

तनाव से निपटने के सर्वश्रेष्ठ तरीकों में से एक ध्यान करना है। हमारे साओल शिविरों में मैं 'प्रेक्षा ध्यान' का इस्तेमाल करता हूं—जो कि ध्यान लगाने के सबसे बढ़िया तरीकों में से एक है। 'प्रेक्षा' का अर्थ है 'गहराई से देखना' या 'गहराई से अनुसरण करना'। आपको सिर्फ यह करना है कि ध्यान के केन्द्र का बहुत अधिक निरीक्षण करें, चाहे यह कोई अंग हो या एक काल्पनिक बिन्दु या विचार हो। प्रेक्षा ध्यान का विकास जाने-माने सन्त और विद्वान आचार्य महाप्रजना और स्वर्गीय आचार्य श्री तुलसी द्वारा किया गया था। दोनों ही जाने-माने जैन गुरु हैं।

मैंने ध्यान में सिर्फ इतना सुधार किया है कि यह मेरे रोगियों के अनुरूप हो। मैं जिस ध्यान का इस्तेमाल करता हूं, उसमें हृदय को ध्यान का मुख्य केन्द्र बनाया गया है। तनाव प्रबन्धन के लिए, प्रतिदिन पन्द्रह मिनट के ध्यान करने को बहुत अधिक मान्यता दी जाती है।

कायोत्सर्ग का अर्थ है, आराम पाना। यह शरीर और मस्तिष्क को आराम देने का एक विकसित तरीका है। इसे प्रगतिशील विश्राम भी कहा जा सकता है और तनाव से मुक्त होने के लिए यह बहुत ताकतवर हथियार है। मैं इसके बारे में 'योग' के अध्याय में खुलकर चर्चा करूंगा। यदि मेरा अनुसरण करनेवाले लोग हर रोज पन्द्रह मिनट कायोत्सर्ग को दें तो मैं बहुत खुश होऊंगा। इस बात को ध्यान में रखते हुए मैंने कुछ ऑडियो कैसेट भी बनाई हैं। ये मेरे सभी केन्द्रों पर उपलब्ध हैं।

भगवान में विश्वास :

तनाव प्रबन्धन में एक महत्त्वपूर्ण हथियार

मैं सलाह देता हूं कि भगवान में विश्वास या उस सर्वशक्तिमान में विश्वास तनाव कम करने के महत्त्वपूर्ण तरीकों में से एक है। प्रेम, त्याग और समर्पण जो कि भगवान की प्रार्थना से जुड़े हैं, बहुत कम पाए जाते हैं। इनसे न सिर्फ दिमाग शान्त होता है बल्कि मानव मस्तिष्क में विनम्रता भी भर जाती है। सिर्फ इनसान का दिमाग ही भगवान को समझ सकता है। पश्चिमी देशों में भगवान की अवधारणा कम प्रचलित है, लेकिन यह बहुत जरूरी है।

भगवान अपने आपको किसी समाज-विशेष या जगह तक सीमित नहीं रखता है। वह जातिवाद से कहीं ऊपर है। साओल के विचारों में मैं किसी भी भगवान-विशेष के परिचय का कड़ा विरोध करता हूं। हर व्यक्ति अपने भगवान को चुन सकता है। (भारत में ही भगवान के लिए एक हजार से ज्यादा नाम हैं) मैं सिर्फ एक से ही सन्तुष्ट होऊंगा।

भगवान में श्रद्धा बढ़ाने के लिए मैं भजनों की कुछ कैसेट बांटता हूं, और रोगियों से इन्हें सुनने की प्रार्थना करता हूं जो कि उन्हें पूरी तरह से बदल सकते हैं। जब आप योगासन कर रहे हों, तो उसी समय भजन कैसेट भी सुने जा सकते हैं।

तनाव प्रबन्धन में ध्यान और प्राणायाम की भूमिका

इस बात में कोई शक नहीं है कि तनाव को समझना, इसके पैदा होने के कारणों का विश्लेषण और इसे हल करने की तरकीबों की तनाव प्रबन्धन में महत्त्वपूर्ण भूमिका है, लेकिन फिर भी कुछ-न-कुछ रह जाएगा, यदि हम ध्यान और प्राणायाम के बारे में बात नहीं करेंगे। योग की ये दो शाखाएं तनाव या दबाव को नियन्त्रित करने में सम्भवतः दो महत्त्वपूर्ण औजार हैं। दिमाग को शान्त करना ध्यान है—अपने दिमाग को नियन्त्रण में रखने के लिए व्यक्ति द्वारा हर रोज पन्द्रह मिनट इसका अभ्यास करना जरूरी है। ध्यान मस्तिष्क में 'एल्फा तरंगें' पैदा करता है और हमारे अंगीय मस्तिष्क पर स्थिर प्रभाव रखने की ओर ले जाता है। (अंगीय प्रणाली मनुष्य के मस्तिष्क में चार भावनाओं—गुस्सा, भय, आक्रमण और गलत व्यवहार के लिए जिम्मेदार है) ध्यान के बिना कोई भी भावनाओं को नियन्त्रित नहीं कर सकता। आपको यह भी याद रखना चाहिए कि ध्यान सिद्धान्त रूप से कहीं अधिक व्यावहारिक अनुभव है। अन्तर महसूस करने के लिए इसे सही ढंग से करने की आवश्यकता है। किताब आपको इसके बारे में अन्दाजा ही दे सकती है, लेकिन अहसास नहीं दे सकती।

योग पर आधारित अगले अध्याय में मैं ध्यान पर विस्तार से बात करूंगा।

दूसरी ओर, प्राणायाम, धीरे-धीरे और लम्बी सांस लेने का अभ्यास है तथा तनाव प्रबन्धन में अत्यधिक फायदेमन्द है। तनाव को कम करने के लिए मैं लोगों को हर रोज पांच से दस मिनट तक नाड़ी शोधन प्राणायाम (अनुलोम विलोम प्राणायाम) करने की सलाह देता हूं। प्राणायाम मौलिक मस्तिष्क या प्रमस्तिष्क अर्थात छोटे दिमाग की त्वचा को अधिक शक्ति प्रदान करता है। प्राणायाम करनेवाले लोग अधिक विवेकपूर्ण बन जाते हैं और दूसरों को बेहतर तरीके से समझ सकते हैं।

नैतिक मूल्यों का विकास (अणुव्रत)

आधुनिक समय में नैतिक मूल्यों का ह्रास, सामाजिक, सांस्कृतिक और व्यावहारिक पतन का एक बड़ा कारक है। हर आदमी इसके बारे में जानता है लेकिन किसी तरह इससे कोई मतलब नहीं रखना चाहता। एक अच्छे व्यक्तित्व के विकास के लिए हमें अणुव्रत का पालन जरूर करना चाहिए जो कि निम्नलिखित बातों में विश्वास रखता है :

- अन्य लोगों का अस्तित्व
- मानव जाति में एकता
- सर्वधर्म समभाव
- अहिंसा
- प्राप्ति और भोग में सीमा
- व्यवहार में एकता
- साधनों की शुद्धता
- निर्भय और सच्चाई

भाग 9

आपका भोजन और कॉरोनरी हृदय रोग

सामान्य परिचय

आमतौर पर सबसे अधिक हत्यारा रोग, हृदय रोग है, यह हम कैसा भोजन करते हैं, और कैसे पचाते हैं, इससे प्रभावी होता है। मेरे अनुभव के अनुसार, खान-पान की गलत आदतें हृदय रोग के कारणों में तीस का योगदान करती हैं।

यदि हम मानव शरीर को एक मशीन मान लें तो भोजन इसका ईंधन है। जैसे कि कार, स्कूटर, रेल या हवाई जहाज ईंधन के रूप में पेट्रोल या डीजल का इस्तेमाल करते हैं, शरीर रूपी मशीन भोजन को ईंधन के रूप में प्रयोग करती है। इस ईंधन के बिना शरीर काम नहीं कर सकता। भोजन के रूप में इस ईंधन की जरूरत हर व्यक्ति को होती है। खाने के तरीके हमारे जीवन का एक महत्त्वपूर्ण भाग हैं।

हममें से कुछ लोग इस ईंधन को पाने के लिए कड़ी मेहनत करते हैं। हममें से कुछ को पर्याप्त मात्रा से कुछ अधिक मिल जाता है। लेकिन शरीर को इसके इस्तेमाल के मुताबिक ईंधन की जरूरत होती है, भौतिक गतिविधियों या व्यायाम के अनुसार इसकी जरूरत होती है। यदि आप इससे अधिक सप्लाई करेंगे तो यह इसे इकट्ठा कर लेगा।

शरीर तीन तरह के भोजन रूपी ईंधनों का इस्तेमाल कर सकता है—कार्बोहाइड्रेट्स, प्रोटीन और वसा। हम जो भी भोजन करते हैं, उसमें इन तीनों का अलग-अलग अनुपात होता है। चावल और गेहूं जैसे आहार में कार्बोहाइड्रेट अधिक होते हैं, मटन (Mutton) और दालों जैसे आहार में प्रोटीन अधिक होता है और मक्खन व तेल जैसे आहार वसा से भरे होते हैं। इनमें से हर एक शरीर के लिए ईंधन का काम कर सकते हैं।

हालांकि शरीर किसी भी आपातकाल में इन भोजनों को ईंधन (ऊर्जा या शक्ति) के रूप में बदल सकता है, लेकिन शरीर को लम्बे समय तक ठीक-ठाक रखने के लिए इन तीनों ईंधनों को सही तरीके से सन्तुलित रखना सर्वश्रेष्ठ है। जब हम पैदा होते हैं, तो शरीर कुछ इस तरह से बना होता है कि यह सौ साल तक चल सकता है और इतने लम्बे समय तक इसे चलाने के लिए, इन ईंधनों को सन्तुलित रखना अत्यधिक महत्त्वपूर्ण हो जाता है। ऐसा न होने से शरीर में विकार पैदा हो जाएंगे और जब ये एक विशिष्ट स्तर तक पहुंच

जाते हैं तो इनके फलस्वरूप बीमारियां पैदा होती हैं।

अधिकतर लोग भोजन करने के इस अहम मुद्दे से बेखबर हैं : जबकि यह हमारे दैनिक जीवन के सबसे महत्त्वपूर्ण मुद्दों में से एक है। इस सम्बन्ध में जानकारी की कमी देर-सवेर हमारे अन्दर खराब सेहत की दिक्कत पैदा कर देती है।

आहारशास्त्री (Dieticians), जिन्हें इस विषय का माहिर समझा जाता है, इनकी ओर कोई विशेष ध्यान नहीं दिया जाता या फिर बीमारी हो जाने पर इन्हें डॉक्टर मान लिया जाता है। इस अवस्था में भी लोग उनकी सलाह को जब तक बीमारी नियन्त्रण में रहती है, इलाज ही मानते हैं। ये आहार-शास्त्री अपनी ओर से दूरदृष्टि नहीं रखते हैं, क्योंकि वे रोगी को मूलभूत सूचना और तथ्य नहीं देते। वे एक अस्थायी समय के लिए रोगी को यही सलाह देते हैं कि क्या खाना है और क्या नहीं। यह लोगों को अशिक्षा की ओर ले जाता है, जो कि बाद में पक्के रोगी बन जाते हैं क्योंकि जानकारी की कमी के कारण वे बीमारी को भाग्य का खेल मान लेते हैं।

मेडिकल डॉक्टर, जिन्हें वास्तव में समाज की सेहत का ध्यान रखने वाला समझा जाता है, अपनी ओर से भोजन और पोषण के बारे में बात करने को अपनी इज्जत या प्रतिष्ठा से नीचे समझते हैं। इन फिजीशियनों ने अपना कर्त्तव्य सिर्फ आपातकालीन परिस्थिति में काम करना ही समझ लिया है। एक बार इस आपातकालीन स्थिति से निपट लेने के बाद आमतौर पर वे भविष्य में होने वाली आपातस्थिति को रोकने की कोशिश नहीं करते हैं क्योंकि इस समय तक वे और किसी व्यक्ति की आपात स्थिति से निपट रहे होते हैं।

इस तरह इन घटनाओं का नुकसान रोगी को भुगतना पड़ता है और स्पष्ट रूप से एक स्वस्थ व्यक्ति धीरे-धीरे पूरी तरह से बीमारी की ओर बढ़ने लगता है।

इस किताब को लिखने का लक्ष्य लोगों को शरीर की वास्तविक ईंधन आवश्यकता के प्रति जागरूक करना है, विभिन्न तरह के उपलब्ध भोजनों की रचना के प्रति उनकी जानकारी को बढ़ाना है, क्या करें और क्या न करें—सलाह देना है और इस बात का निर्देश देना भी है कि इसी भोजन को सही स्वाद के साथ कैसे पकाएं। सिर्फ इसी तरह से वे जो कुछ भी अपने व्यावहारिक जीवन में सीखते हैं, उसे लागू कर सकते हैं।

कॉरोनरी धमनियों में रुकावट पैदा होने में खुराक, उसका प्रकार, मात्रा और उससे प्राप्त कैलोरी की बहुत महत्त्वपूर्ण भूमिका रहती है।

जैसा कि हम बाद में देखेंगे कि खुराक का कॉरोनरी हृदय रोग के साथ

दोहरा सम्बन्ध है। कॉरोनरी हृदय रोग के साथ पहले तो यह कैलोरीज के रूप में सम्बन्ध रखती है, दूसरे हम कितनी वसा लेते हैं, इससे सम्बन्ध रखती है। यदि हम यह सोचें कि प्रतिदिन हम ऊर्जा के रूप में कितनी कैलोरी खर्च करते हैं तो इसे आसानी से समझा जा सकता है। उदाहरण के लिए हमारी दिनचर्या में 1600 कैलोरीज खर्च होती हैं, तो हमारी प्रवृत्ति दैनिक जरूरत से कहीं अधिक खाने की रहती है; दैनिक क्रिया-कलाप के लिए जो वास्तविक आवश्यकता है, हम उससे कम कभी नहीं खाते। अतिरिक्त मात्रा वसा के रूप में इकट्ठी होती है, बल्कि रक्त की नाड़ियों की अन्दरूनी परत में भी जमा हो जाती है। लम्बे समय में धीरे-धीरे कोलेस्ट्रोल बढ़ता रहता है और रक्त की नाड़ियों में रक्त के प्रवाह में अत्यधिक रुकावट पैदा करता है जो परिणामस्वरूप कॉरोनरी धमनीय रोग में बदल जाता है।

यह एक स्थापित सत्य है कि हमारे रक्त में कोलेस्ट्रोल और ट्रायग्लिराइड्स का स्तर सीधे-सीधे हमारी खुराक के साथ जुड़ा है; इसका कहने का मतलब यह है कि हम जितना अधिक चिकनाई भरा खाना खाएंगे, हमारे रक्त में कोलेस्ट्रोल का स्तर उतना ही बढ़ेगा और कॉरोनरी रक्त नलिकाओं में कोलेस्ट्रोल का जमाव भी उतनी ही तेज होगा। पशु वसा से भरा भोजन जैसे अंडे की जर्दी, मटन, दूध, मछली, झींगा, घी, मक्खन आदि यहां तक कि मेवे भी रक्त में कोलेस्ट्रोल के स्तर को बढ़ाने के लिए जिम्मेदार हैं। इसलिए कॉरोनरी हृदय रोग के प्रबन्धन में खुराक की तरफ खास ध्यान देना बहुत महत्त्वपूर्ण है। यदि इस मुद्दे को नजरअन्दाज कर दिया गया तो रोगी का मेडिकल साइंस या सर्जरी से इलाज करने के बावजूद रक्त नलिकाओं में रुकावटें बढ़ती ही रहेंगी।

कॉरोनरी हृदय रोग का इलाज करने के लिए एकजुट पहुंच रखने में, हमारा दैनिक खुराक में कोलेस्ट्रोल पर पकड़ बनाए रखना और इसे कम रखना बहुत जरूरी है। साओल हृदय कार्यक्रम कठोरता के साथ सिर्फ शाकाहारी भोजन की वकालत करता है, जहां दूध भी न्यूनतम सीमा तक ही दिया जाता है। पशु वसा और प्रोटीन के साथ-साथ शराब को एकदम छोड़ना होगा। इन सब बातों को लागू करना न सिर्फ रुकावटों के आकार को बढ़ने से रोकने के लिए बल्कि उन्हें घटाने के लिए भी बहुत जरूरी है—जो कि रिवर्स का सिद्धान्त है, इस तरह हमेशा के लिए कॉरोनरी हृदय रोग को दूर किया जाता है।

कैलोरी क्या है :

हमें कितनी कैलोरीज की जरूरत है या कितनी खर्च करते हैं?

कैलोरी क्या है?

हम कोई काम करें, हमें कैलोरीज की जरूरत होती है। यदि मैं एक मिनट के लिए बात करूं, तो मुझे करीब दो कैलोरीज की जरूरत होगी। यदि मैं भागता हूं तो मुझे एक मिनट में दस कैलोरीज की जरूरत होगी। किसी भी काम के लिए हमें कैलोरीज की जरूरत होती है। यहां तक कि जब हम सो रहे होते हैं, दिल धड़कता रहता है और सांस चलती रहती है और इन्हें भी हर एक मिनट में करीब एक-आध कैलोरी की जरूरत होगी।

आपका कैलौरी खर्चा क्या है?

अधिकतर आम लोगों के लिए जो सामान्य गतिविधियां हैं (जो कुली या मजदूरी जैसे कामों में नहीं हैं) एक दिन में करीब 1600 कैलोरीज की जरूरत होती है। एक मजदूर को 3000 कैलोरीज की जरूरत हो सकती है। यदि आप कोई काम नहीं करते हैं, दिन-रात सोते रहते हैं, तो सम्भवतः आपको 800 कैलोरीज प्रतिदिन की जरूरत होगी। मैं आपको एक चार्ट दे रहा हूं जिसमें यह बताया गया है कि जब हम सामान्य गतिविधियां करते हैं तो कितनी कैलोरीज की जरूरत होती है।

यदि आप थोड़ा-सा दिमाग और लगाएं तो अनुमान लगा लेंगे कि सिलाई करने, गप्पें लगाने या बैडमिंटन खेलने में कितनी कैलोरीज खर्च होती हैं।

यदि कोई व्यक्ति, जो एक दिन में 1600 कैलोरीज खर्च कर रहा है, और ऐसी मात्रा में भोजन करता है जो एक दिन में 1600 कैलोरीज प्रदान करेगा, उसे किसी चीज की अधिकता या कमी नहीं होगी। यह बैंक के खाते की तरह है।

कार्य लगभग प्रति मिनट	कैलोरीज
नींद	0.6
पढ़ाई	1.4
खाना	1.8
बातचीत	1.8
लिखना	1.9
खड़े रहना	2.2
कार चलाना	2.1
धीरे-धीरे चलना	3 से 4
सामान्य चाल	4 से 5
तेज चाल	6 से 8
धीरे-धीरे दौड़ना	7 से 9
दौड़ना	10 से 12

भोजन के तत्त्व

हम जो भी भोजन करते हैं (सारी दुनिया में कोई-सा भी, किसी के भी द्वारा), उन सभी को वैज्ञानिक रूप से सात समूहों में बांटा जा सकता है। इन्हें कार्बोहाइड्रेट्स, प्रोटीन, वसा, विटामिन, खनिज, तन्तु और पानी कहा जाता है। किसी भी भोजन में और कोई तत्त्व नहीं होता है, जो कि इन सात से अलग हो। शरीर को बढ़ने, रख-रखाव और विकास के लिए इन सभी की जरूरत होती है। यदि इनमें से कोई भी न हो तो शरीर जीवित नहीं रह सकता, लेकिन जरूरत से ज्यादा खपत भी नुकसान का कारण बन सकती है। इसलिए यह जानना बहुत जरूरी है कि सर्वश्रेष्ठ स्वास्थ्य के लिए इनमें से प्रत्येक की कितनी खपत होनी चाहिए। हमें इनमें से प्रत्येक के क्रिया-कलापों की जानकारी भी होनी चाहिए। इस अध्याय में हम यही चर्चा करेंगे।

निश्चित ही मैं यह नहीं चाहता हूं कि आप डॉक्टर या आहार-शास्त्री बन जाएं, लेकिन मैं पर्याप्त सूचना जरूर देना चाहूंगा, ताकि आप सतर्क रहते हुए इस बात का फैसला कर सकें कि क्या खाना चाहते हैं और सर्वश्रेष्ठ मिश्रण क्या होगा, जिसका आप चयन कर सकते हैं।

कार्बोहाइड्रेट्स ऐसे भोजन हैं, जिनसे आपको वह ऊर्जा प्राप्त होती है जो दैनिक काम-काज के लिए जरूरी है। ये आपको सारे दिन सक्रिय बनाए रखते हैं। प्रोटीन शरीर का निर्माण करने वाला तत्त्व है। प्रोटीन ही शरीर की मांसपेशियां बनाता है। यह नसों का भी एक बड़ा भाग है। वसा, जिन्हें तेल या कोलेस्ट्रोल भी कहा जाता है, कोशिका भित्ति, नाड़ी कोशिका और मस्तिष्क का भाग है। वसा शरीर में ऊर्जा का भंडार भी बनाती है—जब भी शरीर को जरूरत से ज्यादा ऊर्जा दी जाती है (सारे दिन खाए जानेवाले भोजन के रूप में) तो वह वसा में बदल जाती है और शरीर के अन्दर इकट्ठी हो जाती है। यही अधिक वजन और हृदय रोग की समस्या की ओर ले जाता है।

विटामिन बचाव करनेवाले भोज्य पदार्थ हैं। ये त्वचा, आंखों, हड्डियों, नाड़ियों और हृदय का बचाव करते हैं। पर्याप्त विटामिनों की कमी के कारण हमें अन्धेपन, मसूढ़ों से रक्त आना, कमजोर हड्डियां और निष्क्रिय मस्तिष्क जैसी बीमारियां हो जाएंगी। विटामिनों की जरूरत बहुत कम मात्रा में होती है।

खनिज, जैसे कैल्शियम, पोटाशियम और सोडियम हड्डियां बनाते हैं, शरीर

की रचना को मजबूती प्रदान करते हैं, हीमोग्लोबीन के एक बड़े भाग का निर्माण करते हैं। और पाचक एनजाइम्स का निर्माण करते हैं, और भोजन को विखंडित करने में मदद करते हैं। इनके बिना जीवन सम्भव नहीं हो सकता। आमतौर पर लिए जानेवाले सभी भोजनों और रसों के द्वारा हम खनिज पाते हैं।

तन्तु ऐसे भोज्य पदार्थ हैं, जिन्हें शरीर द्वारा इस्तेमाल में नहीं लाया जा सकता। लेकिन जीवन के चयापचय (Metabolism) के लिए जरूरी है। ये कब्ज दूर करते हुए, कोलेस्ट्रोल का शोषण रोकते हुए और कैंसर से बचाव करते हुए मानव शरीर की सेवा करते हैं। वजन कम करने के लिए भी तन्तु बहुत महत्त्वपूर्ण हैं और मधुमेह को नियन्त्रित रखने में भी इनकी अहम भूमिका है। फलों, सब्जियों और अंकुरित भोज्य पदार्थों में तन्तु बहुतायत में पाए जाते हैं।

पानी में कोई कैलोरी नहीं होती, लेकिन यह हमारी खपत का सम्भवतः सबसे महत्त्वपूर्ण भाग है। चबाने से लेकर पचाने, अवशोषित करने तक शरीर की ऐसी कोई क्रिया नहीं है जो बिना पानी के सम्भव हो। शरीर के सैकड़ों क्रिया-कलापों के लिए पानी की जरूरत होती है। रक्त का पचास प्रतिशत से अधिक भाग पानी होता है, पानी गुर्दों के माध्यम से अवशेषों को शरीर से बाहर निकालता है शरीर का तापमान नियन्त्रित रखता है और सबसे अधिक महत्त्वपूर्ण रूप में यह ऑक्सीजन को शरीर के विभिन्न अंगों तक पहुंचाने में मदद करता है।

इस अध्याय में हम भोजन के बारे में और बहुत-सी वैज्ञानिक सूचनाओं के बारे में चर्चा करने जा रहे हैं और इसके लिए आपको अधिक वैज्ञानिक डाटा चाहिए, आनेवाले पेज बहुत महत्त्वपूर्ण होंगे।

बहुतायत में दी गई सूचनाएं भी आम पाठक को भ्रमित कर सकती हैं। मैंने कोशिश की है कि रासायनिक संरचना और क्रियाओं के बारे में अधिक जानकारी न दूं जो कि ऊर्जा के पैदा होने और इसकी खपत आदि से सम्बन्धित हैं। मैंने कोशिश की है कि वैज्ञानिक सूचनाओं को सरल रूप में प्रस्तुत करूं, और मैंने अवांच्छित सूचनाओं की छंटनी का प्रयास किया है।

निष्कर्ष		
ऊर्जा प्रदान करनेवाले भोज्य पदार्थ	जैवीय शक्ति प्रदान करनेवाले भोज्य पदार्थ	सहायक भोज्य प्रदार्थ
कार्बोहाइड्रेट प्रोटीन वसा	विटामिन खनिज पानी	तन्तु

तेल रहित भोजन

साओल के अनुसार शरीर द्वारा जरूरी 1600 कैलोरीज का लगभग पैंसठ से सत्तर प्रतिशत कार्बोहाइड्रेट से आना चाहिए, बीस से पच्चीस प्रतिशत प्रोटीन से और बाकी बचा दस प्रतिशत वसा से आना चाहिए। चूंकि यह दस प्रतिशत कैलोरी वसा से मिल रही है, और यह करीब अठारह ग्राम वसा के बराबर है, इसे वसा के अदृश्य स्रोतों द्वारा पूरा किया जा सकता है—जैसे चावल, गेहूं, तिलहन और दालें। साओल भोजन में किसी भी तरह के तेल (जो कि और कुछ नहीं वसा ही है) को मान्यता नहीं देता।

यह बहुत जरूरी है कि हृदय रोगियों द्वारा कोई भी भोज्य पदार्थ लिए जाएं, उन सभी में तेल बिल्कुल न हो, ताकि रोग को दूर किया जा सके।

आम मान्यता यह है कि तेल को पकाने का साधन रखे बिना, अच्छा भोजन नहीं पकाया जा सकता है। लगभग सभी घरों में तेल और मौसमी मसालों का इस्तेमाल किया जाता है। भारत में मिलने वाले कुछ तेलों के नाम इस तरह हैं—सफोला, कार्नोला, धारा, डालडा, स्वीकार, सनड्रॉप, गोल्ड विनर, सनोला, पोस्टमैन, मस्तान, पाम ऑयल, सनगोल्ड। घी खाना पकाने के लिए भारत में एक और लोकप्रिय माध्यम है, इसे दूध से निकाला जाता है। इस अध्याय में दी गई पाकविधियों में किसी तरह के तेल या घी का इस्तेमाल नहीं किया गया है। इसीलिए इन्हें तेल रहित भोजन कहा गया है। यह याद रखा जाना चाहिए कि इन तेलों का इस्तेमाल हमारी सेहत के लिए नुकसानदेह हो सकता है। चूंकि इस आधुनिक युग में हम शारीरिक रूप से व्यायाम या काम नहीं करते हैं, जो कि इन चिकनाई युक्त पदार्थों को पचाने के लिए बहुत जरूरी है। हम समझते हैं कि हमारे शरीर के लिए कुछ वसा आवश्यक है और इसे प्राकृतिक पदार्थ या अवसीय पदार्थों में अदृश्य वसा से प्राप्त किया जा सकता है। हम किसी भी तरह के दुग्ध उत्पादों या इससे निकले पदार्थों जैसे चीज, मक्खन, क्रीम आदि के प्रयोग को भी मना करते हैं। चूंकि इनमें भी तेल की अत्यधिक मात्रा होती है।

क्या इसमें स्वाद होगा?

पिछले कुछ सालों में हृदय रोगियों के लिए कैम्प लगाते हुए हमने पाया कि तेल रहित खाने के स्वाद के बारे में अधिकतर चिन्ताएं इस दुष्प्रचार के कारण होती हैं कि तेल के बिना खाने को अच्छा स्वाद नहीं दिया जा सकता।

वर्षों से तेल या घी के साथ खाना पकाने की व्यवस्था ने बिना तेल के खाना पकाने के विचार का लगभग सफाया कर दिया था। यहां तक कि हम भी ऐसी परिस्थिति की कल्पना नहीं कर सकते थे। पीढ़ियों से भारतीय पाक-कला में किसी-न-किसी तरह की चिकनाई (वसा) का इस्तेमाल होता रहा है। ऐसा ही बेटियों ने अपनी मां से सीखा। इन परिस्थितियों की जड़ें इतनी गहरी हैं कि जब भी मैं तेल रहित भोजन के बारे में बात करता, लोगों की आंखों में अविश्वास दिखाई देता था। जब भी मैं बिना तेल के अच्छे स्वाद के बारे में बात करता था, महिलाएं मेरे खाना पकाने के अनुभवों के बारे में सवाल करती हैं।

एक चीज जो मैंने अपनी प्रैक्टिस के दौरान नोट की, वह थी कि जब भी मैं अपने रोगियों से बिना तेल या घी का भोजन करने को कहता था, वे आवश्यक रूप से उबला हुआ खाना खाते थे। तब वे बेकार स्वाद के बारे में शिकायत करते हैं। वे लम्बे समय तक ऐसे भोजन को खाने की कल्पना नहीं कर सकते हैं।

मेरी ओर से हृदय रोगियों के लिए तेल के खिलाफ सख्ती बरतने की सलाह के बाद बहुत-सी गृहिणियों और अनुभवी महिलाओं ने कम तेल में खाना पकाना शुरू कर दिया। जब मैं बहस करता, तो वे कहतीं, तेल के बिना मसालों को भूनना असम्भव है।

कुछ साल पहले, बहुत से अनुभवी लोगों द्वारा सवाल किए जाने के बाद मैंने बिना तेल या घी के व्यंजन बनाने शुरू किए क्योंकि मैं यह समझ गया था कि मैं अपने रोगियों को ये दोनों चीजें नहीं दे सकता। चूंकि ये रक्त से वसा को बढ़ा देंगी और आगे भी इसके जमाव की ओर ले जाएंगी। इसकी शुरुआत बहुत कठिन थी। मैंने अपने आपसे पूछा कि मैं बिना तेल के मसाला क्यों नहीं भून सकता, ऐसा नहीं हो सकता कि सिर्फ पानी का इस्तेमाल किया

जाए। हाथो-हाथ जवाब मिल गया, सिर्फ पानी के साथ पकाओ और देखो। जब मैं अखिल भारतीय आयुर्विज्ञान संस्थान में कोर्स चला रहा था, तब मैंने पाक-कला के बारे में खोज नहीं की थी। उस समय मैं रोगियों को फल, उबली हुई सब्जियां, दाल, खिचड़ी आदि खाने की सलाह देता था। मैं नहीं जानता था कि क्या करूं। लोग शिकायत करेंगे, लेकिन वही खाना खाते रहेंगे क्योंकि वे हार्ट अटैक से डरे हुए थे।

लेकिन अपनी निजी व्यवस्था बिठाने के बाद, जहां मेरे हाथ स्वतन्त्र थे, मैंने सम्भावनाओं में देखना शुरू कर दिया। हमने 'रेसॉर्ट्स' में बावर्चियों के साथ प्रयोग किए, इन रेसॉर्ट्स में हम अपने कैम्प लगाते थे और इन प्रयोगों में हमें उपहार प्राप्त हुए। आहारशास्त्री (Dietician) और मसाला भूनने के लिए पानी इस्तेमाल करने के विचार के साथ शानदार परिणाम मिले। हमने बहुत से भोज्य पदार्थ तैयार किए। इसके बाद हमने मुड़कर पीछे नहीं देखा। अब हमारे पास सैकड़ों व्यंजन हैं।

स्वाद के बारे में बात करते हुए—मैं आपको यह जरूर बता दूं कि साओल में बनाए गए भोज्य पदार्थ उतने ही अच्छे होते हैं, जितने किसी अन्य तेल में पकाए गए पदार्थ। हमारे रोगी इस बात को जानते हैं। जिन होटलों में मैं कोर्स चलाता हूं, वहां हम अक्सर आमतौर पर बननेवाले खाने से कहीं अधिक बढ़िया खाना बनाते हैं। यदि आप मुझसे यह पूछेंगे कि स्वाद में कोई अन्तर क्यों नहीं है, तो जवाब यह होगा कि हम उन सभी मसालों का इस्तेमाल करते हैं जो स्वाद देते हैं, अन्तर सिर्फ इसी बात का है कि हमने इन मसालों को भूनने के लिए तेल की जगह पानी का इस्तेमाल किया।

कितना आसान है, है न?

शाकाहारी भोजन बनाम मांसाहारी भोजन

जैन होने के नाते, मुझे बचपन से यह सिखाया गया कि हमारे लिए शाकाहार ही एकमात्र रुचि है, क्योंकि जैनियों को किसी भी तरह का मांसाहार करना मना है। बाद में मेडिकल डॉक्टर होने के नाते मैंने माना कि शाकाहारी होना वैज्ञानिक रूप से भी फायदेमन्द है।

जब मैंने हृदय रोग से बचाव या निदान के लिए भोजन बनाया, मैंने दोनों तरह के खानों के फायदों और नुकसान का बारीकी से विश्लेषण किया।

मैंने यह पाया कि मीट और अंडे की पीली जर्दी कॉरोनरी रोगों के बड़े कारणों में से रहे हैं। सभी तरह के मीट में कोलेस्ट्रोल बहुतायत से पाया जाता है (जो कि धमनियों के अन्दर जमा होता है) और ये ट्राइग्लिसराइड्स को भी बड़ी मात्रा में संजोए होते हैं। इनमें तन्तु बहुत कम होते हैं। हालांकि मुर्गा और मछली कुछ बेहतर जरूर होते हैं, लेकिन वे भी हृदय रोग का कारण बन सकते हैं। ज्यादातर मीट पकाने के लिए घी या तेल भी बहुत अधिक मात्रा में प्रयोग किया जाता है।

मेरी भावनाओं को मीट के विरुद्ध एकजुट रखने में एक अन्य कारण सम्भवतः यह भी था कि इसमें से एड्रेनलाइन नाम का एक रसायन निकलता है और एड्रेनलाइन इन जानवरों में उस समय निकलता है जब उन्हें मारा जाता है। मूलभूत रूप से मनुष्य एक शाकाहारी प्राणी है–आंतों या दांतों या स्वास्थ्य का ध्यान कीजिए–शाकाहार मनुष्य जाति की सबसे बड़ी पहचान है। मांस खाने वाले ज्यादातर लोगों में गुस्सा और आक्रामकता होने की प्रवृत्ति पाई जाती है–हो सकता है कि इसके लिए मीट देनेवाले पशु के अन्दर हुए रसायन का स्राव जिम्मेदार हो।

दूसरी ओर शाकाहारी भोजन में बहुत से सलाद, दालें और फलियां हैं जो बेहतर सेहत प्रदान करती हैं। शाकाहारी भोजन में विटामिन, खनिज और एंटीऑक्सीडेंट बहुतायत में मिलते हैं। फलों में खनिज बहुतायत में होते हैं, ट्रेस मटिरियल (Trace Materials), कैरोटिंस (Carotenes), फ्लेवोनॉयड्स (Flavonoids) बहुतायत में होते हैं, जो कि हमेशा सेहतमन्द होते हैं। शाकाहारी भोजन में तन्तु अधिकता में मौजूद रहते हैं, इस तरह कैंसर, हृदय रोग और मोटापे से बचाते हैं।

मैं एकमात्र मांसाहारी भोज्य पदार्थ की आज्ञा देता हूं, वह है सफेद अंडा। इसमें किसी तरह की चिकनाई नहीं होती और वैज्ञानिक तरीके से भी यह हृदय रोगी को दिया जा सकता है।

अब शाकाहार, मांसाहार से आगे निकल गया है। पश्चिमी देशों के लोग मांसाहारी रहने के बाद अब शाकाहार पर वापस आ गए हैं। हम भारतीय, जिनकी शाकाहार की मजबूत परम्परा रही है और इसे धर्म का समर्थन है, दुर्भाग्यवश अब भी मांसाहार की ओर जा रहे हैं। मुझे उम्मीद है कि जल्दी ही एक अच्छी समझ राज करेगी।

भोजन और आनन्द

भोजन करना हमें खुशी या आनन्द देगा या नहीं—यह हमारे सामाजिक विकास, विभिन्न खाद्य पदार्थों के प्रति हमारी जानकारी आदि पर निर्भर करता है। इस व्यवहार को मैं 'आन्तरिक व्यवस्था' कहता हूं। यह मानसिक कारक इस बात को निश्चित करता है कि कोई व्यक्ति भोजन को पसन्द करेगा या नहीं।

अपने छात्र जीवन में जब मैं होस्टल में रहता था, मुझे हमेशा ऐसा खाना मिला जिसमें कोई स्वाद नहीं था, रोटियां इतनी कड़ी और मोटी होती थीं कि देखने में ही बुरी लगती थीं, लेकिन मैं इसे पसन्द करता था। जब भी मेरे परिवार का कोई सदस्य मेरे पास आता था, तो वह हैरान होता था कि मैं इस तरह का बे-स्वाद खाना कैसे खा लेता हूं। उनके लिए मेरे होस्टल के खाने का आनन्द लेना तो दूर, खाना ही असम्भव था। यह सबकुछ आन्तरिक कंडिशनिंग ही है।

जो व्यक्ति मीट या मछली खाता है, उसके लिए बिना मांस का भोजन सोच पाना ही असम्भव है, क्योंकि वह इसका आदी है। लेकिन एक बार जब वह शाकाहारी बन जाता है तो वह मांसाहारी भोजन से नफरत करता है और हैरान होता है कि पहले वह इसे कैसे खाता रहा है। यह आन्तरिक कंडिशनिंग ही है।

जब मैं दिल्ली आया, तो चाउमीन और नूडल्स—जैसा चीनी खाना पसन्द नहीं करता था। लेकिन चीनी रेस्टोरेंट में जाने की सभ्यता ने मुझे बदल दिया। अब मैं इन दोनों पदार्थों का आनन्द लेता हूं। इसे अपने आप पर लागू कीजिए—आप पाएंगे कि पहले आप भी ऐसा करते रहे हैं।

साओल की शुरुआत करने के बाद—एक मांसाहारी रोगी मेरे पास आया। उसने पूछा, डॉक्टर क्या आप मांसाहार नहीं करते? मैंने कहा, नहीं। उसने कहा, आपकी जिन्दगी का आधा मजा तो जा चुका है। मैंने कहा, फिर। उसने कहा, शराब? मैंने कहा, नहीं। उसने कहा, आपकी जिन्दगी का पचहत्तर प्रतिशत मजा चला गया। मैंने पूछा, और कुछ? उसने जिज्ञासापूर्वक पूछा कि क्या मैं धूम्रपान करता हूं या चाय, कॉफी लेता हूं, और मैने 'न' में जवाब दिया। उसका अन्तिम विचार था—आपको आत्महत्या कर लेनी चाहिए—क्योंकि उसने मेरे जीवन में कोई आनन्द नहीं पाया।

लेकिन मैं आपको यह जरूर बता दूं कि मैं अपने आसपास के बहुत से लोगों से कहीं अधिक अपने भोजन का आनन्द लेता हूं। यह अपनी समझ और आन्तरिक व्यवस्था का मुद्दा है।

भोजन का आनन्द लेना आपकी आदतों पर निर्भर करता है, आपने अपने को कैसे बना रखा है। एक बार मैंने एक आदमी से वह सब कुछ लिखने को कहा जो वह पसन्द करता है या जो चीजें उसे खुशी देती हैं। उसकी लिस्ट में सौ से ज्यादा चीजें थीं। मैंने तुरन्त ही मांसाहारी भोजन और दो अन्य पदार्थों को काट दिया जो कि तले हुए थे। तब भी उसके पसन्दीदा खाद्य पदार्थ बहुत बड़ी संख्या में बचे हुए थे। इसके अलावा उसमें सैर, पत्नी और बच्चे, उसकी कार, दफ्तर, दोस्त, टेलीविजन, फिल्में और संगीत शामिल था।

कार्बोहाइड्रेट्स

कार्बोहाइड्रेट ऊर्जा सप्लाई करते हैं और प्रोटीन को तन्तु निर्माण और उन्हें ठीक करने में प्रयुक्त होने की मदद करते हैं। विपरीत खुराक में शरीर द्वारा जरूरी लगभग सत्तर प्रतिशत ऊर्जा कार्बोहाइड्रेट द्वारा दी जाती है। एक ग्राम कार्बोहाइड्रेट की ऊर्जा चार कैलोरी होती है।

रचना : कार्बोहाइड्रेट में कार्बन, हाइड्रोजन और ऑक्सीजन होते हैं। कुछ कार्बोहाइड्रेट सम्बन्धित रूप से छोटे अणु होते हैं। अन्य बड़े और अधिक जटिल होते हैं और इनमें कुछ अन्य अणु शृंखलाबद्ध होते हैं। सबसे सरल श्रेणी में आने वाले एकल इकाई के कार्बोहाइड्रेट, मोनोसैचाराइड हैं। इस श्रेणी का एक उदाहरण ग्लूकोज है। डिसैचाराइड में शर्करा के दो समूह होते हैं, गन्ने/चुकन्दर की चीनी (सूक्रोज) और दूध (लैक्टोज) इस श्रेणी के सदस्य हैं। शर्करा (Sugar) की लम्बी शृंखला से बने कार्बोहाइड्रेट पॉलीसैचाराइड (Polysaccharide) होते हैं। उदाहरण के लिए स्टार्च, ग्लाइकोजेन, सेल्यूलोज, पौधों से प्राप्त गोंद और म्यूसिलेजिस।

क्रिया-कलाप : कार्बोहाइड्रेट का मुख्य कार्य ऊर्जा प्रदान करना है। ये ऊर्जा के त्वरित स्रोत हैं। ये शरीर की वसा को पचाने में भी मदद देते हैं और प्रोटीन पर किफायती प्रभाव डालते हैं।

भोजन के स्रोत

कार्बोहाइड्रेट पौधों से तैयार किए जाते हैं : चीनी, तिलहन, फलियां और सूखे फल भोजन में पाए जानेवाले कार्बोहाइड्रेट के सबसे बड़े स्रोत हैं। इन सबमें सफेद चीनी सबसे अधिक धनी है। तिलहन, फलियों और सूखे फलों में कार्बोहाइड्रेट की मात्रा अलग-अलग होती है। नूडल्स, सूखा वसा रहित दूध, जैम, जैली, ब्रेड और टॉफियों में भी कार्बोहाइड्रेट की अच्छी मात्रा होती है। ताजे फलों व सब्जियों में कार्बोहाइड्रेट की मात्रा कम समझी जाती है। लेकिन केले, खजूर, आलू इसके अच्छे स्रोत हैं।

कमी : यदि खपत आवश्यकता से कम हो तो ऊर्जा के लिए शरीर पहले अपनी वसा का इस्तेमाल करता है बाद में प्रोटीन का। इससे बचने के लिए दैनिक आवश्यकता पूरी की जानी चाहिए।

प्रोटीन

पानी के बाद प्रोटीन शरीर में सबसे अधिक पाया जानेवाला तत्त्व है। इसका एक ग्राम पोषण चार कैलोरी ऊर्जा प्रदान करता है। प्रोटीन का एक बड़ा भाग मांसपेशियों के तन्तुओं में होता है, बाकी बचा हिस्सा रक्त, अन्य मुलायम तन्तुओं, हड्डियों और दांतों में होता है। प्रोटीन सभी प्रकार के जीवित तन्तुओं पौधे और पशु, दोनों में मौजूद होता है।

प्रोटीन तेईस या इससे भी अधिक एक समान तत्त्वों से मिलकर बनता है, जिन्हें 'अमीनो एसिड' कहते हैं, अक्सर इसे प्रोटीन का 'बिल्डिंग स्टोन' भी कहा जाता है, अमीनो एसिड पौधों और पशुओं, दोनों में पाया जाता है, इनमें से कुछ को शरीर में ही पर्याप्त मात्रा में बनाया जा सकता है। तेईस या अधिक तरह के अमीनो एसिड होते हैं। शरीर के रख-रखाव के लिए आठ अमीनो एसिड जरूरी होते हैं। इन्हें शरीर में नहीं बनाया जा सकता, भोजन के द्वारा सप्लाई करना पड़ता है और ये 'आवश्यक अमीनो एसिड' कहे जाते हैं।

प्रोटीन की गुणवत्ता भोजन में मौजूद आवश्यक अमीनो एसिड के प्रकार और मात्रा पर निर्भर करती है। उदाहरण के लिए अनाज में 'लाइसिन' की मात्रा कम होती है और दालों में 'मेथीओनिन' की मात्रा कम होती है। लेकिन आमतौर पर अनाज और दालों को सब्जी, दही आदि जैसे खाद्य पदार्थों के साथ खाया जाता है। इसलिए किसी एक की कमी दूसरे खाद्य पदार्थ द्वारा पूरी कर दी जाती है।

प्रोटीन के क्रिया-कलाप

- जीवन के विकास की अवस्था में 'तन्तुओं' का निर्माण, यह गर्भधारण से वयस्क होने तक चलता है और चोट लगने के बाद भी होता है।
- पहले से निर्मित तन्तुओं का रखरखाव और दैनिक हानि की पूर्ति।
- आन्तरिक जल और क्षार के बीच नियन्त्रक तत्त्व का काम करता है।
- एनजाइम, एंटीबॉडीज, कुछ हार्मोन्स, और बी-विट को बढ़ाने का काम करता है।
- दूध के निर्माण के लिए।
- ऊर्जा के लिए।

भोजन के स्त्रोत

पौधे, प्रोटीन का प्राथमिक स्रोत हैं क्योंकि वे मिट्टी से लिए नाइट्रोजन और पानी, तथा हवा से लिए गए Co_2 को मिलाकर प्रोटीन बना सकते हैं।

हालांकि, प्रोटीन प्रकृति में विस्तृत रूप से फैला हुआ है, कुछ खाद्य पदार्थों में यह बहुत अधिक पाया जाता है, मांसाहार और दूध के उत्पाद (बचाव की खुराक/विपरीत खुराक में इसकी मान्यता नहीं है) इसके प्राथमिक स्रोत हैं। अनाज के दाने, दालें और फलियां दूसरे स्थान पर आते हैं, तथा फलों व सब्जियों में प्रोटीन की मात्रा कम होती है। चीनी, शुद्ध, चिकनाई और तेलों में प्रोटीन नहीं होता।

कमी

खुराक में प्रोटीन की कमी का परिणाम धीमा विकास होता है। यदि यह कभी बहुत अधिक है और लम्बे समय तक रहती है तो रक्त में प्रोटीन का स्तर सामान्य से नीचे जा सकता है।

वसा

वसा हमारी खुराक में ऊर्जा का ठोस रूप है। बचाव करनेवाली खुराक (Reversal & Diet) में कुल ऊर्जा का दस प्रतिशत वसा से लिए जाने की आज्ञा है। इसका एक ग्राम पोषण नौ कैलोरी प्रदान करता है। वसा के लिए रासायनिक शब्द 'ट्राइग्लिसराइड' दिया गया है।

रचना

वसा कार्बन हाइड्रोजन और ऑक्सीजन से बनी होती है। यदि बीस डिग्री तापमान पर यह तरल है तो तेल कहलाता है और यदि सामान्य तापमान पर ठोस हो तो वसा कहा जाता है। प्रत्येक वसा-अणु के चार भाग होते हैं। अणु का केन्द्र ग्लिसरॉल होता है। ग्लिसरॉल अणु की तीनों कार्बन इकाइयों के साथ 'फैटी एसिड' जुड़ा होता है।

वसा किस प्रकार की है, यह फैटी एसिड की तरलता पर निर्भर करता है।

कुछ फैटी एसिड्स में हाइड्रोजन के इतने परमाणु होते हैं, जितने कि कार्बन श्रृंखला में हो सकते हैं, इन्हें सैचुरेटिड कहा जाता है। कुछ अन्य फैटी एसिड ऐसे होते हैं जिनमें सिर्फ एक 'दोहरा बन्धन' होता है और इन्हें मोनो-अनसैचुरेटिड कहा जाता है। तीसरे समूह में दो, तीन, चार या अधिक दोहरे बन्धन हो सकते हैं और इन्हें 'पॉली अनसैचुरेटिड' (Polyunsaturated) कहा जाता है।

स्रोत

खुराक में वसा के सबसे धनी स्रोत वनस्पति तेल हैं, जैसे मक्का, मूंगफली, जैतून, तिल, सरसों, सूरजमुखी, नारियल का तेल और पशुओं से मिलने वाली वसा जैसे मक्खन और घी आदि। मेवे सबसे ज्यादा वसा देते हैं। मीट, मछली तथा अंडों में वसा की मात्रा अलग-अलग रहती है। घर में बने पनीर को छोड़कर, सभी तरह के पनीर में वसा की अच्छी मात्रा होती है। आलू के चिप्स, केक, पेस्ट्री, बिस्कुट जैसे खाद्य पदार्थों में भी वसा की अच्छी मात्रा होती है। ज्यादातर फलों व सब्जियों में वसा कम होती है, लेकिन अवोकेडो (Avocado) और नारियल जैसे फलों में बीस प्रतिशत तक वसा होती है।

कार्य

- ये ऊर्जा का सबसे धनी व ठोस स्रोत हैं।
- ये वसा में घुलनशील विटामिनों (ए, डी, ई, के) को शरीर में ले जाते हैं और इनके अवशोषण में मदद करते हैं, जो कि वृद्धि के लिए और त्वचा की स्वस्थ देखभाल के लिए जरूरी हैं।
- चूंकि ये ताप (ऊष्मा, गर्मी) के कुचालक होते हैं; इसलिए त्वचा की एक परत नीचे इनका होना शरीर की ऊष्मा का संरक्षण करता है।
- जैवीय अंगों के लिए सहारे का काम करते हैं।
- खाने का स्वाद और सन्तुष्टि बढ़ाते हैं।

कमी या अधिकता

जब खुराक में वसा या कार्बोहाइड्रेट की कमी हो जाए, तो शरीर ऊर्जा के लिए अपने अन्दर की वसा उपयोग करने लगता है। वसा और कार्बोहाइड्रेट की कमी के चलते लगातार ऊर्जा का हनन, ऊर्जा के लिए प्रोटीन को प्रयोग कर सकता है। इसलिए खुराक के जरिये नियमित रूप से पर्याप्त मात्रा में वसा की आपूर्ति होनी चाहिए।

यदि किसी मामले में वसा ज्यादा हो जाए तो निम्नलिखित परिणाम हो सकते हैं :

- हाजमा खराब होने लगता है और शरीर ठीक नहीं रहता।
- वसा अधिक मात्रा में जमा होने लगती है और हृदय के साथ-साथ अन्य अंगों पर अतिरिक्त बोझ पड़ता है।

खनिज

खनिज (Minerals) अजैविक (Inorganic) या भस्म (Ash) रूप में होते हैं। शरीर के अन्दर ये खनिज भोजन में उपलब्ध ऑर्गेनिक कम्पाउंड (Organic Compound) रूप में रहते हैं, ये ऑक्सीकरण के बाद प्राप्त होते हैं। शरीर के कुल भार का चार से छह प्रतिशत हिस्सा खनिज तत्त्व होते हैं। ये खनिज और कुछ नहीं बल्कि सोडियम, पोटाशियम, मैग्नीशियम, कैल्शियम, मैंगनीज, लोह, जिंक, क्लोरीन जैसे तत्त्व और इनके लवण होते हैं। अधिकांश खनिज प्राकृतिक फलों, सब्जियों और उनके रसों में उपलब्ध होते हैं। खनिजों की अधिकाधिक मात्रा हड्डियों और दांतों में जमा रहती है। ये खनिज मुलायम तन्तुओं, रक्त और शरीर के अन्य तरल पदार्थों में भी पाए जाते हैं।

खनिजों के कुछ कार्य इस प्रकार हैं

- एसिड-बेस सन्तुलन (Acid-Base balance) को बनाए रखना।
- पानी की नियन्त्रित मात्रा बनाए रखना।
- मांसपेशियों का ठोसपन बनाए रखना।
- शारीरिक सक्रियता में तन्त्रिकाओं की सहज प्रतिक्रिया।
- रक्त के थक्के बनाना।

पानी :
भोजन का महत्त्वपूर्ण तत्त्व

पानी एक जरूरी पोषक होने के बावजूद शरीर के लिए पोषक तत्त्वों की बात करते हुए इसे नजरअन्दाज कर दिया जाता है। शरीर के कुल भाग का लगभग पचपन से सत्तर प्रतिशत भाग पानी है। खाने के बिना लम्बे समय तक जिया जा सकता है, लेकिन पानी के बिना नहीं। इसकी जरूरत वातावरण के तापमान, नमी, काम और खुराक आदि कारकों पर निर्भर करती है। आमतौर पर प्रतिदिन डेढ़ से दो लीटर तक पानी पर्याप्त है (भोजन में मौजूद पानी के अतिरिक्त)।

कार्य

शरीर में पानी बहुत से रूपों में इस्तेमाल होता है :

- कोशिकाओं की निर्माण-सामग्री के रूप में।
- शरीर की कोशिकाओं के सामान्य काम-काज में एक घुलनशील सहायक के रूप में अर्थात कोशिकाओं तक जो पोषक तत्त्व लाए जाते हैं तथा चयापचय के दौरान अवशेषों को हटा देता है।
- जोड़ों और आन्तरिक अंगों के बीच चिकनाई के रूप में।
- शरीर के तापमान नियन्त्रक के रूप में और शरीर की गर्मी हटाने में मददगार के रूप में।

स्त्रोत

शरीर के लिए पानी खुराक के तरल व ठोस पदार्थों और तन्तुओं में चयापचयन की ऊर्जा से प्राप्त होता है। विभिन्न भोज्य पदार्थों में पानी की मात्रा अलग-अलग होती है, ज्यादातर में यह औसतन सत्तर प्रतिशत तक होती है। उदाहरण के लिए हरी मटर में बानवे प्रतिशत पानी होता है और दूध में सत्तासी प्रतिशत।

कमी के प्रभाव

आमतौर पर शरीर में पानी का सन्तुलन रखा जाता है अर्थात पानी की खपत खर्च होनेवाली मात्रा के बराबर रहती है।

शरीर से पानी गुर्दों, त्वचा, फेफड़ों, आंतों और आंखों द्वारा बाहर निकलता है। इस पानी का खर्च व्यक्ति की शारीरिक गतिविधियों, वातावरण के तापमान, डायरिया, उल्टी, बुखार आदि कारकों से प्रभावित होता है। अत्यधिक कमी 'डीहाइड्रेशन' पैदा कर सकती है, ऐसा तब होता है जब बाहर निकलनेवाला पानी, शरीर को दिए जानेवाले पानी से ज्यादा हो जाए। यह बहुत अधिक भी हो सकता है और इसका मेडिकल उपचार भी करना पड़ सकता है। इसलिए पानी, नमक विशेषतः खनिज युक्त पानी के इस्तेमाल द्वारा इससे आसानी से बचा जा सकता है।

भोजन में तन्तु

स्वस्थ खुराक में तन्तु महत्त्वपूर्ण तत्त्व है। मूलभूत रूप से ये उगाए जानेवाले भोज्य पदार्थों से प्राप्त होते हैं। फलों के छिलकों में सेल्यूलोज हेमीसेल्यूलोज और पेक्टिन्स होते हैं। बीजों के छिलके और पेड़ की रचना करनेवाले भाग भी तन्तु ही होते हैं। खुराक में लिए जानेवाले तन्तु दो तरह के होते हैं—घुलनशील और अघुलनशील। तन्तुवाले भोजन में कुछ कैलोरीज भी होती हैं। ये खुराक को पाचक तत्त्व भी देते हैं जो कि बाद में पाचन-क्रिया और घावों को भरने में मदद करते हैं। चूंकि ये पौधों का भाग होते हैं, और इन्हें मनुष्य की आंतों में एनजाइम पचा नहीं पाते हैं, इसलिए इन्हें अवशोषित नहीं किया जा सकता।

कम तन्तुओं वाली खुराक से ज्यादा तन्तुओं वाली खुराक पर धीरे-धीरे जाना चाहिए ताकि डायरिया, गैस और अन्य प्रकार की पेट या आंतों की तकलीफों से बचा जा सके।

मनुष्य शरीर द्वारा तन्तुओं की सही जरूरत के बारे में ठीक से कुछ नहीं कहा जा सकता। यह मात्रा प्रतिदिन दस मिलीग्राम से पांच-छह ग्राम के बीच घटती-बढ़ती रहती है। लेकिन औसत मिश्रित खुराक जिसमें कच्ची सब्जियां, छिलके सहित ताजे फल, पकी हुई सब्जियां और फल होते हैं, आमतौर पर पर्याप्त मात्रा में तन्तु प्रदान करते हैं। इस मात्रा को साबुत अनाज का इस्तेमाल कर बढ़ाया जा सकता है।

भोजन के स्त्रोत

घुलनशील

घुलनशील तन्तु रक्त के कोलेस्ट्रोल और LDL कोलेस्ट्रोल को कम कर सकते हैं। इसकी कार्य-प्रणाली के बारे में पक्की तरह से अब भी कुछ नहीं कहा जा सकता। यह माना जाता है कि जो लोग अधिक घुलनशील तन्तुओं वाला भोजन

करते हैं, वे वसायुक्त भोजन कम खाते हैं। घुलनशील तन्तु छोटी आंत में भोज्य पदार्थों की गति को भी कम कर देता है।

अघुलनशील

अघुलनशील तन्तु रक्त के कोलेस्ट्रोल को खुद कम नहीं करते हैं, बल्कि वे इस क्रिया में सहायक होते हैं। वे आंतों में भोज्य पदार्थों की गति को भी बढ़ाते हैं तथा नियन्त्रण को बढ़ावा देते हैं। सेल्यूलोज, हेमीसेल्यूलोज और लिग्निन अघुलनशील तन्तु हैं।

खुराक में लिए जाने वाले तन्तुओं को कब्ज से बचाव में भी महत्त्वपूर्ण समझा जाता है। तन्तुओं द्वारा कोलेस्ट्रोल को कम करने का प्रभाव यह दिखाता है कि तन्तुओं वाली खुराक खानेवाले लोगों में हृदय रोग कम क्यों होते हैं। खुराक में तन्तुओं का होना रक्त शर्करा को भी नियन्त्रित करता है और रक्तचाप पर भी फायदेमन्द असर डालता है। ऐसे अध्ययन भी किए गए हैं, जिनसे यह पता चलता है कि तन्तु कैंसर जैसी बीमारी खासतौर पर 'कोलोन' और 'रैक्टम' कैंसर से भी बचाव करते हैं।

भोजन में एंटीऑक्सीडेंट्स

सुपर-पोषक (Super-Nutrients) का समूह वर्तमान में मेडिकल और वैज्ञानिक रिसर्च का ध्यान अपनी तरफ खींच रहा है। निष्कर्ष यह है कि ये विटामिन ए (Beta-carotene), विटामिन सी और विटामिन ई के अग्रदूत हैं। ये सब पोषक एक साथ मिलकर ऐसा ताकतवर गठबन्धन बनाते हैं जो कि शरीर को बहुत-सी बीमारियों से बचा सकता है और उम्र बढ़ने की क्रिया को भी कम कर सकता है।

ये विटामिन कई तरह के खाद्य-पदार्थों में मिलते हैं और प्राकृतिक रूप से फलों व सब्जियों में मिलते हैं जिन्हें हम बहुतायत में खा सकते हैं, खासतौर पर तब जब इनका मौसम हो, जबकि दवाएं लेने से साइड इफेक्ट्स भी हो सकते हैं और प्राकृतिक पोषकों के साथ इनका कोई मेल नहीं है। असल में विश्व स्वास्थ्य संगठन (WHO) और अन्य खाद्य व कृषि मन्त्रालयों के समर्थन से इस दिशा में काफी शोध किए गए हैं।

बीटा-कैरोटीन, विटामिन सी और विटामिन ई की अद्भुत शक्ति के बारे में बहुत से अध्ययन किए गए हैं। अध्ययनों ने यह साबित किया है कि विटामिन ए, सी और ई को स्वतन्त्र रूप से लेनेवालों में फेफड़ों के कैंसर, एनजाइना और हृदय रोग कम पाए जाते हैं और उनकी आयु लम्बी होती है।

शरीर को चलाने के लिए भोजन से प्राप्त होनेवाली ऑक्सीजन का इस्तेमाल बहुत बढ़िया होता है। शरीर में ऑक्सीजन का संचार हीमोग्लोबिन के लाल रंग के कणों द्वारा होता है जिनमें लौह (Iron) होता है। रक्त-प्रवाह में ऑक्सीजन कोशिकाओं को जीवित रखने के लिए ली जाती है। इस क्रिया को 'ऑक्सीडेशन' (Oxidation) कहते हैं। हालांकि यह ऑक्सीजन मुक्त कणों का निर्माण भी करती है, जो कि बहुतायत में हो जाने पर समस्या पैदा कर सकते हैं।

मुक्त कण ऑक्सीडेशन की क्रिया के दौरान पैदा होते हैं। जब शरीर ऑक्सीजन का इस्तेमाल करता है, तो यह ऊर्जा बनाने के लिए भोजन को विघटित करता है। यह कीटाणुओं, ओजोन और कार्बन मोनोऑक्साइड जैसे जहरीले तत्त्वों को भी नष्ट करता है। इस प्रक्रिया में मुक्त कण भी पैदा होते हैं। ये कण कोशिकाओं की झिल्ली को नष्ट करते हैं और क्रोमोसोम्स व जैवीय

सामग्री को नुकसान पहुंचाते हैं। और कीमती एनजाइमों को नष्ट कर देते हैं, जिसके कारण पूरे शरीर में नष्ट होने की एक शृंखलाबद्ध प्रतिक्रिया चालू हो जाती है। इस तरह मुक्त कण कॉरोनरी हृदय रोग, फेफड़ों के रोग, कुछ तरह के कैंसर, मोतियाबिन्द, आर्थराइटिस, पार्किंसंस रोग और बूढ़ा होने जैसी कम-से-कम पचास प्रतिशत बीमारियों का एक बड़ा कारण है।

मुक्त कणों से होनेवाले नुकसान को हम दो तरीकों से कम कर सकते हैं। पहला, हमें ऐसे तत्त्वों और गतिविधियों से बचना चाहिए जो मुक्त कणों के पैदा होने को बढ़ावा देते हैं जैसे सिगरेट, प्रदूषण और सूरज की पराबैंगनी किरणें। दूसरा कदम इस बात को सुनिश्चित करना है कि हम अपनी दैनिक खुराक में विटामिन ए, सी और ई खाते हुए, बहुतायत में एंटीऑक्सीडेंट लें।

हालांकि विटामिन ए, सी और ई मुक्त कणों से होनेवाले नुकसान से लड़ने में मदद करते हैं, वायु प्रदूषण भी इन महत्त्वपूर्ण पोषकों की सप्लाई को कम कर देता है। अध्ययनों से यह पता चला है कि शहरों में रहने वाले लोगों में जो कि प्रदूषित हवा में सांस लेते हैं, एंटीऑक्सीडेंट्स का स्तर कम होता है। इससे शरीर में विटामिन ए, सी और ई की आपूर्ति में खतरनाक कमी आती है। ऐसा होने पर इनकी जगह मुक्त कण ले लेते हैं और 'ऑक्सीडेटिव तनाव' पैदा होता है।

हमारे भोजन में मुक्त कण होने के कारण हमें खतरा बना रहता है। इसका मुख्य स्रोत वसा है (जैसे कि अधिक तापमान पर गरम किए गए खाना पकाने के तेल)। जैसे ही वसा को गरम किया जाता है, उनकी रासायनिक रचना टूटकर पैरॉक्साइड्स (Paroxides) बनाती है। इसके आगे टूटकर ये खतरनाक हाइड्रॉक्सिल कण बनाते हैं। कणों का यह रूप अत्यधिक क्रियाशील होता है और कोशिकाओं व DNA से बहुत नुकसान पहुंचाता है।

(सूरजमुखी के तेल जैसे 'पॉली-अनसैचुरेटिड फैट' अधिक तापमान पर कम स्थायी रहते हैं। ये जैतून के तेल जैसे 'मोनो-अनसैचुरेटिड फैट' की तुलना में जल्दी ऑक्सीकृत हो जाते हैं)।

हमेशा से मेडिकल साइंस ने विटामिनों के फायदों का प्रचार किया है और वैज्ञानिक इन जादुई तत्त्वों की सार्थकता सिद्ध करने के लिए कठिन परिश्रम कर रहे हैं। एंटीऑक्सीडेंट्स का विचार सम्बन्धित रूप में कुछ नया है।

एंटीऑक्सीडेंट्स ने 'पैथालॉजिकल' परिस्थितियों में उपचार के नए रास्ते खोल दिए हैं, जैसे :

(i) कार्डियोवस्क्यूलर रोग—CHD, उच्च रक्तचाप।

(ii) सेरिब्रोवस्क्यूलर रोग।

(iii) चयापचय रोग—डायबिटीज मेलिट्स।

(iv) नसों के रोग—एल्जेमिट रोग, मिरगी।

(v) विपोषक रोग—मोतियाबिंद, आर्थराइटिस, बुढ़ापा।

(vi) कैंसर।

विटामिन ए

दो तरह के विटामिन ए होते हैं। पहला पशुओं से प्राप्त होनेवाले उत्पादों जैसे मीट और दूध में पाया जाता है, इसे 'रेटीनॉल' (Retinol) कहते हैं; और दूसरा फलों व सब्जियों में पाया जाता है, जिसे बीटा-कैरोटीन (Beta-carotene) कहते हैं। बीटा-कैरोटीन ही एंटीऑक्सीडेंट के रूप में काम करता है।

शरीर के विकास और तन्तुओं को स्वस्थ रखने के लिए विटामिन ए की जरूरत होती है। इसकी कमी के कारण त्वचा और आंखें असामान्य हो जाती हैं और स्वस्थ हड्डियों के व अच्छे दांतों के निर्माण में भी दिक्कत हो सकती है। यदि इसकी कमी का इलाज समय पर नहीं कराया जाए तो व्यक्ति पूरी तरह से अन्धा भी हो सकता है। भारत में अन्धेपन के कारणों में से सबसे आम विटामिन ए की कमी है। बीटा-कैरोटीन बहुत से फलों व सब्जियों में पाया जाता है जैसे पालक, धनिया, बन्दगोभी, गाजर, आम, आड़, टमाटर आदि। शरीर में यह कैरोटीन, विटामिन ए में बदल जाती है। बीटा-कैरोटीन पकाने या पराबैंगनी किरणों से नष्ट नहीं होती।

एक वयस्क को प्रतिदिन छह सौ मिलीग्राम रेटीनॉल या चौबीस मिलीग्राम बीटा-कैरोटीन (Beta-carotene) की जरूरत होती है। बढ़ते हुए बच्चों, गर्भवती महिलाओं और बीमार लोगों के लिए यह आवश्यकता अधिक होती है। एक मिलीग्राम बीटा-कैरोटीन = 0.25 मिलीग्राम रेटीनॉल।

बीटा-कैरोटीन दो अलग-अलग तरीकों से काम करती है। पहले इसका कुछ हिस्सा विटामिन ए में बदलता है और बाकी बची हुई बीटा-कैरोटीन एंटीऑक्सीडेंट के रूप में काम करती है। यह बहुत महत्त्वपूर्ण है कि बीटा-कैरोटीन और विटामिन ए के बीच भ्रमित न हुआ जाए, चूंकि ये दोनों अलग-अलग तत्त्व हैं। हमारा शरीर बीटा-कैरोटीन को विटामिन ए में बदलने में सक्षम है।

हालांकि, लम्बे समय तक बहुतायत में विटामिन ए लेना भी नुकसानदेह लक्षण पैदा कर सकता है, जैसे सिरदर्द, मिचलाहट, उल्टी, आलस्य, सूखी त्वचा,

होंठों का फटना आदि।

विटामिन ए की जरूरत शरीर के विकास और इसके तन्तुओं को स्वस्थ रखने के लिए होती है। इसकी महत्त्वपूर्ण भूमिकाओं में से एक हमारी कोशिकाओं को सुरक्षात्मक कवच या झिल्ली प्रदान करना है। यह 'मोकस झिल्ली' (Mucous Membrane) को भी सुरक्षित रखती है। यह वसा में घुलनशील है। मछली के यकृत का तेल विटामिन ए का सबसे धनी प्राकृतिक स्रोत है।

बीटा-कैरोटीन पौधों में पाया जानेवाला एक प्राकृतिक पदार्थ है और सबसे पहले इसे गाजर में खोजा गया था, इसीलिए पूरे परिवार को 'कैरोटेनॉयड्स' (Carotenoids) का नाम दे दिया गया। कैरोटेनॉयड्स में बहुत से रंगीन पदार्थ हैं जो कि प्रकृति में दिखाई देनेवाले बहुत-से रंगों का खजाना है। बीटा-कैरोटीन गहरा लाल-सन्तरी रंग है तथा पीले और सन्तरी फलों व सब्जियों में मुख्य पिग्मेंट है। गहरे हरे रंग की सब्जियों में भी कैरोटीन होती है, लेकिन क्लोरोफिल के कारण पीले या सन्तरी रंग छुप जाते हैं, लेकिन कई बार यह ज्यादा नहीं छुप पाते जैसे लौकी में।

बीटा-कैरोटीन सबसे ताकतवर एंटीऑक्सीडेंट्स में से एक है जो पौधों को सूरज की पराबैंगनी किरणों में जलने से बचाती है। यह प्रकृति का सटीक रक्षक है। तरबूज, अनार, आड़ू, आम और गाजर, आलू, पालक, टमाटर, अजवायन, जलकुम्भी और फूलगोभी जैसे फलों व सब्जियों में बीटा-कैरोटीन होती है।

विटामिन सी (एस्कोर्बिक एसिड)

एंटीऑक्सीडेंट के रूप में काम करने के अलावा विटामिन सी में और बहुत से अद्भुत गुण हैं। यह शरीर के विकास और शरीर के तन्तुओं, मसूढ़ों, दांतों, रक्त की नाड़ियों और हड्डियों में हुए नुकसान को पूरा करने में भी मदद करता है। यह शारीरिक व्यवस्था में शामिल रहते हुए बैक्टीरिया और 'वायरल संक्रमण' से लड़ने में मदद करता है। विटामिन सी की कमी के कारण हैमरेज (Haemorrhage), घावों का धीमे भरना, स्कर्वी (Scurvy) रोग, मसूढ़ों में रक्त आना, हड्डियों का धीमा निर्माण हो सकता है। विटामिन सी आंवले में मिलता है, विटामिन सी के धनी स्रोत रसवाले फल हैं–जैसे नींबू, मौसमी, सन्तरा, अमरूद और हरे पत्तों वाली सब्जियां जैसे पालक आदि।

कूटना और पकाना इसे नष्ट कर देते हैं। एक वयस्क के लिए प्रतिदिन इसकी जरूरत चालीस मिलीग्राम है। यह शरीर में जमा नहीं रहता है, अतिरिक्त मात्रा मूत्र द्वारा शरीर से बाहर निकल जाती है।

विटामिन ई

विटामिन ई भी एंटीऑक्सीडेंट्स की तरह काम करता है और झिल्ली पर जमा होता है जिसके कारण उन्हें पेरॉक्साइड्स (Peroxides) की क्रिया से बचाता है। विटामिन ई, विटामिन ए को ऑक्सीकरण से बचाता है और ऑक्सीजन के जहरीले असर को भी रोकता है, इस तरह यह ऑक्सीजन के मुक्त कणों को साफ करनेवाला है। यह सफेद रक्त कणिकाओं को मजबूत करते हुए; शरीर की रोगों से लड़ने की ताकत बढ़ाता है और हृदय रोगों से भी बचाव करता है।

विटामिन ई गेहूं, अंकुरित अनाज, साबुत अनाज, सलाद आदि से पाया जाता है। कुछ अन्य तत्त्व भी हमारे शरीर में एंटीऑक्सीडेंट्स का काम करते हैं जैसे सेलेनियम (Selenium), मोलिडेनम (Molybdenum) आदि। हालांकि हम यहां पर उनके बारे में चर्चा नहीं करेंगे।

खाद्य पदार्थ

इन खाद्य पदार्थों से बचिए

◆ दूध (क्रीम सहित) और दूध से बने पदार्थ ◆ प्रतिदिन दो सौ मिलीलीटर से अधिक बिना वसा का दूध ◆ पनीर और मक्खन ◆ प्रतिदिन दो सौ मिलीलीटर से अधिक लस्सी ◆ हर तरह का मांसाहारी भोजन ◆ मेवे ◆ चिकनाई और मिठाइयां ◆ सभी तरह के तेल।

कम मात्रा में खाने वाले खाद्य पदार्थ

◆ सफेद और भूरी डबल रोटी ◆ चावल ◆ सेंवई ◆ ज्वार ◆ मक्का ◆ गेहूं की रोटी ◆ सूखी मटर ◆ बाजरा ◆ आलू, शकरकन्दी, अरबी ◆ गुड़, चीनी ◆ केला ◆ आम ◆ कोल्ड ड्रिंक ◆ गाढ़ी दाल।

खुलकर खाए जा सकनेवाले खाद्य पदार्थ

अनाज

◆ मुरमुरा ◆ चिवड़ा ◆ पॉपकॉर्न।

दालें

◆ चना ◆ चने की दाल ◆ भुना हुआ चना ◆ काले चने, उड़द की दाल ◆ लोबिया ◆ साबुत मूंग ◆ मूंग की दाल ◆ साबुत कुल्थी ◆ मसूर की दाल ◆ मोठ ◆ हरी मटर ◆ राजमा ◆ अरहर की दाल ◆ सोयाबीन।

पत्तेवाली सब्जियां

◆ बथुआ ◆ पालक ◆ मूली का साग ◆ पत्ता गोभी ◆ चौलाई का साग ◆ गाजर का साग ◆ अरबी के पत्ते/साग ◆ सैजन ◆ मैथी का साग ◆ सलाद के पत्ते ◆ पुदीना ◆ सरसों का साग।

जड़ों और तनेवाली सब्जियां

◆ जिमिकन्द ◆ गाजर ◆ प्याज ◆ मूली ◆ लहसुन ◆ अदरक।

अन्य सब्जियां

◆ सेम ◆ बैगन ◆ खीरा ◆ फ्रेंच बींस ◆ कमल गट्टा ◆ परवल ◆ कद्दू ◆ भिंडी ◆ टिंडा ◆ टमाटर ◆ घीया/लौकी ◆ तोरई ◆ ककड़ी ◆ शिमला मिर्च ◆ मशरूम।

फल

◆ सेब ◆ अमरूद ◆ नीबू ◆ मौसमी ◆ सन्तरा ◆ पपीता ◆ तरबूज ◆ अनन्नास ◆ टमाटर ◆ खरबूजा।

भारतीय खाद्य पदार्थों के पोषक मूल्य
(सभी मूल्यांकन प्रति सौ ग्राम खाने योग्य अंश पर)

	खाद्य पदार्थ	नमी (ग्राम)	प्रोटीन (ग्राम)	वसा (ग्राम)	सीएचओ (ग्राम)	तन्तु (ग्राम)	ऊर्जा (ग्राम)
अनाज							
1.	बाजरा	12.4	11.6	5.0	67.5	1.2	361
2.	जौ	12.5	11.5	1.3	69.6	3.9	336
3.	ज्वार	11.9	10.4	1.9	72.6	1.6	349
4.	मक्का	14.9	11.1	3.6	66.2	2.7	342
5.	चावल	13.7	6.8	0.5	78.2	0.2	345
6.	चिवड़ा	12.2	6.6	1.2	77.3	0.7	346
7.	मुरमुरा	14.7	7.5	0.1	73.6	0.3	325
8.	साबुत गेहूं	12.8	12.1	1.7	69.4	1.9	341
9.	गेहूं का आटा	12.2	12.1	1.7	69.4	1.9	341
10.	परिष्कृत आटा	13.3	11.0	0.9	73.9	0.3	348
11.	सूजी	-	10.4	0.8	74.8	0.2	348
12.	सेंवई	11.7	8.7	0.4	78.3	0.2	352
13.	भूरी डबलरोटी	39.0	8.8	1.4	49.0	1.2	244
14.	ब्राउन डबलरोटी	39.0	7.8	0.7	51.9	0.2	245
दालें							
15.	साबुत काले चने	9.8	17.1	5.3	60.9	3.9	360
16.	चने की दाल	9.9	20.8	5.6	59.8	1.2	372
17.	भुने हुए चने	10.7	22.5	5.2	58.1	1.0	369
18.	उड़द की दाल	10.9	24.0	1.4	59.6	0.9	347

	खाद्य पदार्थ	नमी (ग्राम)	प्रोटीन (ग्राम)	वसा (ग्राम)	सीएचओ (ग्राम)	तन्तु (ग्राम)	ऊर्जा (ग्राम)
19.	लोबिया	13.4	24.1	1.0	54.5	3.8	323
20.	मूंग (साबुत)	10.4	24.0	1.3	56.7	4.1	334
21.	मूंग की दाल	10.1	24.5	1.2	59.9	0.8	348
22.	मसूर की दाल	12.4	25.1	0.7	59.0	0.7	343
23.	मोठ	10.8	23.6	1.1	56.6	4.5	330
24.	सूखी मटर	16.0	19.7	1.1	56.5	4.5	315
25.	राजमा	12.0	22.9	1.3	60.6	4.8	346
26.	अरहर की दाल	13.4	22.3	1.7	57.6	1.5	335
27.	सोयाबीन	8.1	43.2	19.5	20.9	3.7	432

पत्तेवाली सब्जियां

28.	बथुआ	89.6	3.7	0.4	2.9	0.8	30
29.	हरी मटर	86.4	3.4	0.8	6.5	0.7	46
30.	गांठ गोभी	85.5	4.7	0.5	7.1	1.2	52
31.	पत्ता गोभी	91.9	1.8	0.1	4.6	1.0	27
32.	गाजर का साग	76.6	5.1	0.5	13.1	1.9	77
33.	अरबी का साग	82.7	3.9	1.5	6.8	2.9	36
34.	धनिया पत्ते	86.3	3.3	0.6	6.3	1.2	44
35.	करी पत्ता	63.8	6.1	1.0	18.7	6.4	108
36.	मेथी	86.1	4.4	0.9	6.0	1.1	49
37.	सलाद के पत्ते	93.4	2.1	0.3	2.5	0.5	21
38.	पुदीना	84.9	4.8	0.6	5.8	2.0	48
39.	सरसों का साग	89.8	4.0	0.6	3.2	0.8	34
40.	मूली का साग	90.8	3.8	0.4	2.4	1.0	28
41.	पालक	92.1	2.0	0.7	2.9	0.6	26

	खाद्य पदार्थ	नमी (ग्राम)	प्रोटीन (ग्राम)	वसा (ग्राम)	सीएचओ (ग्राम)	तन्तु (ग्राम)	ऊर्जा (ग्राम)
जड़ और तनेवाली सब्जियां							
42.	चुकन्दर	87.1	1.7	0.1	8.8	0.9	43
43.	गाजर	86.0	0.9	0.2	10.6	1.2	48
44.	अरबी	73.1	3.0	0.1	21.1	1.0	97
45.	प्याज	84.3	1.8	0.1	12.6	0.6	59
46.	आलू	74.7	1.6	0.1	22.6	0.4	97
47.	मूली	94.4	0.7	0.1	3.4	0.8	17
48.	शकरकन्दी	68.5	1.2	0.3	28.2	0.8	120
49.	टेपिओका	59.4	0.7	0.2	38.1	0.6	157
50.	शलगम	91.6	0.5	0.2	6.2	0.9	29
अन्य सब्जियां							
51.	लौकी	92.4	1.6	0.2	4.2	0.8	25
52.	करेला	96.1	0.2	0.1	2.5	0.6	12
53.	बैगन	92.7	1.4	0.3	4.0	1.3	24
54.	सेम	85.4	4.5	0.1	7.2	2.0	48
55.	फूलगोभी	90.8	2.6	0.4	4.0	1.2	30
56.	खीरा	96.3	0.4	0.1	2.5	0.4	13
57.	सैजन	86.9	2.5	0.1	3.7	4.8	26
58.	फेंच बींस	91.4	1.7	0.1	4.5	1.8	26
59.	शिमला मिर्च	92.4	1.3	0.3	4.3	1.0	24
60.	कटहल	84.0	2.6	0.3	9.4	2.8	51
61.	भिंडी	89.6	1.9	0.2	6.4	1.2	35
62.	कमलककड़ी (सूखी)	9.5	4.1	1.3	51.4	25.0	234
63.	आम (कच्चा)	87.5	0.7	0.1	10.1	1.2	44
64.	हरी प्याज	87.6	0.1	0.2	8.9	1.6	41

	खाद्य पदार्थ	नमी (ग्राम)	प्रोटीन (ग्राम)	वसा (ग्राम)	सीएचओ (ग्राम)	तन्तु (ग्राम)	ऊर्जा (ग्राम)
65.	परवल	92.0	2.0	0.3	2.2	3.0	20
66.	कच्चा केला	83.2	1.4	0.2	14.0	0.7	64
67.	कद्दू	92.6	1.4	0.1	4.6	0.7	25
68.	तोरई	95.2	0.5	0.1	3.4	0.5	17
69.	टिंडा	93.5	1.4	0.2	3.4	1.0	21
70.	टमाटर (कच्चा)	93.1	1.9	0.1	3.6	0.7	23
71.	सिंघाड़ा	70.0	4.7	0.3	23.3	0.6	115

गिरी और तेलीय बीज

72.	बादाम	5.2	20.8	58.9	10.5	1.7	655
73.	सुपारी	31.3	4.9	4.4	47.2	11.2	249
74.	काजू	5.9	21.2	46.9	22.3	1.3	596
75.	चिलगोजा	4.0	13.9	49.3	29.0	1.0	615
76.	खोपरा	4.3	6.8	62.3	18.4	66.6	662
77.	नारियल (ताजा)	36.3	4.5	41.6	13.0	3.6	444
78.	गरी	90.8	0.9	1.4	6.3	-	41
79.	नारियल का दूध	42.8	3.4	41.0	11.9	-	430
80.	नारियल पानी	93.8	1.4	0.1	4.4	-	24
81.	तिल	5.3	18.3	43.3	25.0	2.9	563
82.	मूंगफली (कच्ची)	3.0	25.3	40.1	26.1	3.1	567
83.	सरसों	8.5	20.0	39.7	23.8	1.8	541
84.	पिस्ता	5.6	19.8	53.5	16.2	2.1	626
85.	चिरौंजी	3.0	19.0	59.1	12.1	3.8	656
86.	अखरोट	4.5	15.6	64.5	11.0	2.6	687
87.	मूंगफली (भुनी हुई)	1.7	26.2	39.8	26.7	3.1	570

	खाद्य पदार्थ	नमी (ग्राम)	प्रोटीन (ग्राम)	वसा (ग्राम)	सीएचओ (ग्राम)	तन्तु (ग्राम)	ऊर्जा (ग्राम)
मसाले							
88.	हींग	16.0	4.0	1.1	67.8	4.1	297
89.	इलायची	20.0	10.2	2.2	42.1	20.1	229
90.	मिर्च (सूखी)	10.0	15.9	6.2	31.6	30.2	246
91.	मिर्च (हरी)	85.7	2.9	0.6	3.0	6.8	29
92.	लौंग	25.2	5.2	8.9	46.0	9.5	286
93.	धनिया	11.2	14.1	16.1	21.6	32.6	288
94.	जीरा	11.9	18.7	15.0	36.6	12.0	356
95.	मेथी दाना	13.7	26.2	5.8	44.1	7.2	333
96.	लहसुन	62.0	6.3	0.1	29.8	0.8	145
97.	अदरक	80.9	2.3	0.9	12.3	2.4	67
98.	अमचूर	6.8	2.8	7.8	64.0	13.7	337
99.	काली मिर्च	18.2	11.5	6.8	49.2	14.9	304
100.	पोस्तदाना	4.3	21.7	19.3	36.8	8.0	408
101.	इमली	20.9	3.1	0.1	67.4	5.6	283
102.	हल्दी	13.31	6.3	5.1	69.4	2.6	349
फल							
103.	आंवला	81.8	0.5	0.1	13.7	3.4	58
104.	सेब	84.6	0.2	0.5	13.4	1.0	59
105.	खुबानी (ताजा)	85.3	1.0	0.3	11.6	1.1	53
106.	खुबानी (सूखा)	19.4	1.6	0.7	73.4	2.1	306
107.	बॉल फ्रूट	61.5	1.8	0.3	31.8	2.9	137
108.	केला	70.1	1.2	0.3	21.2	0.4	116
109.	रसबरी	82.9	1.8	0.2	11.1	3.2	53
110.	लाल चैरी	83.4	1.1	0.5	13.8	0.4	64

खाद्य पदार्थ	नमी (ग्राम)	प्रोटीन (ग्राम)	वसा (ग्राम)	सीएचओ (ग्राम)	तन्तु (ग्राम)	ऊर्जा (ग्राम)
111. मुनक्का	18.4	2.7	0.5	75.2	1.0	316
112. खजूर (ताजा)	59.2	1.2	0.4	33.8	3.7	144
113. अंजीर	88.1	1.3	0.2	7.6	2.2	37
114. अंगूर	79.2	0.5	0.3	16.5	2.9	751
115. अमरूद	81.7	0.9	0.3	11.2	5.2	51
116. कटहल	76.2	1.9	0.1	19.8	1.1	88
117. जामुन	83.7	0.7	0.3	14.0	0.9	62
118. नीबू	85.0	1.0	0.9	11.1	1.7	57
119. लीची	84.1	1.1	0.2	13.6	0.5	61
120. माल्टा	90.3	0.7	0.2	7.8	0.6	36
121. मौसम्बी	88.4	0.8	0.3	9.3	0.5	43
122. आम	81.0	0.6	0.4	16.9	0.7	74
123. खरबूजा	95.2	0.3	0.2	3.5	0.4	17
124. तरबूज	95.8	0.2	0.2	3.3	0.2	16
125. सन्तरा	87.6	0.7	0.2	10.9	0.3	48
126. पपीता	90.8	0.6	0.1	7.2	0.8	32
127. आड़ू	86.0	1.2	0.3	10.5	1.2	50
128. नाशपाती	86.0	0.6	0.2	11.9	1.0	52
129. अनन्नास	87.8	0.5	0	10.8	1.5	46
130. आलूबुखारा	86.9	0.7	0.5	11.1	0.4	52
131. अनार	78.0	1.6	0.1	14.5	1.1	65
132. किशमिश	20.2	1.8	0.3	74.6	1.1	3048
133. चीकू	73.7	0.7	1.1	21.4	2.6	98
134. शरीफा	70.5	1.6	0.4	23.5	3.1	104
135. स्ट्राबरी	87.8	0.7	0.2	9.8	1.1	44
136. टमाटर	94.0	0.9	0.2	3.6	0.8	20

खाद्य पदार्थ	नमी (ग्राम)	प्रोटीन (ग्राम)	वसा (ग्राम)	सीएचओ (ग्राम)	तन्तु (ग्राम)	ऊर्जा (ग्राम)
137. बेर	81.6	0.8	0.3	17.0	-	74
138. फालसा	80.8	1.3	0.9	14.7	1.2	72
दूध और दूध से बने पदार्थ						
139. भैंस का दूध	81.0	4.3	6.5	5.0	-	117
140. गाय का दूध	87.5	3.2	4.1	4.4	-	67
141. बकरी का दूध	86.8	3.3	4.5	4.6	-	72
142. दही (गाय के दूध का)	89.1	3.1	4.0	3.0	-	60
143. मक्खन रहित दूध	97.5	0.8	1.1	0.5	-	15
144. (स्किम्ड) चिकनाई निकाला हुआ दूध, तरल	92.1	2.5	0.1	4.6	-	29
145. छेना गाय के दूध का	57.1	18.3	20.8	1.2	-	265
146. छेना, भैंस के दूध का	54.1	13.4	23.0	7.9	-	292
147. खोया (भैंस के दूध का)	30.6	14.6	31.2	20.5	-	421
148. खोया (गाय के दूध का)	25.2	20.0	25.9	24.9	-	413
149. स्किम्ड पाउडर, गाय के दूध का	4.1	38.0	0.1	51.0	-	357
150. गाय के दूध का पाउडर	3.5	25.8	26.7	38.0	-	497

खाद्य पदार्थ	नमी (ग्राम)	प्रोटीन (ग्राम)	वसा (ग्राम)	सीएचओ (ग्राम)	तन्तु (ग्राम)	ऊर्जा (ग्राम)
वसा व तेल						
151. मक्खन	19.0	-	-	81.0	-	729
152. घी/तेल	-	-	100.0	-	-	900
शर्करा						
153. खांड	0.4	6.1	-	99.4	-	398
154. चीनी	20.6	0.3	-	79.5	-	319
155. शहद	3.9	0.4	0.1	95.0	-	383
156. गुड़	12.2	0.2	0.2	87.1	-	351

स्रोत : भारतीय खाद्य पदार्थों का पोषक मान, NIN, इंडियन काउंसिल ऑफ मेडिकल रिसर्च

तेल का विवाद

इस अध्याय में मुझे तेल के बारे में खुलकर चर्चा करने दीजिए, ताकि मैं आपमें से बहुत से लोगों के भ्रमों में से कुछ को दूर कर सकूं।

जिस तरीके से तेल (खाद्य तेल) बनानेवाली कम्पनियां विज्ञापन देती हैं, उसे ही देखते हैं, इन विज्ञापनों से ऐसा लगता है कि कुछ तेल हृदय की रुकावटों के लिए सुरक्षित होने चाहिए। तेल का वैज्ञानिक नाम 'ट्राइग्लिसराइड्स' (Triglyecrides) है। यदि आप किसी भी स्टैंडर्ड खाद्य तेल को लें, तो यह सौ प्रतिशत वसा अर्थात ट्राइग्लिसराइड ही है। ज्यादातर खाद्य तेलों में अत्यधिक वसा का जमाव दबाने के लिए, तेल बनानेवाली कम्पनियां तरह-तरह के तरीके अपनाती हैं और ग्राहकों को प्रभावित करने के लिए तरह-तरह के 'फैटी एसिड' का इस्तेमाल करती हैं, जो 'ट्राइग्लिसराइड' बनाती हैं।

अब मैं इसका खुलासा करता हूं, ट्राइग्लिसराइड में 'ट्राइ' का मतलब है तीन; और ग्लिसराइड, 'ग्लिसरॉल' (Glycerol) से आया है। ट्राइग्लिसराइड में ग्लिसरॉल की एक अणु और फैटी एसिड के तीन अणु होते हैं। ट्राइग्लिसराइड में मौजूद फैटी एसिड तीन तरह के हो सकते हैं—पॉली-अनसैचुरेटिड (Polyunsaturated), मोनो अनसैचुरेटिड (Monounsaturated) और सैचुरेटिड (Saturated) फैटी; एसिड यदि किसी फैटी एसिड में एक हाइड्रोजन अणु न हो तो, इस मोनो-अनसैचुरेटिड कहते हैं और एक से अधिक हाइड्रोजन अणु मौजूद न हों तो इसे पॉली-अनसैचुरेटिड कहा जाता है। रचना और असर के हिसाब से इन तीनों में कोई अन्तर नहीं है। उदाहरण के लिए अगर सैचुरेटिड फैटी एसिड बानवे प्रतिशत नुकसानदेह होते हैं, तो मोनो-अनसैचुरेटिड नब्बे प्रतिशत और पॉली-अनसैचुरेटिड फैटी एसिड अठासी प्रतिशत होंगे। लोगों को इस बात की समझ नहीं है और खाद्य तेल बनानेवाली कम्पनियां इसका फायदा उठाती हैं।

उदाहरण के लिए ऐसा तेल लीजिए, जिसमें सत्तर प्रतिशत पॉली-अनसैचुरेटिड, पच्चीस प्रतिशत मोनो-अनसैचुरेटिड और पांच प्रतिशत सैचुरेटिड ट्राइग्लिसराइड हैं। विज्ञापन के लिए लिखा जाता है कि यह '95% सैचुरेटिड फैट फ्री' है, आखिर के दो अक्षर मोटे-मोटे लिखे जाते हैं और 95% भी ऐसे ही लिखा जाता है। जो लोग सैचुरेटिड या मोनो-अनसैचुरेटिड फैट नहीं समझते—उन्हें यह विज्ञापन ऐसा लगता है कि तेल में सिर्फ पांच प्रतिशत वसा है और वे खासतौर पर

वही तेल इस्तेमाल करते हैं, बिना यह समझे कि सौ प्रतिशत में से इसमें पिचानवे प्रतिशत मोनो (Mono) या पॉली (Poly) फैट है। कानूनी तौर पर खाद्य तेल बनानेवाली कम्पनियों को सजा नहीं दी जा सकती। हृदय रोगी इस चंगुल में आसानी से फंस जाते हैं। चूंकि ये कम्पनियां यह भी लिखती हैं कि ये तेल 'कोलेस्ट्रोल' फ्री हैं। यह हो रहा है और हृदय विशेषज्ञों ने इसे स्वीकार लिया है और खाद्य तेल बनानेवाली कम्पनियां उनकी मीटिंगें प्रायोजित (Sponsor) करती हैं।

सम्भवतः आप यह पूछेंगे कि डॉक्टर, 'आप किन तेलों को मान्यता देते हैं?' तेलों में से मेरे पास कोई नहीं है। खाना पकाने के लिए मैं पानी अपनाने को कहता हूं। इसी को 'तेल शून्य' (Zero Oil) कहा जाता है। आप यह भी पूछ सकते हैं कि डॉक्टर आप हमारे शरीर की तेलीय आवश्यकता के बारे में क्या कहते हैं। भोजन को मान्यता देनेवाले एक अहम संस्थान 'नेशनल इंस्टीट्यूट ऑफ न्यूट्रीशन' के अनुसार हमारे शरीर को जितनी कैलोरीज की जरूरत होती है, उसका कम-से-कम दस प्रतिशत ही वसा से मिलना चाहिए। यदि हम इसे प्रतिदिन 1600 कैलोरीज मान लें तो 160 कैलोरी ही वसा से मिलनी चाहिए। इसका मतलब है प्रतिदिन कम-से-कम अठारह से बीस ग्राम वसा की जरूरत होती है। जो हृदय रोगी अपने रोग को खत्म करना चाहते हैं, उन्हें साओल इसी मात्रा का सुझाव देता है। लेकिन आम आदमी की खुराक में यह मात्रा अनाज और दालों से अपने आप आ जाती है। इसलिए, हमें अपनी खुराक में तेल के द्वारा और वसा मिलाने की जरूरत नहीं है।

तेल और उनकी रचना

नाम	सैचुरेटिड	मोनो-सैचुरेटिड	पॉली-सैचुरेटिड
नारियल का तेल	86	6	2
भैंस का घी	74	19	3
गाय का घी	71	25	2
वनस्पति घी	76	19	3.5
जैतून का तेल	14	72	2
ताड़ का तेल	48	38	10
मूंगफली का तेल	19	47	30
सीसम का तेल	15	39	41
मक्की का तेल	13	25	58
सूरजमुखी का तेल	11	34	50
सैफफ्लॉवर	9	12	74
रैपसीड ऑयल	4	11	82
सरसों का तेल	4	11	82
सोयाबीन का तेल	15	23	59

स्रोत : NIN, हैदराबाद, भारत, का बुलेटिन औसत मान लिए गए हैं, न कि सौ प्रतिशत।

खाद्य पदार्थों में अदृश्य वसा

नाम	अदृश्य वसा की मात्रा (सौ ग्राम)	नाम	अदृश्य वसा की मात्रा (सौ ग्राम)
बाजरा	5	मूंगफली	40.1
मक्का	3.6	हरी मिर्च	0.6
चावल	0.5-1	लहसुन	0.1
गेहूं	1.5	सेब	0.5
काला चना	5.3	केला	0.3
हरी मटर	0.1	खजूर	0.4
राजमा	1.3	मछली	0.1-0.2
हर पत्ते	0.1-0.5	गाय का मांस	10.3
गाजर	0.2	अंडा	13.3
प्याज	0.1	मटन	29
आलू	0.1	भैंस का दूध	6.5
मूली	0.1	गाय का दूध	4.1
बैगन	0.3	दही	4.0
फूल गोभी	0.4	लस्सी	1.1
कच्चा आम	0.1	छेना	20-25
टमाटर	0.1	खोया	31
बादाम	58.9	मक्खन	81
काजू	46.9	तेल	100
नारियल पानी	0.1	चीनी	0
ताजा नारियल	41.6	शहद	0

टिप्स

- यह पाया गया है कि लहसुन रक्तचाप कम करने में मदद करता है, कॉरोनरी थ्रोम्बोसिस से बचाव करता है, इसके साथ-साथ हार्ट अटैक से भी बचाव करता है। यह भी पाया गया है कि लहसुन कैंसर ट्यूमर जैसी बीमारियां होने से रोकता है और मधुमेह के इलाज में मदद करता है, संक्रमण रोकता है, एलर्जी और तनाव को दूर रखने में भी मदद करता है।
- लहसुन भोजन और दवा का सुन्दर मिश्रण है। यह शरीर की रोगों से लड़ने की ताकत बढ़ाता है और बहुत-सी बीमारियों के प्रति प्रतिरोधक क्षमता बढ़ाता है। यह बैक्टीरिया, फंगस और थ्रोम्बोसिस से लड़ने की ताकत भी देता है।
- शहद, चीनी का एक अच्छा विकल्प है। यह चीनी से अधिक मीठा होता है और शरीर इसे चीनी से जल्दी सोख भी लेता है। चीनी के अलावा इसमें विटामिन बी, कुछ खनिजों के साथ-साथ एनजाइम भी होते हैं।
- लहसुन की बदबू हटाने के लिए इसके साथ अजवायन चबाया जा सकता है।
- तोफू (Tofu) तैयार करना : सूखे सोयाबीन को मुलायम होने तक पानी में भिगो दीजिए, मुलायम होने पर मसलकर उबाल लें। छानकर लुगदी और सोयाबीन के दूध को अलग कर लें। इस दूध में सिट्रिक एसिड या टार्टेरिक एसिड या नीबू का रस मिला लीजिए। दूध, दही में बदल जाएगा और छाछ बन जाता है। दही को सांचे में डालकर जमने के लिए रख दीजिए। दो-तीन घंटे में 'तोफू' तैयार हो जाएगा।
- नीबू विटामिन सी का बहुत बढ़िया स्रोत है और इसमें कुछ मात्रा में कैल्शियम, फास्फोरस, पोटाशियम और कैरोटीन भी होता है। यह भी पाया गया है कि इसमें एंटीसेप्टिक के गुण पाए जाते हैं। इसे कम कैलोरी वाले सलाद में इस्तेमाल किया जा सकता है।
- इलायची मुख्यतः खाना पकाने में मसाले या पेय पदार्थों का स्वाद बढ़ाने में इस्तेमाल की जाती है। यह बादी दूर करनेवाली, पेट फूलने में

आरामदायक और पाचक मानी जाती है।

- सब्जियों को छोटे-छोटे टुकड़ों में काट लीजिए, बीस मिनट में इनका स्वाद आसानी से अलग हो जाएगा। अगर आप इन्हें बड़े-बड़े टुकड़ों में काटेंगे तो इनका स्वाद पाने के लिए देर तक पकाना पड़ेगा।
- बिना चिकनाई के स्वादिष्ट खाना पकाना मुश्किल नहीं है। मसालों का इस्तेमाल सही मात्रा में करें। उनका स्वाद, चिकनाई की कमी को पूरा कर सकता है।
- नमक की मात्रा में कमी करें।
- नमक खाना पकाने की बजाय, खाना खाते समय मिलाइए, ऐसा करने से कम मात्रा में ही स्वाद आ जाएगा और खपत भी कम होगी।
- खाने में स्वाद देनेवाले अन्य तत्त्वों का इस्तेमाल कीजिए जैसे लहसुन, नीबू, रस, सिरका, टमाटर तथा मसाले आदि।
- अधिक नमकवाले खाद्य पदार्थ खाने से बचिए, जैसे अचार आदि।
- सभी स्वादों की तरह नमक भी एक स्वीकृत स्वाद है।
- ज्यादा-से-ज्यादा स्वाद के लिए आखिरी समय में मसाले मिलाइए और एक-दो भाप दीजिए।
- सूखे मसालों को इस्तेमाल करने से पहले कुछ देर के लिए भिगो लीजिए।
- कैलोरी और वसा की जानकारी के लिए लेबल पढ़ लीजिए और अधिक शर्करा वाले खाद्य पदार्थ खाने से बचिए।
- आवश्यकता से अधिक मसालेदार खाना खाने से बचिए। तीन-चार चम्मच सॉस या ग्रेवी में हैरान करनेवाली कैलोरीज हो सकती है। यदि आपको स्वाद चाहिए तो एक ही चम्मच लें।
- जब तक सेम जैसी सब्जियां मुलायम न हो जाएं, इसमें अम्लीय खाद्य पदार्थ जैसे टमाटर, नीबू का रस कभी न मिलाए। यह एसिड सेम को मुलायम होने से रोक सकता है।
- मशरूम एक तरह की फफूंदी है, इसमें बहुत अधिक मात्रा में पोटाशियम, फास्फोरस, तांबा और लौह होता है। ये विटामिन $बी_1$ और $बी_2$ के भी अच्छे स्रोत हैं। रक्त में वसा के स्तर को कम करने के लिए इन्हें बहुत फायदेमन्द माना जाता है, इनमें एंटीबायोटिक गुण होते हैं, एंटीट्यूमर गतिविधि करते हैं और बीमारियों से लड़ने की ताकत बढ़ाते हैं।

- आमतौर पर सरसों को पाक सम्बन्धी जड़ी-बूटी माना जाता है। यह भूख बढ़ाती है और पाचन में भी मदद करती है।
- प्याज में पाक सम्बन्धी गुण होने के साथ-साथ, रक्त के थक्के बनने और हार्ट अटैक होने से बचाव करता है। इसके इस्तेमाल से उच्च रक्तचाप को और कोलेस्ट्रोल की मात्रा को कम करने में भी मदद मिलती है।
- पपीता पाचन-क्रिया में मदद देने के लिए जाना जाता है। इसमें ऐसे एनजाइम होते हैं जो प्रोटीन को पचाने में मदद करते हैं। पपीता बीटा-कैरोटीन, विटामिन बी और विटामिन सी का अच्छा स्रोत है।
- आलू सब्जियों से मिलनेवाले प्रोटीन, पोटाशियम, विटामिन सी, आयरन, फास्फोरस और एनजाइमों का अच्छा स्रोत है। यह जल सम्भरण (Water Retention) की क्षमता बढ़ाता है और कई बार इसका इस्तेमाल 'हाइपरटेंशन' कम करने के लिए भी किया जा सकता है तथा यह आंतों की क्रियाशीलता भी बढ़ाता है।
- कद्दू बीटा-कैरोटीन, कैल्शियम, लौह और कुछ विटामिन बी का अच्छा स्रोत है। यह रक्त में शर्करा की मात्रा या स्तर को नियन्त्रित रखने में मदद करता है और इस तरह 'हाइपोग्लाइसेमिक्स' (Hypoglycemics) में लाभदायक है।
- पालक आयरन, कैल्शियम, क्लोरोफिल, बीटा-कैरोटीन, रिबोफ्लैविन, सोडियम और पोटाशियम का बहुत अच्छा स्रोत है। यह मूत्रवर्धक और रेचक भी है।
- अंकुरित भोजन क्लोरोफिल, विटामिन ए, सी, डी, ई, के और बी, कैल्शियम, फास्फोरस, पोटाशियम, मैग्नीशियम और आयरन जैसे खनिजों का अच्छा स्रोत होता है।
- अंकुरित भोजन भूख बढ़ानेवाला, शरीर के जहरीले तत्त्व निकालनेवाला और मूत्रवर्धक होता है।
- हल्दी को सिर्फ एक मसाले या भूनने वाले माध्यम के रूप में इस्तेमाल नहीं किया जाता बल्कि भोजन संरक्षक और रंग देनेवाले तत्त्व के रूप में भी इस्तेमाल करते हैं। इसमें ऑक्सीकरण और जलन के विरुद्ध दुर्लभ लक्षण भी पाए जाते हैं, यह मुक्त कणों की रक्षा करते हुए उम्र से जुड़ी बीमारियों को दूर करती है, कैंसर कोशिकाओं के विकास को राकती है, यकृत को कोलेस्ट्रोल से बचाती है, जोड़ों की सूजन दूर करती है, माहवारी के दर्द को कम करती है और एड्स के इलाज में

भी फायदेमन्द है।

- किसी भी पोषक तत्त्व के साथ शरीर को सन्तुलित मात्रा में पानी की जरूरत होती है। अत्यधिक पानी भी खासतौर पर खाना खाने के बाद पाचक रसों को घोल देता है, पाचन को कमजोर कर देता है, और ठंडक पैदा करता है। दूसरी तरह अपर्याप्त मात्रा में पानी कब्ज बनाता है, शरीर में जहरीले पदार्थ इकट्ठे होने लगते हैं, गुर्दे खराब हो जाते हैं, थकान, उदासी और सूखापन पैदा होते हैं।
- अनाज और फलियों को जब पकाया जाता है तो इनमें करीब अस्सी प्रतिशत पानी होता है, बहुत-सी सब्जियों और फलों में नब्बे प्रतिशत से भी अधिक पानी होता है, जबकि सूप और रसों में यह लगभग सौ प्रतिशत होता है।
- दही के पोषक गुण आंतों को फायदेमन्द बैक्टीरिया की बढ़त देने के लिए होते हैं। यह प्रोटीन, विटामिन और कैल्शियम का अच्छा स्रोत है। यह आसानी से पच भी जाता है।
- अपने खाने की शुरुआत कम वसा और अधिक प्रोटीनवाले सूप के साथ करें। यह आपकी भूख को सन्तुष्ट करेगा और आप मोटा करनेवाले भोजन को कम करेंगे। लेकिन क्रीमवाले सूप के प्रति सावधान रहें—ये बहुत चिकनाईवाले होते हैं।
- खाना धीरे-धीरे खाइए। खाना जल्दी-जल्दी निगलना पाचन के लिए अच्छा नहीं है। अगर आप धीरे-धीरे खाना खाएंगे तो इसे ठीक से चबाएंगे और अधिक आनन्द लेंगे।

खुराक में तत्त्वों की मात्रा

40-50% वसा (ज्यादातर सैचुरेटिड)
25-35% कार्बोहाइड्रेट्स
25% प्रोटीन
400-500 मिलीग्राम कोलेस्ट्रोल (प्रतिदिन)

बीमारी दूर करनेवाली खुराक के तत्त्वों की मात्रा

10% वसा (अदृश्य रूप में)
70-75% कार्बोहाइड्रेट
15-20% प्रोटीन
10 मिलीग्राम कोलेस्ट्रोल (प्रतिदिन)

कोलेस्ट्रोल : मुख्य अपराधी

भोजन में कोलेस्ट्रोल की मात्रा

भोजन	मात्रा (ग्राम)	घरेलू माप	कोलेस्ट्रोल की मात्रा (मिलीग्राम)
मांस और उसके उत्पाद			
अंडे की पीली जर्दी	100	2	420
मुर्गा (ब्रॉयलर)	100	1 भाग	60
मीट (बकरे का) (मध्यम वसा/मांस)	100	3-4 टुकड़े	65
यकृत	100	4-6 टुकड़े	300
गुर्दा 100	1 टुकड़ा	150	
भेजा 100	7 चम्मच	250	
सूअर	100	1 टुकड़ा	70
घोंघा मछली	100	1 भाग	230-470
झींगा	100	1 भाग	150
केकड़ा	100	1 भाग	145
सूअर की पसली	100	दो	105
मेमना	100	1 भाग	70
दूध और उसके उत्पाद			
सम्पूर्ण दूध	100 मि.ली.	1 छोटा कप	11
स्किम्ड दूध	100 मि.ली.	1 छोटा कप	2.4
क्रीम	100 मि.ली.	1 छोटा कप	100
मक्खन	100	1 छोटा कप	240
पनीर	100	4 पीस	16
आइसक्रीम	100	1 छोटा कप	375
पशु चर्बी	100	1 छोटा कप	90

हृदय के लिए कुछ अच्छे व्यंजन

अंकुरित दाल का सलाद

सामग्री

- 50 ग्राम कोई भी अंकुरित दाल
- 1 छोटा प्याज (बारीक कटा हुआ)
- 1 छोटा टमाटर (बारीक कटा हुआ)
- ताजा धनिये की पत्तियां (बारीक कटी हुई)
- हरी मिर्च (कटी हुई)
- 1/4 छोटा चम्मच नमक
- 1/4 छोटा चमक काला नमक
- 1/2 छोटा चम्मच भुना हुआ जीरा
- 1/2 छोटा चम्मच अमचूर
- 1/4 छोटा चम्मच लाल मिर्च पाउडर
- एक नीबू का रस

विधि

- अंकुरित दाल को थोड़े से पानी में (दो से तीन मिनट) भिगो लीजिए।
- इस दाल में ऊपर लिखी सभी चीजें मिला दीजिए।
- परोसते समय ऊपर से धनिया-पत्ती बुरक दीजिए।

मौसमी और खीरे का सलाद

सामग्री

- एक छोटा चम्मच जिलेटिन
- 200 मिलीलीटर मौसमी का रस
- 1/2 खीरा (कद्दूकस)
- स्वादानुसार नमक और काली मिर्च

विधि

- 1/4 कप मौसमी के रस में जिलेटिन मिला दीजिए और इसे थोड़ा-सा गरम कर लीजिए।
- जब ठंडा हो जाए तो इसमें बचा हुआ रस मिलाकर फ्रिज में रख दीजिए।
- 15-20 मिनट बाद इसे बाहर निकाल लीजिए।
- इस मिश्रण को कद्दुकस किए खीरे से भरकर फिर से फ्रिज में रख दीजिए और थोड़ी देर बाद परोसिए।

काले चने और छोले का सलाद

सामग्री

- 25 ग्राम काले और सफेद चने (रात-भर भीगे हुए)
- 1 छोटी शिमला मिर्च (बारीक कटी हुई)
- 1 छोटा प्याज (कटा हुआ)
- 1 छोटा टमाटर (कटा हुआ)
- 1 छोटा चम्मच अदरक (कद्दूकस)
- अच्छी तरह कटा हुआ धनिया और हरी मिर्च
- स्वादानुसार नमक
- 1/4 छोटा चम्मच काला नमक
- 1/4 छोटा चम्मच काली मिर्च
- 1/2 छोटा चम्मच चीनी
- एक चुटकी सरसों पाउडर
- 1/2 छोटा चम्मच चाट मसाला
- 1/2 छोटा चम्मच जीरा पाउडर (भुना)
- 1 छोटा चम्मच नीबू का रस

विधि

- भीगे हुए चनों को उबाल लें।
- सभी चीजें उबले हुए चनों में मिला दीजिए।
- धनिया-पत्ती से सजाकर परोसिए।

नाशपाती का सलाद

सामग्री

- 6 बड़ी नाशपाती
- 150 ग्राम काले अंगूर
- 1 कप दही
- 1 छोटा चम्मच चीनी
- स्वादानुसार नमक और काली मिर्च

विधि

- दही को मलमल के कपड़े में बांधकर अतिरिक्त पानी निचुड़ जाने के लिए दो-तीन घंटे तक लटका दीजिए।
- नाशपातियों को छीलकर दो टुकड़ों में काट लें। गूदे को इस तरह से निकाल दीजिए कि नाशपाती कप जैसे बन जाएं।
- अंगूर काट लीजिए और बीज निकाल दीजिए।
- दही में नमक और चीनी मिला दीजिए।
- अंगूर और दही के इस मिश्रण को नाशपाती के कप में भर दीजिए।
- ठंडा करके परोसिए।

माइनस्ट्रोन सूप

सामग्री

- दो प्याज
- एक गाजर
- एक आलू
- 6 से 7 फ्रेंच बींस
- दो टमाटर
- 1/2 कप बन्दगोभी (अच्छी तरह कटी हुई)
- एक तेज-पत्ता
- 1/2 कप उबले हुए नूडल
- 3 छोटे चम्मच उबले हुए राजमा
- स्वादानुसार नमक और काली मिर्च

विधि

- टमाटर, बन्दगोभी को अच्छी तरह काट लीजिए, प्याज को छल्लेदार काट लें और बाकी सब्जियों को भी छोटे-छोटे टुकड़ों में काट लीजिए।
- प्याज, फ्रेंच बींस, गाजर को कम-से-कम तीन मिनट तक सूखा भून लीजिए।
- छह कप पानी उबालिए। इसमें तेज-पत्ता मिला दीजिए।
- अब आलू, बन्द गोभी और टमाटर मिला दीजिए।
- दस-पन्द्रह मिनट तक और उबालिए।
- इसमें नूडल, उबले राजमा, नमक बाकी सब्जियाँ तथा काली मिर्च मिला दीजिए और परोसिए।

बन्दगोभी का सूप

सामग्री

- 25 ग्राम बन्दगोभी
- 225 ग्राम लौकी
- दो प्याज
- दो आलू
- अच्छी तरह बारीक कटा हुआ एक प्याज
- एक गाजर
- 1/2 कप बन्दगोभी (अच्छी तरह कटी हुई)

विधि

- सभी सब्जियों को चौकोर टुकड़ों में काट लीजिए। सात कप पानी मिलाकर, प्रेशर के साथ पकाइए।
- पक जाने पर इसे अलग रख लीजिए।
- इसे कटी हुई सब्जियों के साथ एक पैन में मिलाकर बीस मिनट तक फिर से पकाइए।
- स्वादानुसार नमक और काली मिर्च मिला दीजिए।
- गरम-गरम परोसिए।

चुकन्दर का सूप

सामग्री

- दो चुकन्दर
- 1 छोटा चम्मच मक्का का आटा
- 1 छोटा चम्मच प्याज (कटा हुआ)
- 1 छोटा चम्मच नीबू का रस
- स्वादानुसार नमक और काली मिर्च।

विधि

- चुकन्दर को कद्दूकस करके उबाल लीजिए।
- मक्की के आटे को भूरा हो जाने तक सूखा भून लीजिए।
- प्याज को हल्का भूरा होने तक भूनिए। इसमें पानी मिला दीजिए (जितना सूप चाहिए उससे थोड़ा-सा अधिक), इसके साथ-साथ चुकन्दर और नमक भी मिला दीजिए। दस-पन्द्रह मिनट तक पकाइए।
- अब इस मिश्रण को अच्छी तरह फेंट लीजिए।
- मिश्रण को दुबारा उबालिए।
- आंच से उतारकर रस, सिरका और काला नमक मिला दीजिए। सूप तैयार है।
- गरमागरम परोसिए।

भरवां रोटी

सामग्री

- गाजर/मूली/आलू/सेम/बन्दगोभी/फूलगोभी/मेथी/पालक/कोई भी एक दाल
- गेहूं का आटा
- बेसन
- गरम मसाला
- स्वादानुसार नमक
- लाल मिर्च का पाउडर

विधि

- जो भी सब्जी भरनी हो, उसे उबालकर मसल लीजिए।
- गेहूं के आटे और बेसन को मिला लीजिए। अब इसमें मसाले और सब्जियों का मिश्रण मिला दीजिए।
- आटा गूंथकर तवे पर रोटी बना लीजिए।
- टमाटर/हरी चटनी के साथ गरमागरम परोसिए।

चना दाल भेल

सामग्री

- 100 ग्राम चने की दाल
- अदरक का छोटा-सा टुकड़ा
- 1-2 ग्राम मिर्च (बारीक कटी हुई)
- 1/2 छोटा प्याज (बारीक कटा हुआ)
- 2 कली लहसुन (बारीक कटी हुई)
- 1/2 छोटा चम्मच सरसों
- 3/4 छोटा चम्मच खट्टी दही
- 1/2-1 छोटा चम्मच नीबू का रस
- 1/2-1 छोटा पिसी हुई चीनी
- 1/4 छोटा चम्मच काली मिर्च (पिसी हुई)
- 6-7 करी पत्ता
- स्वादानुसार नमक
- 1/4 छोटा चम्मच सोडा बाइकार्ब
- एक चुटकी हल्दी
- सजावट के लिए बारीक कटा हरा धनिया

विधि

- सारी रात चने की दाल को भीगने दीजिए। सुबह पानी निकाल दीजिए।
- आधी दाल में अदरक, हरी मिर्च, दही मिलाकर पीस लीजिए।
- नमक और हल्दी के साथ इस मिश्रण में बाकी बची साबुत दाल मिला

दीजिए। इन मिश्रण को छह घंटे तक ढंककर रख दीजिए।

- इस मिश्रण में सोड़ा बाइकार्ब, नीबू का रस और चीनी मिला दीजिए।
- इस मिश्रण को इडली के सांचे में रखकर भाप पर पकाइए।
- पक जाने पर सांचे में से निकालकर इसका चूरा कर लें।
- सरसों का पाउडर मिलाकर गरम कीजिए।
- हल्का भूरा हो जाने पर लहसुन और प्याज भून लीजिए। करी पत्ते के साथ मिश्रण में मिला दीजिए।
- परोसने से पहले हरे धनिए से सजाइए।

दाल

सामग्री

- कोई भी एक दाल
- बारीक कटा हुआ एक प्याज
- बारीक कटा हुआ एक टमाटर
- एक छोटा चम्मच लहसुन, अदरक पिसा हुआ
- 1/2 छोटा चम्मच हल्दी पाउडर
- 1/2 छोटा चम्मच लाल मिर्च पाउडर
- 1/2 छोटा चम्मच गरम मसाला
- नमक स्वादानुसार

विधि

- एक कक्कर में दाल को नमक और हल्दी के साथ उबाल लीजिए।
- एक कढ़ाई में प्याज डालिए। हल्का भूरा होने तक भून लीजिए, इसमें लहसुन, अदरक, नमक, मिर्च और गरम मसाला मिला दीजिए।
- जब ग्रेवी (Gravy) तैयार हो जाए तो इसे दाल में मिला दीजिए।
- दाल को उबलने दीजिए।
- ताजा धनिया छिड़ककर गरमागरम परोसिए।

कोफ्ता

सामग्री

- 1 प्याज कटा हुआ
- 1 टमाटर कटा हुआ
- 100 ग्राम लौकी
- 25 ग्राम बेसन
- नमक स्वादानुसार
- 1/2 छोटा चम्मच लाल मिर्च पाउडर
- 1/2 छोटा चम्मच गरम मसाला
- 1/2 छोटा चम्मच अमचूर
- 1/2 छोटा चम्मच हल्दी पाउडर

विधि

- लौकी को कद्दूकस कर लीजिए। पानी में डालकर अच्छी तरह उबाल लीजिए।
- बेसन को सूखा भून लीजिए।
- लौकी में से फालतू पानी निकाल दीजिए। इसमें बेसन, नमक, लाल मिर्च पाउडर, गरम मसाला अच्छी तरह मिला दीजिए। इस मिश्रण के छोटे-छोटे लड्डू बना लीजिए।
- एक पैन में थोड़ा-सा पानी उबालिए। इसे एक छलनी से ढंक दें। लड्डुओं या कोफ्तों को इसके ऊपर रखकर अच्छी तरह ढंक दीजिए। अच्छी तरह पकाइए।
- टमाटर और प्याज की ग्रेवी बना लाजिए और कोफ्तों में मिलाकर पकाइए।
- हरा धनिया बुरककर गरमागरम परोसिए।

साग

सामग्री

- पालक/सरसों/बथुआ
- बारीक कटा हुआ प्याज
- बारीक कटा हुआ टमाटर

- प्याज-लहसुन (कुटा हुआ)
- बेसन
- स्वादानुसार नमक
- स्वादानुसार लाल मिर्च पाउडर

विधि

- सब्जियां उबालकर मसल लीजिए।
- कढ़ाई में भूरा हो जाने तक प्याज भूनिए और इसमें टमाटर मिला दीजिए। टमाटर मुलायम होने तक पकाइए।
- अब इसमें उबली और मसली हुई सब्जियां मिला दीजिए।
- तवे पर बेसन को सूखा भून लें।
- जब सब्जियां करीब-करीब पक जाएं तो बेसन मिलाकर कुछ और समय तक पकाइए।
- गरमागरम परोसिए।

बेसन की सूखी सब्जी

सामग्री

- एक कप बेसन
- बारीक कटा हुआ एक प्याज
- छोटे टुकड़ों में कटा एक आलू
- बारीक कटे दो टमाटर
- फूल गोभी के 3-4 टुकड़े
- बारीक कटा हरा धनिया
- दो हरी मिर्च
- एक छोटा चम्मच सरसों के दाने
- स्वादानुसार नमक
- 1/4 छोटा चम्मच लाल मिर्च पाउडर
- 6-7 करी पत्ते

विधि

- बेसन को हल्का भूरा हो जाने तक हल्की आंच पर सूखा भूनिए।
- सरसों, करी पत्ता और लाल मिर्च को भून लीजिए।
- पैन में एक कप पानी में थोड़ा-सा नमक डालिए, इसमें कटी हुई फूलगोभी, आलू और प्याज मिलाकर मुलायम होने तक पकाइए।
- जब सब्जियां मुलायम हो जाएं, इसमें बेसन, कटी हुई हरी मिर्च, और लाल मिर्च पाउडर मिला दीजिए। पानी सूखने तक कम आंच पर पकाइए।
- टमाटर मिलाकर 3-4 मिनट तक और पकाइए।
- टमाटर, हरी मिर्च और धनिये के साथ सजाकर गरम-गरम परोसिए।

भाग 10

योग की भूमिका

योग : सर्वश्रेष्ठ विज्ञान

पिछले कुछ दशकों से योग और विश्राम को उच्च रक्तचाप और कॉरोनरी हृदय रोग से निजात पाने के लिए सफलतापूर्वक इस्तेमाल किया जा रहा है। हाल ही में हुए शोध से पता चला है कि इलाज के इन तरीकों से न सिर्फ उच्च रक्तचाप को कम करने में मदद मिलती है, बल्कि ये सेरम कोलेस्ट्रोल के स्तर, सेरम ट्राइग्लिसराइड के स्तर, सेरम फ्री फैटी एसिड के स्तर, रक्त ग्लूकोज, शरीर के वजन और कॉरोनरी धमनी रोग को भी कम करता है। कॉरोनरी हृदय रोग के इलाज में और कोई भी उपचार इतना असरदार नहीं है, जितना कि योग। इससे भी कहीं अधिक यह कि दवाओं की तरह उपचार की इस पद्धति के 'साइड इफेक्ट' भी नहीं हैं। योग का अभ्यास शारीरिक स्वास्थ्य को भी बढ़ाता है और व्यक्तिगत क्षमता बढ़ाने में भी मदद करता है। साओल में हम प्रेक्षा-योग पर आधारित खास तरह की जीवन-शैली का इस्तेमाल करते हैं।

योग का सबसे अहम फायदा यह है कि यह शरीर और मस्तिष्क, दोनों को एक इकाई के रूप में लेता है। मेडिकल साइंस में शरीर को बहुत से भागों में बांटा गया है और हर एक भाग के लिए एक विशेषज्ञ होता है। इसमें कोई शक नहीं कि शरीर को इस प्रकार बांटे जाने के फायदे हैं, लेकिन जब आप हृदय का इलाज करते हैं तो पेट को नहीं भूलना चाहिए। जब आप फेफड़ों के किसी संक्रमण का इलाज करने के लिए दवा देते हैं, तो गुर्दे या यकृत पर इसके 'साइड इफेक्ट' हो सकते हैं। इस बात ने अब मेडिकल साइंस के लिए नई समस्या खड़ी कर दी है। वे शरीर को एक इकाई के रूप में लेना भूल चुके हैं, जहां सभी अंग एक-दूसरे का सहयोग करते हुए काम करते हैं। हमारे रक्त का प्रवाह हर मिनट, हर अंग तक पहुंचता है, इसलिए इसमें कोई भी रसायन मिलाने से पहले, आपके जिस अंग तक यह पहुंचता है, उस पर इसके असर की जानकारी होनी चाहिए।

दूसरी तरफ, योग एक सकारात्मक पद्धति है। जब यह पद्धति जोड़ों के लिए काम करती है तो मांसपेशियों और मस्तिष्क को फायदा पहुंचाती है। जब यह हृदय का उपचार करती है तो पेट की समस्याओं को भी हल करती है। जब यह कोलेस्ट्रोल को कम करती है तो लचीलेपन को भी बढ़ाती है। जब

इसका इस्तेमाल दमे के लिए किया जाता है, तो यह 'सरवाइकल स्पोन्डिलोसिस' पर भी काम करती है। शरीर के अन्य सभी भागों पर भी इसका काफी असर पड़ता है।

इसलिए जब हम योग को पद्धति के रूप में इस्तेमाल करते हैं, तो यह मेडिकल साइंस से कहीं अधिक फायदेमन्द रहती है, मेडिकल साइंस को तो अब रसायनों और छुरी-चाकू का विज्ञान समझा जाता है।

योग को समझने में मेडिकल साइंस क्यों असफल रही?

मेडिकल साइंस में एक बहुत बड़ा सकारात्मक गुण है, इसमें मनुष्य के शरीर, इसके क्रिया-कलापों के बारे में बहुत-सी जानकारी है और यह कारणों व सबूतों पर आधारित है। क्योंकि यह उपलब्ध जानकारी के आधार पर हर बात का विश्लेषण करती है और एक ढांचा तैयार करती है, इसलिए इसमें प्रगति हुई। इसमें सबकुछ लिखित रूप में रहता है। इसका विस्तार इतना ज्यादा और व्यवस्थित था कि कमजोरियों के बावजूद यह दुनिया को लगभग निन्यानवे प्रतिशत आबादी की चहेती बन गई।

योग के पारंगत लोगों ने ऐसा नहीं किया। इसलिए जो महान विज्ञान उनके पास था, वह इतने व्यवस्थित और बड़े पैमाने में लोगों तक नहीं फैल सका। ज्यादातर मेडिकल डॉक्टर योग को नीची निगाह से देखते हैं, मनुष्य के शरीर से निपटने में अवैज्ञानिक समझते हैं क्योंकि योग का गहरा अध्ययन करने के लिए और योग के गुणों को डॉक्टरी भाषा में समझने के लिए कोई माध्यम नहीं था। मेडिकल साइंस शोध और रोगियों के आंकड़े चाहती है। यह प्रत्यक्ष रूप में सुधार के आंकड़े चाहती है, जिन्हें मापा जा सके और बार-बार पैदा या लागू किया जा सके।

समस्या यह है कि योग में पारंगत लोगों ने मेडिकल साइंस सीखने की कोशिश नहीं की और मेडिकल डॉक्टरों ने योग के विज्ञान में गहराई से जाने की कोशिश नहीं की। उनके बीच किसी तरह का सम्पर्क सूत्र नहीं रहा। दोनों अपने-अपने तरीकों से बात करते हैं और उनके बीच में किसी तरह की समझ विकसित ऩहीं हो सकी है।

लेकिन हाल ही में मेडिकल साइंस की कमियों का पता लगाने ने, हमें योग पर ध्यान देने को मजबूर किया है। चूंकि यह शरीर का विज्ञान है, इसलिए योग में तनाव प्रबन्धन के जवाब हैं1 ऐसी बीमारियों के हल हैं जो शरीर और मस्तिष्क में आपसी तालमेल की कमी के कारण होती हैं। मस्तिष्क पर रसायनों और चीरा-फाड़ी के बहुत से साइड इफेक्ट होते हैं। ऐसा करने से शरीर के अस्तित्व को भी खतरा हो सकता है, यह सच्चाई मेडिकल साइंस समझ चुकी है। डॉक्टरों के पास मस्तिष्क के साथ काम करने की तकनीक नहीं है। उन्हें ऐसा लगा कि योग के पास इसका जवाब है। योग मस्तिष्क का उपचार कर

सकता है—जो कि सभी तनावों का घर है और जीवन-शैली सम्बन्धी बीमारियों की उत्पत्ति का स्थान है। इसलिए अब वे योग को मेडिकल साइंस के एक भाग के रूप में अपनाना चाहते हैं, तो निश्चित ही अपनी गलतियों के कारण। उनके पास और कोई विकल्प भी नहीं।

योग के विज्ञान को अपनाने के लिए मेडिकल साइंस को सबूतों की जरूरत रही है। इसे तनाव कहे जानेवाले परिमापों को दर्ज करने की जरूरत थी, जो कि अब तक मौजूदा तकनीक के साथ यह नहीं कर पाई है। उनकी (डॉक्टरों) की तकनीक इसके लिए काफी नहीं थी। उनके पास ऐसे व्यक्ति नहीं थे जो मेडिसिन या सर्जरी से इलाज करना छोड़कर, योग का साहित्य पढ़ें, जो कि ज्यादातर संस्कृत या स्थानीय भाषाओं में था। ऐसा कोई नहीं था जो उन्हें योग के बारे में सबकुछ बता सके। जिस चीज की जरूरत सबसे पहले थी, वह इसकी परिभाषा थी, जो कहीं भी उपलब्ध नहीं थी। धीरे-धीरे यह प्रक्रिया आगे बढ़ी।

देरी होने के इसी वक्त के दौरान रसायन निर्माताओं (दवाएं बनाने वाली कम्पनियां) और सर्जिकल निर्माताओं ने मेडिकल साइंस पर लगभग एकाधिकार कर लिया। शरीर के क्रिया-कलापों और सामान्य काम-काज को जानबूझकर जरूरत से ज्यादा ताकत दी गई। मेडिकल साइंस पर कुछ-कुछ अप्राकृतिक चीजें हावी हो गईं। जरूरत से ज्यादा सर्जरी और रासायनिक उपचार किए जाने लगे। दवाओं से किए जानेवाले इस उपचार का भविष्य एकदम अन्धकारपूर्ण है क्योंकि इसका आधार पूरी तरह से गलत है। मेडिकल साइंस की यह गलत दिशा भी एक कारण है कि योग मेडिकल साइंस का भाग क्यों नहीं बन पाया। दोनों एक-दूसरे से एकदम उल्टे थे। हमेशा इन दोनों में टकराव ही रहा। एक शरीर की चीर-फाड़ करना चाहता है, रसायनों का इस्तेमाल करना चाहता है जबकि दूसरा शरीर की कार्य-व्यवस्था को ही इसके उपचार के लिए इस्तेमाल करना चाहता है। दोनों एक ही बीमारी पर काम करना चाहते हैं। अब तक पहले वाले विज्ञान के फायदे संगठन और ढांचागत व्यवस्था होने के कारण ज्यादा महसूस होते हैं। लेकिन सच्चाई दूसरे के साथ है, जो इस दौड़ में अब भी धीमा है और मेडिकल साइंस के साथ सहमति बिठाने में असफल रहा है। ऐसा इसलिए हुआ क्योंकि मेडिकल साइंस योग के फायदों को समझने के लिए विकसित नहीं थी।

योग क्या है?

परिभाषा

योग भारत में करीब 500 ई. पू. विकसित हुआ दर्शनशास्त्र है। यह नैतिक सिद्धान्तों, ध्यान की तकनीकों और एक विशेष प्रकार के अभ्यास पर आधारित है जिसे 'हठ योग' कहा जाता है। इसमें शरीर की अवस्था और श्वास लेने की प्रक्रिया पर नियन्त्रण शामिल है। कहा जाता है कि इससे पूरे शरीर और मस्तिष्क का सही ताल-मेल, योग और सहयोग बनता है।

अन्य परिभाषाएं

- प्राण और महाशक्ति (Universal Energy) का एक होना।
- चित्त का इधर-उधर भटकना बन्द होना।
- साम्यावस्था और लयबद्धता (Harmony) को पाना।
- कार्य की कुशलता ही योग है (कर्मासु कौशैलम्)।

योग की कमियां

योगिक विज्ञान ने इस बारे में कोई खास अध्ययन नहीं किया है कि इसकी कार्य-प्रणाली कैसे काम करती है, किस अंग पर असर डालती है, और इससे कौन से हारमोन्स निकलते हैं आदि। उपलब्ध पद्धति ज्यादातर गैर-प्रशिक्षित व्यक्ति की देख-रेख या ऐसे व्यक्ति की देख-रेख में अपनाया गया जिसने इसे ठीक से पढ़ा था। ज्यादातर योग शिक्षक गलती से बन गए। वे मेडिकल डॉक्टर या बिजनेसमैन या इंजीनियर नहीं बन पाए—तो उन्होंने योग अपना लिया। न तो उनको शरीर की पूरी समझ है और न ही इस महान विज्ञान के बारे में पूरी जानकारी। बहुत से योग शिक्षक या योग डॉक्टर, योग को मनोरंजन या शौक के तौर पर सिखाते हैं।

योग के आठ कदम

योग प्राचीनतम विज्ञानों में से एक है, यह लगभग 5000 साल पुराना विज्ञान है। वेद और अगम जैसे ग्रन्थों में भी इसका उल्लेख है। योग के पिता ऋषि पातंजलि (300 ई. पू.) योग के सर्वाधिक जाने-माने गुरु हैं। पातंजलि के अनुसार योग में आठ कदम हैं : यम्, नियम, आसन, प्राणायाम, प्रत्याहार, धारणा, ध्यान और समाधि।

यम् : तनाव और नियन्त्रण

◆ अहिंसा ◆ सत्य ◆ अस्तेय ◆ अपरिग्रह।

नियम : निरीक्षण

◆ शौच ◆ सन्तोष ◆ तपस् ◆ स्वाध्याय ◆ प्रणिधन।

आसन : शारीरिक नियन्त्रण

प्राणायाम : श्वास पर नियन्त्रण

प्रत्याहार : इन्द्रियों पर नियन्त्रण

धारणा : मन को केन्द्रित करना

ध्यान : धारणा का अगला चरण

समाधि : परम ध्यान और शरीर व मन पर पूरी तरह नियन्त्रण

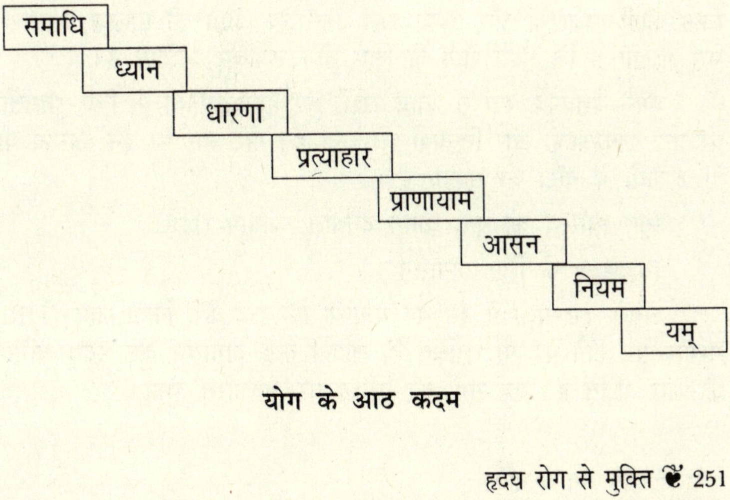

योग के आठ कदम

योग के तनाव प्रबन्धन विभाग, शारीरिक अवस्थाएं

जब मैंने हृदय रोगियों को तनाव प्रबन्धन सिखाना शुरू किया—मैंने पाया कि योग सबसे बढ़िया तरीका है, तनाव पर काबू पाने का सम्पूर्ण माध्यम। आजकल मेडिकल साइंस, तनाव सम्बन्धी बीमारियों को काबू करने के लिए 'व्यवहार प्रशिक्षण' (Behaviour Training) की ओर देख रही है। लेकिन योग में ये सभी उपाय तीन हजार साल पहले से मौजूद हैं। ये हल इतने सटीक हैं कि योग अब आधुनिक विज्ञान को सिखा रहा है।

यम्, नियम और प्राणायाम—और कुछ नहीं बल्कि तनाव प्रबन्धन के तरीके हैं। आधुनिक परिस्थितियों से मेल कराने के लिए इनमें थोड़े से फेर-बदल भी किए जा सकते हैं। जब मैं योग सिखाता हूं, तो मेरा विश्वास होता है कि यौगिक सलाह का सबसे बढ़िया भाग तनाव प्रबन्धन है। मैं योग और तनाव प्रबन्धन पर एक किताब भी लिख रहा हूं।

तनाव प्रबन्धन के लिए ध्यान और प्राणायाम भी बहुत उपयोगी हैं। ये मस्तिष्क को स्थिर करते हैं और शरीर को आराम देते हैं। ये भावनाओं को नियन्त्रित रखने में भी मदद करते हैं।

योग अवस्थाएं (Postures) और खिंचाव (Stretching) हृदय रोगियों के लिए बहुत उपयोगी हैं और पूरी तरह से सुरक्षित भी हैं। ये ऐसे अभ्यास हैं जो शरीर की लय बनाए रखते हैं, मस्तिष्क को स्थिर करते हैं और हृदय पर बिना कोई एनजाइना और दबाव डाले आन्तरिक अंगों की मालिश करते हैं। मेरा मानना है कि हृदय रोगी के लिए योग सर्वोत्तम व्यायाम है।

हमने वैज्ञानिक रूप से ध्यान रखते हुए हृदय रोगियों के लिए खासतौर पर कुछ अवस्थाओं और खिंचावों को चुना है। मोटे तौर पर इन आसनों को दो श्रेणियों में बांटा जा सकता है :

(अ) स्वास्थ्य को पुनः यौवन देनेवाले व्यायाम (HRE)

(ब) हृदय के लिए योगासन

अगले कुछ पेजों में हम यह बताएंगे कि इन्हें कैसे किया जाए। HRE गम्भीर रोग होने पर भी सुरक्षित हैं, लेकिन कुछ योगासन कुछ हृदय रोगियों के लिए वर्जित हैं। यह रोगी की परीक्षा पर आधारित होगा।

योग में सबसे सुरक्षित :
स्वास्थ्य को पुनः यौवन देनेवाले व्यायाम

स्वास्थ्य को पुनः यौवन देनेवाले व्यायाम

आसन शुरू करने के लिए ये अवस्थाएं (Postures) शुरुआती कदम हैं। यौगिक प्रशिक्षण की शुरुआत से पहले ये अभ्यास करने शुरू करना बहुत जरूरी है।

ये इस प्रकार हैं :

- आंखों के लिए
- गर्दन के लिए
- कानों के लिए
- चेहरे के लिए
- कन्धों के लिए
- छाती के लिए
- कमर के लिए
- जांघों के लिए
- घुटनों के लिए
- टखनों के लिए
- पैर की उंगलियों और एड़ियों के लिए

आंखों के लिए

- आराम से सीधे खड़े हो जाइए।
- सिर को स्थिर रखते हुए, आंखें घुमाते हुए ऊपर और नीचे की ओर देखिए।
- अब बाईं और दाईं ओर देखिए और इसके बाद आंखें गोलाकार घुमाइए।
- हथेलियां रगड़कर उनमें गर्मी पैदा कीजिए और दोनों आंखों पर रखिए और धीरे-धीरे पलकें झपकाइए।

गर्दन के लिए

- आराम से सीधे खड़े हो जाइए।
- अपनी हथेलियों को आपस में जोर से दस बार रगड़िए और एक-एक करके गर्दन के पीछे के भाग को रगड़िए।
- अब यही काम पांच मिनट के लिए सामने की तरफ से कीजिए।
- जितना पीछे की ओर झुका सकें, गर्दन को पीछे की तरफ झुकाइए और इसके बाद गर्दन को आगे की तरफ झुकाते हुए अपनी ठुड्डी से छाती को छुइए। पांच बार ऐसा कीजिए।
- गर्दन को कन्धों के ऊपर से चार-पांच बार दाएं-बाएं घुमाइए।
- गर्दन को पहले दाईं, फिर बाईं ओर बारी-बारी करके झुकाइए और कन्धों को कान से छूने की कोशिश कीजिए।
- अब गर्दन को इस तरह घुमाइए कि वह ठुड्डी से छाती को छुए। अब गर्दन को दाएं कन्धे की ओर घुमाते हुए कान से कन्धे को छुएं और अब गर्दन पीछे की ओर झुकाते हुए ऊपर की ओर देखिए, बाएं कन्धे को बाएं कान से छूने की कोशिश कीजिए, आखिर में ठुड्डी से छाती को छुएं। इस तरह गर्दन घुमाने का एक चक्कर पूरा होता है। इसे दूसरी ओर से भी कीजिए (कम-से-कम दो बार)।

कानों के लिए

- सीधे खड़े हो जाइए। कानों के ऊपरी भाग को अंगूठे और तर्जनी से पकड़िए।
- दोनों कानों को खींचिए।
- सीधे ऊपर की ओर खींचिए।
- नीचे के भाग को नीचे की ओर खींचिए।
- दोनों कानों को हथेलियों से पूरी तरह ढंककर दबाइए, हथेलियां ऐसे ही रखते हुए थोड़ी देर इन्तजार कीजिए ताकि कानों के अन्दर दबाव बन सके।
- तर्जनी को छोड़कर अंगूठे और बाकी की तीन अंगुलियों से मुट्ठी बना लीजिए। अब तर्जनी से अपने कानों के सामने वाले भाग को रगड़िए।
- अब इसी अंगुली से कानों के पिछले भाग को रगड़िए।

चेहरे के लिए

- आराम से सीधे खड़े हो जाइए।
- दोनों हथेलियों से चेहरे को हल्के-हल्के रगड़िए।
- रिलैक्स महसूस कीजिए।

कंधों के लिए

- आराम से सीधे खड़े हो जाइए।
- अपनी दोनों बाजुएं, मुट्ठी बन्द रखते हुए पैंट की सिलाई के साथ सीधे नीचे की ओर रखिए। सांस अन्दर खींचते हुए दोनों कन्धों को ऊपर की ओर खींचिए और सांस छोड़ते हुए कंधे नीचे ले आइए, ध्यान रखिए कोहनी न मुड़े।
- कन्धों को नीचे से ऊपर की ओर और ऊपर से नीचे की ओर घुमाइए (पांच बार दोनों क्रियाएं दोहराइए)।
- अपनी बाजुओं, अंगुलियों और अंगूठों को एक साथ मोड़ते हुए कन्धों को छुएं। अन्दर की ओर सांस खींचते हुए बाजुओं को आगे से पीछे की ओर और सांस छोड़ते हुए पीछे से आगे की ओर घुमाइए।

छाती के लिए

- दोनों बाजुओं को मोड़ते हुए अन्दर की ओर ले आइए, हथेलियां छाती की ओर हों और बीच की अंगुलियां एक-दूसरे को छूते हुए छाती के बीचोबीच मिलें।
- अन्दर की ओर सांस खींचिए और बायां हाथ बाहर की ओर खींचिए, सांस छोड़ते हुए हाथ को पुरानी स्थिति में ले आइए। इसी अभ्यास को दाएं हाथ से भी कीजिए (पांच-पांच मिनट तक बारी-बारी से दोनों हाथों से) और अन्त में दोनों हाथों से एक साथ।
- दोनों हाथों को सामने की ओर जांघों पर रखिए। सांस अन्दर खींचते हुए बाईं बाजू बिना मोड़े बायां कान छूते हुए सीधे ऊपर की ओर उठाइए, सांस छोड़ते हुए नीचे ले आइए। अब सीधी बाजू से कीजिए और बाद में दोनों से।

कमर के लिए

- कन्धों की दूरी के बराबर दोनों पैरों को फैलाइए, दोनों बाजुओं को शरीर के साथ रखते हुए सीधे नीचे की ओर लटकाए रखिए।

- सांस अन्दर की ओर खींचते हुए हाथों को ऊपर उठाइए, सांस छोड़ते हुए कमर को 30° या अधिक पर मोड़े, बाएं हाथ को घुटने के पास लाइए और गर्दन को बाईं ओर मोड़िए, बाएं हाथ को नीचे ले आइए, तीन बार सांस अन्दर खींचते हुए और बाहर छोड़ें। उलटी प्रक्रिया के साथ सामान्य अवस्था में आ जाइए। इस अभ्यास को दाएं हाथ से भी कीजिए।
- अंगुलियों को आपस में बांधते हुए हाथों को ऊपर उठाइए।

  (अ) हथेलियों को आसमान की ओर रखें।

  (ब) कमर से बाईं ओर 30° या अधिक पर झुकिए, बाजू कान के साथ लगाए हुए दाईं ओर सीधी रखिए।

  (स) शुरुआती अवस्था में वापस आ जाइए।

  (द) बाजुओं को नीचे लाइए, इसी अभ्यास को दाईं ओर से दोहराइए (दो बार)।
- हथेलियों को एक साथ मिलाइए।

  (अ) सांस अन्दर की ओर खींचते हुए हाथों को ऊपर की ओर उठाइए।

  (ब) सांस छोड़ते हुए कमर को 30° या अधिक पर बाईं ओर झुकाइए। (सांस खींचते हुए और छोड़ते हुए पांच बार ऐसा कीजिए)।

  (स) शुरुआती अवस्था में वापस आ जाइए।

  (द) हाथों को नीचे लाकर, दाईं ओर इसी अभ्यास को दोहराइए।
- (अ) सांस अन्दर की ओर खींचते हुए बाजुओं में छाती के बराबर अन्तर रखते हुए, कन्धों की ऊंचाई तक ऊपर उठाइए, हथेलियां अन्दर की ओर एक-दूसरे की तरफ रहें।

  (ब) कमर को इस तरह घुमाइए कि दायां हाथ बाएं कन्धे पर चला जाए और बायां हाथ दाएं कूल्हे पर चला जाए। (पांच बार सांस खींचिए और छोड़िए)।

  (स) सांस अन्दर की ओर खींचते हुए शुरुआती अवस्था पर आ जाइए।

  (द) सांस छोड़िए और हाथों को नीचे ले आइए। यही अभ्यास दाईं ओर भी कीजिए (तीन बार)।

जांघों और कूल्हों के लिए

- सीधे खड़े होइए, दोनों टांगों को पन्द्रह से बीस सेंटीमीटर की दूरी

पर रखिए।

- एड़ियों को एक-एक करके जमीन पर पटकते हुए कूल्हों पर झटका दीजिए।

घुटनों के लिए

- ऊपर बताई गई अवस्था में खड़े होइए।
- अपनी दाईं एड़ी से दाएं कुल्हे पर चोट कीजिए, इसके बाद घुटने पर खिंचाव महसूस करते हुए पैर आगे की ओर खींचिए। ऐसा दाएं पैर से भी कीजिए। यह अभ्यास पांच बार दोहराइए।
- अंगूठों को सामने रखते हुए दोनों हाथों को कमर पर रखिए। दोनों पैरों को 30 सेंटीमीटर की दूरी पर रखिए। शरीर को सीधा रखते हुए जितना सम्भव हो, घुटनों को नीचे की ओर मोड़िए और ऊपर उठिए। यह अभ्यास पांच बार दोहराइए।

टखनों के लिए

- बाएं पैर को जमीन पर थोड़ा-सा ऊपर उठा लीजिए। टखने को पांच बार ऊपर-नीचे कीजिए। इसके बाद टखने को पहले घड़ी की दिशा और फिर घड़ी से उलटी दिशा में भी घुमाइए। यही अभ्यास दाएं पैर के साथ भी कीजिए।

पैर की अंगुलियों और एड़ियों के लिए

- पैर की अंगुलियों के बल आगे की ओर चलिए और एड़ियों के बल पीछे की ओर चलिए।

हृदय के लिए योगासन

खड़े होने की अवस्थाएं

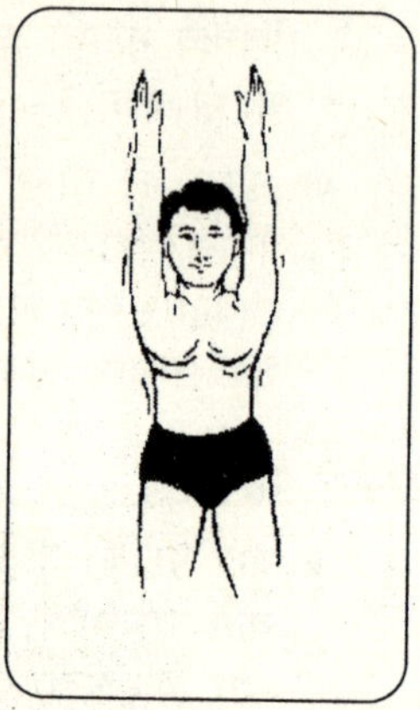

ताड़ासन

अवस्था

दोनों एड़ियों और पैर की अंगुलियों को एक-दूसरे के समानान्तर रखते हुए दस सेंटीमीटर की दूरी पर रखिए, हाथों को दोनों तरफ सीधा रखिए।

क्रिया

सांस अन्दर की ओर खींचिए। छाती और पेट को धीरे-धीरे फैलाते हुए दोनों हाथों को ऊपर की ओर उठाइए। हथेलियों को एक-दूसरे के सामने रखते हुए, शरीर को पैर की अंगुलियों पर उठा लीजिए। आंखों के स्तर पर एक बिन्दु पर देखते हुए इसी अवस्था में रहिए। घुटनों को सीधा रखिए, एड़ियों और हाथों को सांस छोड़ते हुए सीधे शुरुआती अवस्था में आ जाइए।

सावधानी

रीढ़ की हड्डी में परेशानीवाले रोगी यह आसन न करें।

पादहस्तासन

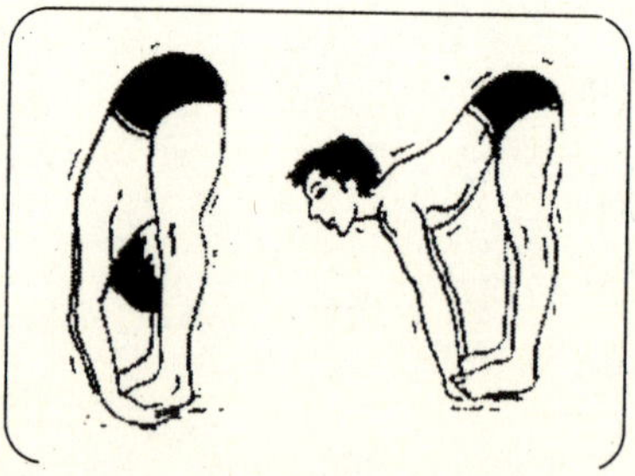

अवस्था

दोनों पैरों को एक साथ रखते हुए सीधे खड़े रहिए।

क्रिया

सांस अन्दर की ओर लेते हुए, हथेलियों को सामने की ओर रखते हुए सिर के

ऊपर खींचें। सांस छोड़ते हुए, सामने नीचे की ओर झुकिए, हथेलियों से टखनों को छूइए और माथा घुटनों पर लगाइए। घुटनों और टखनों को सीधा रखने की कोशिश कीजिए। जब आप अपने शरीर को नीचे की ओर झुका रहे हों तो इस बात को दिमाग में जरूर रखिए कि लक्ष्य माथे से घुटनों को छूना है। सांस अन्दर की ओर लेते हुए अपने शरीर को धीरे-धीरे ऊपर उठाइए, सांस छोड़िए और बाजुएं नीचे ले आइए।

सावधानी

जिन लोगों की रीढ़ की हड्डी में शिकायत हो, उन्हें यह आसन नहीं करना चाहिए।

बैठने की अवस्थाएं

वज्रासन

अवस्था

घुटनों के बल बैठ जाइए।

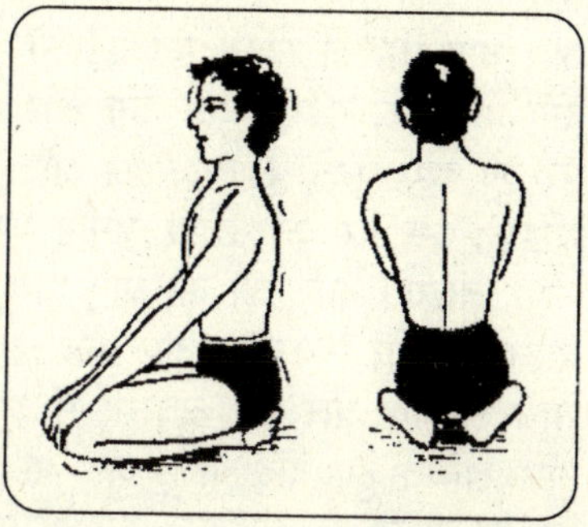

क्रिया

घुटनों पर बैठे हुए इस अवस्था को देखिए। एड़ियां खुली हुई हों और एक-दूसरे से कुछ दूरी पर हों, पैर की अंगुलियां आपस में मिली रहें, पैर के तलवे ऊपर की ओर रहें। घुटने एक साथ आपस में जुड़े रहें। लय के साथ और धीरे-धीरे सांस अन्दर की ओर खींचे और बाहर छोड़ें।

शशांकासन

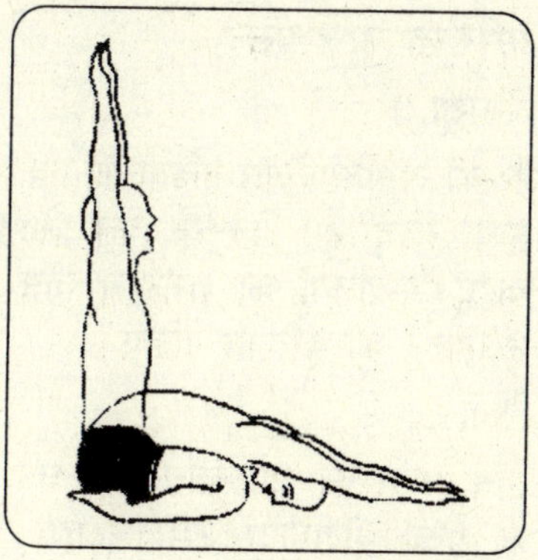

अवस्था

वज्रासन की अवस्था में बैठ जाइए और दोनों बाजुओं को सीधा रखते हुए हथेलियों को एक साथ घुटनों पर रखिए।

क्रिया

सांस अन्दर की ओर खींचते हुए दोनों बाजुओं को आपस में मिलाकर सिर से

ऊपर की ओर ले जाइए। बाजुएं कानों से लगी रहें। सांस छोड़ते हुए आगे की ओर झुकिए, हथेलियों से जमीन को छूइए। सांस लेते और छोड़ते हुए इस अभ्यास को पांच बार दोहराइए। सांस लेते हुए हाथों को सीधे सिर से ऊपर की ओर उठाइए। सांस छोड़ते हुए हाथों को नीचे लाइए। इस अभ्यास को दो बार कीजिए।

अर्धमत्स्यासन

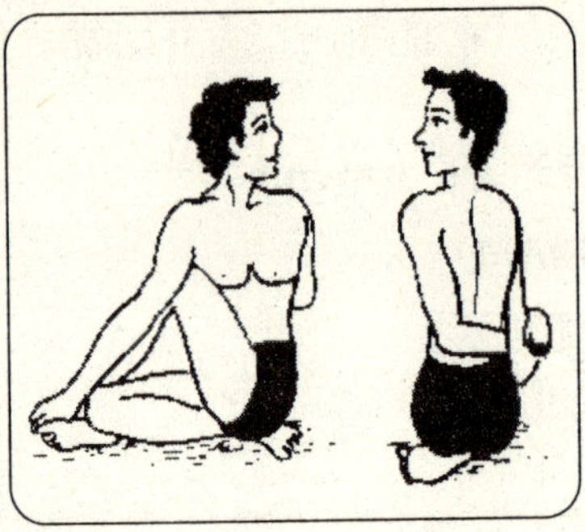

अवस्था

पैरों को सामने की ओर सीधे फैलाकर जमीन पर बैठ जाइए।

क्रिया

दाएं पैर को थोड़ा-सा ऊपर उठाइए और बाएं पैर को मोड़ते हुए एड़ी से दाएं कुल्हे को छूइए। दाईं टांग और पैर को बाएं घुटने के बाहर की ओर रखिए। इस पैर का तलवा जमीन पर रखिए। बाईं काख को दाएं घुटने के ऊपर लाइए। दाईं एड़ी को बाएं हाथ से पकड़िए। सांस छोड़ते हुए दाईं बाजू बाहर की ओर निकालिए और पीछे से घुमाते हुए नाभि को छूइए। लय के साथ सांस लीजिए और इस अवस्था में आधे मिनट तक बैठिए। सांस अन्दर की ओर खींचते हुए दाईं बाजू, दाईं ओर लाइए, सांस छोड़िए और बाईं बाजू व पैर को मुक्त कर दीजिए। इस अभ्यास को दूसरी ओर भी दोहराइए।

छाती के बल लेटने की अवस्थाएं

परिष्कृत भुजंगासन

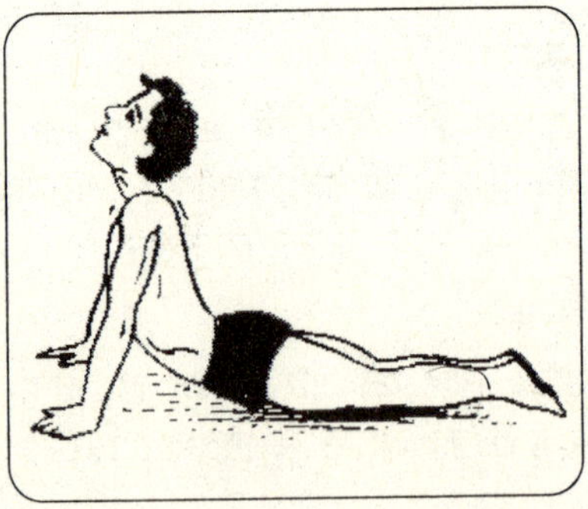

अवस्था 1

पैर की अंगुलियों और एड़ियों को एक साथ रखते हुए पेट के बल लेट जाइए। हथेलियों को शरीर से तीस सेंटीमीटर की दूरी पर रखिए।

क्रिया

सांस अन्दर की ओर खींचते हुए धड़ को पन्द्रह सेंटीमीटर ऊपर उठाइए।

हिस्स की आवाज निकालते हुए मुंह से सांस छोड़िए। नाभि को अन्दर की ओर खींचिए। सांस अन्दर की ओर खींचते हुए शरीर को हथेलियों और जांघों पर उठाइए और आकाश की ओर देखिए। हिस्स की आवाज करते हुए धीरे-धीरे सांस छोड़िए और धड़ को जमीन पर ले आइए।

अवस्था 2

दोनों हाथों को शरीर के पन्द्रह सेंटीमीटर पास ले आइए।

क्रिया

बाकी सभी क्रियाएं ऊपर बताई गई विधि की तरह ही हैं।

अवस्था 3

हाथों को शरीर के पास ले आइए।

क्रिया

सांस अन्दर की ओर खींचते हुए धड़ को जमीन से पन्द्रह सेंटीमीटर ऊपर उठाइए। हिस्स की आवाज निकालते हुए मुंह से सांस छोड़िए। सांस अन्दर की ओर खींचते हुए धड़ को थोड़ा और ऊपर उठाइए, नाभि जमीन को छूती रहे। हिस्स की आवाज करते हुए धड़ को जमीन पर वापस ले आइए। हाथों को चेहरे की दाईं ओर सिर के पीछे फैला दीजिए। पैर की अंगुलियों और एड़ियों को एक साथ खुला रखिए। पूरे शरीर को आराम दीजिए। चेहरे को पलटकर विश्राम कीजिए।

शलभासन

अवस्था

ठुड्डी को जमीन पर लगाते हुए छाती के बल लेट जाइए। दोनों बाजुओं को शरीर के समानान्तर रखिए।

क्रिया

सांस खींचते हुए पैर की अंगुलियों को अन्दर की तरफ कीजिए, एड़ियां ऊंची रखिए। सांस छोड़ते हुए शरीर में तानिए और दाईं टांग को जमीन से जितनी ऊपर उठा सकते हैं, उठाइए। इस अवस्था में रुककर एक मिनट तक सांस खींचिए और छोड़िए। सांस लेते हुए पैर को धीरे-धीरे जमीन पर ले आइए और सांस छोड़िए।

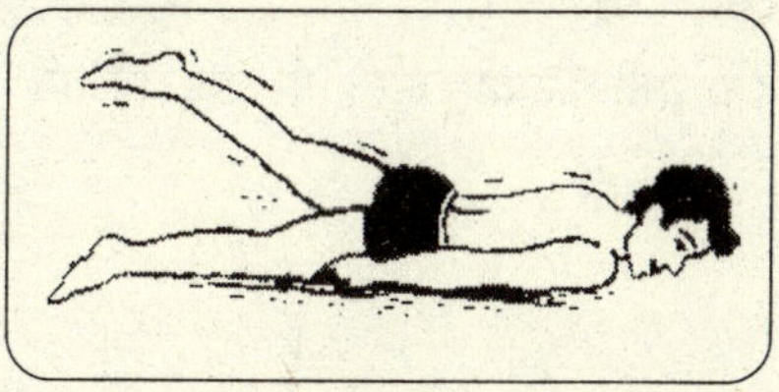

- यहीं अभ्यास दूसरे पैर के साथ दोहराइए।
- अब दोनों पैरों के साथ करिए।

पीठ के बल लेटकर करने वाले आसन

उत्तानपादासन

अवस्था 1

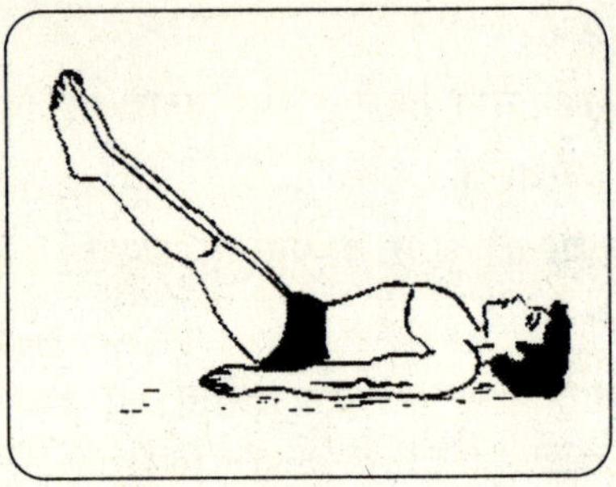

अंगुलियों को गर्दन के नीचे आपस में फंसाकर जमीन पर पीठ के बल लेट जाइए। कोहनियां जमीन पर रहें। दोनों पैरों को एक-दूसरे से पन्द्रह सेंटीमीटर की दूरी पर रखिए। आप बाजुओं को शरीर के समानान्तर भी रख सकते हैं।

क्रिया

सांस लेते और छोड़ते हुए, दोनों पैरों को एक साथ जमीन से पन्द्रह सेंटीमीटर ऊपर उठाइए। पांच बार ऐसा कीजिए। (सांस लेते हुए पैरों को नीचे लाइए और सांस छोड़िए)।

अवस्था 2

दोनों टांगों को एक-दूसरे से पच्चीस सेंटीमीटर की दूरी पर रखिए।

क्रिया

एड़ियों को बाहर व पैर की अंगुलियों को अन्दर की ओर रखते हुए टांगों को जमीन से पन्द्रह सेंटीमीटर ऊपर उठाइए; इसी अवस्था में पांच बार सांस लीजिए और छोड़िए। सांस लेते हुए पैरों को नीचे लाइए, सांस छोड़ दीजिए और आराम कीजिए।

अवस्था 3

पैरों को एक-दूसरे से पैंतालीस सेंटीमीटर की दूरी पर रखिए।

क्रिया

पहले जैसी क्रियाएं करने के बाद विश्राम कीजिए।

9. मेरुदंडासन

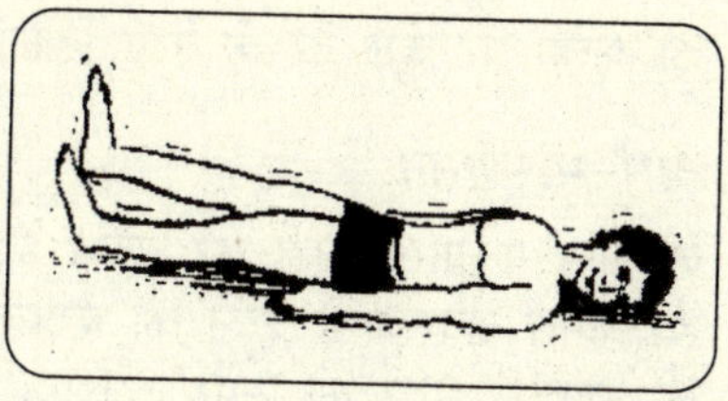

पीठ के बल जमीन पर लेट जाइए, बाजुओं को शरीर के समकोण पर रखिए। बाईं एड़ी उठाकर दाएं पैर के अंगूठे और तर्जनी के बीच रख दीजिए, इस तरह अपने पैरों को एक-दूसरे के ऊपर सीधा रखिए। अब शरीर के ऊपरी भाग को खींचते हुए (गर्दन और सिर) बाईं ओर घुमाइए। और शरीर के निचले भाग (कमर, जांघों और पैरों) को दाईं ओर घुमाइए, इस समय सांस अन्दर की ओर खींचिए। बाएं पैर की अंगुलियों से जमीन को छुएं और बाजुएं व कन्धे पहले जैसी अवस्था में ही रहें। सांस छोड़ते हुए शुरुआती अवस्था में आ जाइए। अब यही अभ्यास दूसरी ओर से कीजिए।

पूरे व्यायाम को पैर बदलकर कीजिए (दाईं एड़ी बाएं पैर के ऊपर)।

10. सर्वांगासन

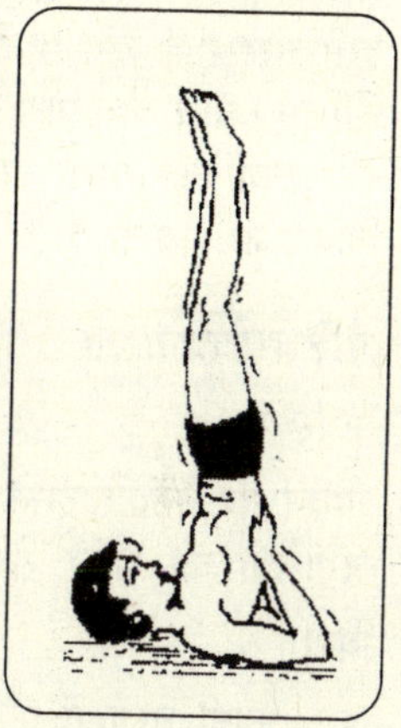

पैरों को सीधा रखते हुए पीठ के बल जमीन पर लेट जाइए। ठुड्डी को अन्दर की तरफ खींचते हुए बाजुओं को शरीर के साथ रखिए, हथेलियां जमीन की तरफ हों। सांस छोड़ते हुए टांगों को 90° के कोण पर ऊपर उठाइए, इस बात का ध्यान रखिए कि घुटने न मुड़ें। सांस छोड़ते हुए पूरे शरीर को पीठ पर हाथों का सहारा देते हुए थोड़ा और ऊपर उठाइए। शरीर को सीधा रखने की कोशिश कीजिए। यह पूर्ण अवस्था है। कुछ मिनट तक धीरे-धीरे सांस लीजिए।

इसी तरह विपरीत क्रिया कीजिए और बिना किसी झटके के शरीर को धीरे-धीरे नीचे ले आइए। थोड़ा विश्राम कीजिए।

कुछ और आसन

मत्स्यासन

कमल की अवस्था (Lotus Posture) में बैठ जाइए। पीठ के बल लेटकर शरीर को कोहनियों के बल ऊपर उठाइए सिर जमीन से ऊपर रहे। दोनों पैरों की अंगुलियों को हाथों से पकड़िए। चाप के आकार में (Arched shaped) शरीर

को कूल्हों पर कुछ देर के लिए टिकाए रखिए।

अर्ध-मत्स्यासन

जो लोग मत्स्यासन नहीं कर सकते हैं, वे इस आसन का अभ्यास कर सकते हैं। कमल अवस्था में बैठने की बजाय, पैरों को फैला लीजिए और कोहनियों की मदद से शरीर को ऊपर उठाइए। गर्दन को पीछे की तरफ झुका दीजिए। सिर को पीछे जमीन पर लगाइए और दोनों हाथ को जांघों पर रखिए। कोहनियों की मदद से सिर को सीधा कीजिए, और फिर विश्राम।

धनुष-बाणासन

अवस्था

चेहरे को नीचे रखते हुए, पेट के बल लेट जाइए। बाजुओं और टांगों को सीधा रखते हुए फैलाए रखिए। पैर की अंगुलियों और एड़ियों को एक साथ रखिए।

क्रिया

सांस लीजिए और छोड़िए; बाईं टांग मोड़िए और इसे बाएं हाथ से पकड़िए, इसी तरह दाईं टांग पकड़िए। दोनों टांगों और बाजुओं को जमीन से ऊपर उठा लीजिए। पांच बार सांस लेते हुए इसी अवस्था में रहिए। सांस छोड़ते हुए बाजुओं और टांगों को सीधी अवस्था में ले आइए। यह आसन एक टांग के साथ भी किया जा सकता है।

पश्चिमोत्तानासन

अवस्था

जमीन पर बैठकर दोनों टांगों को सामने की ओर सीधी फैला लीजिए। पैर की अंगुलियों को शरीर से जितनी दूरी पर रखा जा सकता है, रखिए।

क्रिया

अब अपनी बाजुओं को सीधे आकाश की ओर उठाइए, सांस अन्दर की ओर खींचिए। हथेलियां एक-दूसरे की तरफ हों और बाजुएं कान के साथ लगी हों। सांस छोड़ते हुए धीरे-धीरे हाथों को नीचे लाइए और आगे की ओर झुकते हुए पैर के अंगूठे को हाथ की तर्जनी से पकड़ने की कोशिश कीजिए। जब आप यह करने लगें तो एड़ियों को हाथ से अपनी तरफ खींचिए और कोहनियों को जमीन पर लगाने की कोशिश कीजिए। घुटनों को जमीन पर उठाए बिना माथा घुटनों पर लगाने की कोशिश कीजिए। यह अभ्यास दो-तीन बार दोहराइए।

पवन मुक्तासन

अवस्था

जमीन पर पीठ के बल लेट जाइए, बाजुओं को शरीर के साथ चिपकाकर सीधा रखिए।

क्रिया

दोनों टांगों को सीधे फैला दीजिए। बाईं टांग को जमीन पर रखते हुए, दाईं टांग को घुटने से मोड़कर छाती की तरफ ले आइए। अब सांस लेते हुए घुटने को दोनों हाथों से छाती की तरफ दबाइए। सांस को पेट में भरकर टांग दबाते रहिए। अब सांस छोड़ते हुए, सिर उठाकर ठुड्डी से दाएं घुटने को छूने की कोशिश कीजिए। सांस लेते हुए सिर को सामान्य अवस्था में ले आइए; और फिर सांस छोड़ते हुए टांग को नीचे ले आइए। यह अभ्यास दाएं पैर के साथ दोहराइए और फिर दोनों टांगों को एक साथ कीजिए।

सूर्य नमस्कार

यह सोलह क्रियाओं की शृंखला से बना सात यौगिक अवस्थाओं का एक समूह है।

अवस्था

पैरों को आपस में मिलाकर सीधे खड़े रहिए। दोनों हाथ जोड़कर छाती पर सूर्यचक्र के साथ छूते हुए रखिए और माथे को थोड़ा-सा आगे की ओर इस तरह झुकाइए कि आपकी तर्जनी माथे के बीचोंबीच लगे। माथे के केन्द्र को 'ज्योति केन्द्र' कहा जाता है।

क्रिया 1 : सांस लेते हुए दोनों बाजुओं को सिर से ऊपर की ओर सीधे उठाइए, कान से बाजुओं का स्पर्श रहे। अब धीरे-धीरे सांस छोड़िए।

क्रिया 2 : सांस लेते हुए बाजुओं को कन्धों की सीध में लम्बवत रखिए।

क्रिया 3 : पैरों को जमीन पर अच्छी तरह जमाते हुए शरीर को कमर तक एकदम सीधा रखिए। धड़ को पीछे की तरफ झुकाइए।

क्रिया 4 : कानों को छूते हुए बाजुओं को एक साथ सिर के ऊपर लाइए।

क्रिया 5 : सांस छोड़ते हुए आगे की ओर झुकिए और हथेलियों को पैरों के पास जमीन पर लगाते हुए माथे से घुटनों को छूने की कोशिश कीजिए। घुटने सीधे रहें और पेट को अन्दर की तरफ खींचिए।

क्रिया 6 : सांस लेते हुए बाएं पैर को पीछे की तरफ निकालिए, हाथों को इसी अवस्था में रहने दीजिए।

क्रिया 7 : आगे की ओर झुकते हुए माथे से जमीन छुएं, इस समय सांस भी छोड़िए।

क्रिया 8 : सांस लेते हुए, सिर ऊपर उठाइए और आकाश की ओर देखिए।

क्रिया 9 : दाईं टांग को बाईं टांग के साथ फैला दीजिए और शरीर को जमीन के समानान्तर रखिए। इस समय पैर की अंगुलियों और हाथों से शरीर को सहारा दीजिए।

क्रिया 10 : हथेलियां और पैर की अंगुलियां जहां हैं, उनको वहीं रखते हुए सांस लीजिए, बाजुओं को मोड़िए; शरीर को जमीन की तरफ इस तरह झुकाइए कि सिर्फ छाती, माथा और घुटने ही जमीन पर लगें।

क्रिया 11 : अन्दर की ओर सांस खींचिए। शरीर को हथेलियों और पैर की अंगुलियों के सहारे ऊपर उठाइए, पेड़ को जमीन पर लाते हुए आकाश की ओर देखिए और सांस रोके रखिए।

क्रिया 12 : सांस छोड़ते हुए कूल्हों को ऊपर उठाइए और सिर को इस तरह अन्दर की ओर मोड़िए कि नाभि देख सकें।

क्रिया 13 : दाईं टांग को हाथों के बीच में ले आइए और माथे से जमीन छूने के लिए आगे की ओर झुकिए।

क्रिया 14 : सांस खींचते हुए शरीर को ऊपर उठाइए और आकाश की ओर देखिए।

क्रिया 15 : बाएं पैर को दाएं पैर के साथ ले आइए, सिर से घुटनों को क्रिया 5 की तरह छुएं, हाथों को पैरों की एक तरफ रखते हुए, पूरी तरह सांस छोड़ दीजिए।

क्रिया 16 : सांस लेते हुए सीधे खड़े हो जाइए, हथेलियों को छाती पर क्रिया 2 की तरह रखिए। अब पीठ के बल जमीन पर लेटकर पूरे शरीर को आराम दीजिए।

खुराक के लिए यौगिक सिद्धान्त

यौगिक व्यवस्था में खुराक को सात्विक, राजसिक तथा तामसिक श्रेणी में बांटा गया है। कॉरोनरी हृदय रोगियों के लिए सात्विक खुराक सर्वोत्तम है। सात्विक भोजन में सभी तरह के अनाज, दालें, फल और सब्जियां होती हैं, जो कि प्रकृति के साथ बहुत पास से जुड़े होते हैं। हालांकि दूध और दही भी सात्विक भोजन के ही भाग हैं, पर साओल हार्ट कार्यक्रम इनकी खपत कम-से-कम करने देता है, यह खपत उतनी ही होती है, जितनी शरीर को जरूरत है। बाद में हम यह भी देखेंगे कि ऐसा करना रोग खत्म करने के लिए भी बहुत जरूरी है। जहां तक सम्भव हो खुराक वसा-मुक्त होनी चाहिए और इसमें कोलेस्ट्रोल भी नहीं होना चाहिए। चीनी और नमक की खपत सही होनी चाहिए। चाय, कॉफी या कैफीन वाले पेय पदार्थों से बचना चाहिए।

खुराक इस तरह की होनी चाहिए कि इसमें सही मात्रा में पाचक तत्त्व हों। सभी तरह के अनाजों, फलियों, सब्जियों और फलों के छिलकों में तन्तु काफी मात्रा में होते हैं और इनमें कुछ खनिज, एनजाइम और एंटीऑक्सीडेंट भी होते हैं जो कि रक्त में कोलेस्ट्रोल का स्तर घटाने के लिए बहुत जरूरी हैं।

आदर्श दैनिक खुराक इस तरह की होनी चाहिए

नाश्ता : फल, एक कटोरी दलिया कोई एक।

दोपहर का खाना : रोटी (हो सके तो गेहूं, चने और सोयाबीन के आटे की), शाकाहारी सलाद, दाल, चटनी, चावल और सूप। 50% आटा, 25% सोयाबीन और 25% काले चने का आटा।

शाम को : फल और हर्बल चाय।

रात का खाना : दलिया, खिचड़ी, करी, उबली हुई पत्तेवाली सब्जियां, अंकुरित और भाप वाले अनाज जैसे काले चने, मूंग, बींस आदि। रोटी भी ली जा सकती है।

प्रगतिशील विश्राम :

कायोत्सर्ग (आत्म-जागृति के साथ विश्राम)

यह प्रेक्षा ध्यान का एक महत्त्वपूर्ण अभ्यास है। इसका शाब्दिक अर्थ 'शरीर को मुक्त छोड़ देना' है। 'काया' का अर्थ है शरीर, और 'उत्सर्ग' का अर्थ है 'छोड़ना या त्याग'। व्यवहार में इसका मतलब पूरी सतर्कता के साथ शरीर की गतिविधियों को छोड़ देना है। भौतिक परिस्थिति, मानसिक तनाव से आराम देने में मदद करती है। यह नींद से कहीं अधिक आराम देनेवाली और बिना किसी नुकसानवाली क्रिया है और तनाव से पैदा होनेवाली समस्याओं की सीधा काट है। धीरे-धीरे सभी मांसपेशियों को भी आराम मिलता है।

विधि

यह व्यायाम किसी भी अवस्था में किया जा सकता है जैसे बैठे हुए, खड़े हुए या लेटे हुए। जब हम ध्यान का अभ्यास करते हैं तो यह जरूरी होता है कि यह बैठकर किया जाए। जब हम किसी तनाव से छुटकारा पाना चाहते हैं तो यह लेटकर किया जाना चाहिए।

प्रतिज्ञा

खड़े होकर प्रतिज्ञा का जाप किया जाना चाहिए। "मैं अपने शारीरिक, मानसिक और भावनात्मक तनावों से मुक्त होना चाहता हूं, इसके लिए मैं कायोत्सर्ग का अभ्यास करूंगा। मैं प्रतिज्ञा करता हूं कि पूरे अभ्यास के दौरान मैं जागरूक रहूंगा।" हाथों को बांधकर पूरे शरीर को पैर की अंगुलियों के ऊपर खड़े होकर ऊपर की ओर खींचिए और प्रत्येक मांसपेशी में खिंचाव महसूस कीजिए।

चरण 1 : मेरुदंड और गर्दन को सीधा रखते हुए बैठ जाइए या लेट जाइए, लेकिन शरीर में ऐंठन न हो, आंखें आराम से बन्द की गई हों। शरीर की सभी मांसपेशियों को आराम दें और उन्हें लचकदार हो जाने दीजिए।

चरण 2 : एक-एक करके अपना ध्यान शरीर के हर अंग पर केन्द्रित कीजिए।

शरीर के हर अंग को अपने आप आराम करने दीजिए और ऐसा महसूस कीजिए कि यह पूरे आराम में है।

चरण 3 : शरीर और मस्तिष्क के गहरे आराम के लिए सीधे पैर के अंगूठे से शुरुआत कीजिए; मांसपेशियों और नाड़ियों को आराम करने का सुझाव दीजिए, आराम महसूस कीजिए और दाएं भाग के अन्य अंगों की ओर बढ़िए। इसी तरह बाएं भाग पर भी कीजिए।

चरण 4 : कूल्हे के जोड़ से गर्दन तक शरीर में आराम महसूस कीजिए। पीठ से और पेट के निचले भाग से शुरू करते हुए, पेट के ऊपरी भाग, पसलियों, छाती की मांसपेशियों, हंसुली (Collare Bone) और गर्दन की मांसपेशियों में आराम महसूस कीजिए। इसके बाद दाएं हाथ में अंगुली की नोक से शुरू करते हुए कन्धे तक ऐसा ही महसूस कीजिए। यह अभ्यास बाएं हाथ पर भी कीजिए।

चरण 5 : शरीर के ऊपरी भाग गर्दन, सिर, गले, ठुड्डी, जबड़े, होंठों, जीभ, मुंह, गालों, नाक, आंखों, कानों, कनपटियों, माथे और खोपड़ी में भी आराम का अनुभव कीजिए।

चरण 6 : ऐसा महसूस कीजिए कि पूरा शरीर विश्राम में है। जब शरीर और मस्तिष्क आराम में हों तो कुछ मिनट के लिए इस अवस्था में रहिए।

चरण 7 : पूरे शरीर में शारीरिक, मानसिक और भावनात्मक विश्राम का अनुभव कीजिए। यदि शरीर के किसी भी अंग में तनाव हो तो फिर से विश्राम करें। कुछ मिनट के लिए इसी अवस्था में रहिए।

चरण 8 : कायोत्सर्ग खत्म करने के लिए, शरीर के अंगों को एक के बाद एक ऊर्जा दी जानी चाहिए, यह प्रत्येक भाग में सांस खींचकर किया जाता है। शरीर के ऊपरी भाग–सिर, चेहरे और गर्दन से शुरू करते हुए नीचे की तरफ आएं। पूरे शरीर में सांस दें और कोहनी गर्दन के नीचे रखते हुए बाईं ओर पलट जाइए। दो या तीन बार गहरी सांस लीजिए।

प्राणायाम, अनुप्रेक्षा और नैतिक मूल्य

प्राणायाम (नाड़ी-शोधन प्राणायाम)

आरामदायक अवस्था में बैठ जाइए और आराम से सांस लीजिए। दाएं नथुने को अंगूठे से बन्द कीजिए और धीरे-धीरे बाएं नथुने से सांस खींचिए। जब सांस लेने की क्रिया पूरी हो जाए तो बाएं नथुने को भी बन्द कर लीजिए और दो-तीन सेकेंड तक सांस रोकिए। अब दाएं नथुने से अंगूठे को हटा लीजिए और बाएं नथुने को बन्द रखते हुए धीरे-धीरे सांस छोड़िए। इसी अभ्यास को बाएं नथुने से कीजिए और दाएं नथुने से सांस छोड़िए। यह नाड़ी-शोधन प्राणायाम का एक चक्र है। यह अभ्यास दस बार दोहराइए।

अनुप्रेक्षा और नैतिक मूल्य

अनुप्रेक्षा का अर्थ है विचारपूर्ण चिन्तन। इससे हमारे दैनिक जीवन के व्यवहार में बहुत से तनाव भरे मुद्दों से छुटकारा पाया जा सकता है। इच्छाओं, भावनाओं, कामनाओं पर नियन्त्रण किया जा सकता है। यह हमें नैतिक मूल्य भी सिखाता है। सम्पूर्ण जीवन-शैली को अधिक आराम, तनावमुक्त और उद्देश्यपूर्ण अस्तित्व के लिए बदला जा सकता है।

हृदय रोगियों के लिए अनुप्रेक्षा बन्द धमनियों को खोलने में मदद करता है। सकारात्मक सोच का व्यवहार हाल ही में मेडिकल साइंस की मान्यता पा गया है, और मेडिकल साइंस की इस आधुनिकतम शाखा को 'साईको-न्यूरो इम्यूनोलॉजी (Psycho-Neuro Immunology–PNI) कहा जाता है। PNI के अनुसार जब भी सकारात्मक सोचा जाता है, तो सकारात्मक 'न्यूरो-केमिकल्स' का स्राव (released) होता है, और यह स्राव शरीर में हमारी इच्छाओं और जरूरतों को पूरा करता है। इस पद्धति का इस्तेमाल डॉ. डीन ऑर्निश ने भी किया है।

प्रेक्षा ध्यान

ध्यान की यह व्यवस्था प्राचीन दर्शनशास्त्र और आधुनिक वैज्ञानिक विचारों पर आधारित है। ध्यान का मतलब यह नहीं है कि मस्तिष्क के क्रिया-कलापों को दबाया जाए। प्रेक्षा ध्यान का मुख्य लक्ष्य मानसिक अवस्था को शुद्ध करना है। जब दिमाग साफ-सुथरा हो, तो मानसिक शान्ति अपने आप ही आ जाती है। मस्तिष्क का सन्तुलन, सबको एक समान समझना और कल्याण की भावना आ जाती है।

प्रेक्षा का अर्थ है 'ज्ञान' और ध्यान का मतलब है 'एकाग्रता'। इसलिए प्रेक्षा ध्यान का मतलब है ज्ञान की एकाग्रता न कि विचारों की एकाग्रता। मस्तिष्क सोच के साथ-साथ ज्ञान का उपकरण भी है। ज्ञान वर्तमान के साथ जुड़ा हुआ है। यह न तो भूतकाल की याद है और न ही भविष्य की कल्पना है। वर्तमान में होनेवाली घटनाओं का वास्तविक ज्ञान होना चाहिए। हमेशा से प्रेक्षा ध्यान में ज्ञान का मतलब पसन्द और नापसन्द के गुणों के फायदों का अनुभव करना रहा है। समय के अनुसार हमारा जागरूक मस्तिष्क आन्तरिक वास्तविकताओं का अनुसरण करने के लिए तेज हो जाता है। शुरुआत में ज्ञान के कुछ चरण हैं, श्वास का ज्ञान इस व्यवस्था का एक महत्त्वपूर्ण तत्त्व है।

विधि

गहरी श्वास का ज्ञान : श्वास या सांस लेना जागरूक मस्तिष्क से जुड़ा हुआ है। मस्तिष्क हमेशा बेचैन रहता है, इसे स्थिर करना बहुत मुश्किल काम है। मानसिक गतिविधियों को नियन्त्रित करने का एक प्राचीन और आसान तरीका 'श्वास का ज्ञान' है, इसी समय में प्रति मिनट श्वास की दर 15-17 से घटाकर 10-12 प्रति मिनट की जाती है और अभ्यास करते-करते 4-5 प्रति मिनट तक ले आया जाता है।

चरण 1 : कायोत्सर्ग कीजिए और पूरे शरीर में आराम का अनुभव कीजिए।

चरण 2 : अपने पूरे ध्यान को श्वास की तरफ लगाइए, सभी विचारों और संवेदनाओं को निकाल दीजिए। अपनी सांस को नियन्त्रित, धीरे, गहरी और लयबद्ध रखिए। अपना ध्यान नाभि पर केन्द्रित कीजिए

और सांस लेने व छोड़ने के साथ पेट के सिकुड़ने और फैलने के प्रति पूरी जानकारी प्राप्त कीजिए।

चरण 3 : धीमी, गहरी और लयबद्ध सांस जारी रखते हुए अपना ध्यान नाभि से हटाते हुए नथुनों की सन्धि (Junction of the Nostrils) पर लगाइए। लेने और छोड़नेवाले प्रत्येक श्वास को अनुभव कीजिए और इस पर निगाह रखिए।

चरण 4 : यदि कोई गड़बड़ी होती है तो अपना ध्यान श्वास पर वापस ले आइए, यदि यह तेज है तो कुछ सेकेंड के लिए सांस रोकिए और फिर सामान्य सांस लीजिए।

चरण 5 : ध्यान समाप्त करते हुए, दो या तीन लम्बी सांसें लीजिए।

ध्यान के चार तत्त्व

वैज्ञानिक रूप से कहा जाए तो सभी तरह के ध्यान का आधारभूत सिद्धान्त एक ही है। मेडिकल साइंस ने ध्यान का अध्ययन बहुत विस्तार से किया है। आज सैकड़ों तरह के ध्यान उपलब्ध हैं और लोग मुझसे पूछते हैं कि इनमें से सर्वोत्तम कौन-सा है। मैं समझता हूं कि हृदय रोगियों के लिए ये सभी अच्छे हैं। इनमें से कुछ हृदय पर अधिक केन्द्रित हैं।

हर ध्यान के चार मौलिक तत्त्व इस प्रकार हैं :

1. शान्त वातावरण।
2. अवस्था : रीढ़ सीधी रखते हुए और आंखें बन्द रखते हुए आरामदायक बैठना।
3. शान्त नजरिया।
4. अनुसरण करने के लिए एक उद्देश्य।

ध्यान : वैज्ञानिक सिद्धान्त

ध्यान के उद्देश्य

भूमि तत्त्व	:	काला बिन्दु, भगवान की प्रतिमा
जल तत्त्व	:	नदी, झील, समुद्र
ध्वनि तत्त्व	:	शब्द, मन्त्र, जाप, भजन
अग्नि तत्त्व	:	कोई बल्ब, मोमबत्ती
प्राकृतिक तत्त्व	:	नीला आकाश, घने जंगल, सूर्य, चन्द्रमा, बर्फ से ढंके पर्वत, समुद्र की लहरें
शरीर तत्त्व	:	शरीर, अंग, श्वास
मानसिक केन्द्र	:	कुन्डलिनी
रंग	:	सन्तरी (केसरिया), हरा, सफेद
विचार	:	अणुप्रेक्षा।

अब तक क्या सिद्ध हो चुका है?

मेडिकल शोध पहले ही योग, आसनों और ध्यान के असर को सिद्ध कर चुका है। इसमें से कुछ महत्त्वपूर्ण इस प्रकार हैं :

- रक्तचाप और हृदय की धड़कन की दर ↓
- कैटेकोलोएमीनस और ऑक्सीजन की खपत ↓
- 'अ' प्रकार, 'ब' प्रकार →
- चिड़चिड़ेपन का स्तर ↓
- लचीलापन ↑
- सेरम कोलेस्ट्रोल ↓
- रक्त में ग्लूकोज (मधुमेह नियन्त्रण) ↓
- धूम्रपान ↓
- शारीरिक स्वास्थ्य ↓
- नींद न आने में कमी
- फेफड़ों को ऑक्सीजन की बेहतर वापसी
- हृदय रोग को दूर करना।

योग के बारे में कुछ व्यावहारिक निर्देश

प्रतिदिन योग किए जाने की अवधि चालीस से साठ मिनट होनी चाहिए। हालांकि यदि कोई चाहे तो योग इससे अधिक अवधि के लिए भी किया जा सकता है। योग और विश्राम का अभ्यास करने के लिए सर्वोत्तम समय सुबह का रहता है। यह समय नियमित रूप से अभ्यास करनेवालों या काम-काजी व्यावसायियों के लिए भी सुविधाजनक है। योग करते समय पेट खाली होना चाहिए। इसके अलावा कुछ वैकल्पिक आवश्यकताएं इस प्रकार हैं : कपड़े ढीले-ढाले और सुविधाजनक होने चाहिए, आसपास का माहौल शान्त होना चाहिए और कमरा हवादार होना चाहिए।

इस प्रशिक्षण में चार अलग-अलग सत्र होंगे, हर सत्र की अवधि दो घंटे होगी, जहां रोगी को उसके जीवन साथी के साथ ये सभी अवस्थाएं सिखाई जाएंगी। हालांकि सीखते समय जब उन्हें जरूरत हो तो वे मैनुअल की मदद भी ले सकते हैं।

नियम

- अभ्यास में नियमितता और समय का पालन बहुत जरूरी है।
- अभ्यास के लिए निश्चित किए गए समय का पालन किया जाना चाहिए। सुबह-सुबह का समय बहुत बढ़िया रहता है क्योंकि इस समय पेट खाली होता है। कुछ लोगों के लिए शाम का समय भी ठीक रहता है। अभ्यास और खाने के बीच कम-से-कम दो घंटे का अन्तर होना चाहिए।
- यदि किसी को जरूरत हो तो आसन करने से आधा घंटे पहले एक कप कॉफी या चाय या दूध पी सकते हैं। कॉफी या चाय से बचना ही ठीक रहेगा।
- **स्थान** : आसन और अनुभव के लिए साफ-सुथरा, हवादार और बिना शोर-शराबे का स्थान ठीक रहता है।
- **कपड़े** : इस तरह के अभ्यास के लिए ढीले-ढाले सुविधाजनक और हल्के कपड़े पहनने चाहिए।

- **नींद** : एक वयस्क के लिए प्रतिदिन छह से आठ घंटे की नींद जरूरी होती है। यदि आप जल्दी सोते हैं तो नींद अच्छी आएगी और सुबह उठेंगे भी जल्दी। ऐसा करने पर ही योग अभ्यास के लिए सही समय बनाए रखना सम्भव है।
- **विश्राम** : आसन करते समय यदि आप थकान महसूस करते हैं तो आपको आराम कर लेना चाहिए। अपनी क्षमता की सीमा कभी पार मत करिए। क्षमता धीरे-धीरे ही बढ़ती है। आसन कर लेने के बाद पांच मिनट के लिए कायोत्सर्ग करना जरूरी है। इसके बाद ध्यान का अभ्यास किया जा सकता है। अपने पैर की अंगुलियों पर आगे और पीछे चलिए।

हृदय के लिए ध्यान कैसे करें?

'साईको-न्यूरो इम्यूनोलॉजी' (PNI)—मेडिकल साइंस की नवीनतम शाखा है। शोध के बाद बहुत-सी नई खोजें इस बात का समर्थन करती हैं कि किसी भी घटना के बारे में मस्तिष्क पर सकारात्मक प्रभाव शरीर में सकारात्मक रसायनों (Positive chemicals) का स्राव (secretion) कराता है। ये रसायन समस्या या घटना के हल के लिए काम करते हैं।

यहां मैं ध्यान की अनुशंसा करता हूं जो हृदय की रुकावटों को खोलने के उद्देश्य से काम करेगा। यदि रोगी ध्यान की अवस्था में रुकावटें हटाने के बारे में सोचता है तो कुछ-न-कुछ जरूर होगा। रसायन निकलेंगे और जमाव्र को दूर करने में मदद करेगा।

साओल की ध्यान कक्षाएं रेसॉर्ट कैम्पों के दौरान लगाई जाती हैं। इस काम के लिए कुछ ऑडियो कैसेट भी उपलब्ध हैं। रोज कम-से-कम दस मिनट तक ध्यान करने की सलाह दी जाती है।

ध्यान करते समय हृदय की रुकावटें हटाने के लिए हरे रंग के प्रकाश का इस्तेमाल किया जाता है। लेकिन पहले रोगी को पूरी तरह विश्राम करना चाहिए। आमतौर पर ध्यान के पहले कुछ मिनट कायोत्सर्ग की तरह होते हैं। इस ध्यान को मैंने प्रेक्षा ध्यान से अपनाया है, इसकी सलाह मुझे मेरे गुरुजी आचार्य महाप्रज्ञ जी से मिली थी।

भाग 11

व्यायाम की भूमिका

व्यायाम की कमी :
हृदय रोग का एक बड़ा कारण

तकनीक की उन्नति, मशीनी काम-काज और आर्थिक सम्पन्नता में आई तेजी की वजह से समाज के सभी वर्गों की शारीरिक गतिविधियां बहुत कम हो गई हैं। हाल के कुछ दिनों में काम के बढ़ते बोझ की वजह से बहुत से लोगों ने व्यवसाय, मनोरंजन, टेलीविजन देखने आदि जैसे कामों को प्राथमिकता देते हुए शारीरिक व्यायाम छोड़ दिया है। शरीर को पहले जितनी गतिविधियां नहीं करनी पड़ती हैं, इस तरह खाने में वसा की जरूरत भी कम हो गई है। काम न होने के इस दौर में, हम जो भी अतिरिक्त कैलोरीज लेते हैं, हमारे शरीर और धमनियों में ही जमी रहेंगी।

एक व्यस्त एग्जीक्यूटिव की जिन्दगी के बारे में सोचिए। वह सुबह सात बजे उठता है। चाय पीता है, अखबार पढ़ता है, फोन पर बातचीत करता है, कुछ योजनाएं बनाता है, नहाता है, कार या और किसी वाहन से ऑफिस जाने से पहले नाश्ता करता है। ऑफिस में वह सारा समय बैठा रहता है, कागजी काम-काज करता है, कम्प्यूटर पर काम करता है और घंटों फोन पर बात करता है—सारा समय उसे तनाव रहता है। शाम को वह कार से घर वापस आता है, टेलीविजन पर सुन्दर कार्यक्रम देखने के लिए सोफे पर बैठा रहता है, फोन पर गप्पें लगाता है, अच्छा खाना खाता है और सो जाता है। व्यावहारिक रूप से देखा जाए व्यायाम हुआ ही नहीं। शारीरिक काम-काज या व्यायाम को और कम करने के लिए हमारे पास नौकर, देखभाल करनेवाली पत्नी, चैनल बदलने के लिए रिमोट कंट्रोल और कॉर्डलेस फोन होते हैं।

ऐसे व्यक्ति घी, तेल, क्रीम के साथ अपनी कैलोरी के खर्च को देखते हुए अधिक वसावाला खाना खाते हैं, निश्चित ही यह अतिरिक्त वसा हृदय की धमनियों में जमा होने लगेगी।

अब व्यक्ति को यह जरूर याद रखना चाहिए कि शहरी जिन्दगी में कम शारीरिक गतिविधिवाला जीवन बहुत आम बात है, मीट, दूध, घी, तेल और क्रीमवाला खाना ऐसे लोगों के लिए कभी भी सामान्य नहीं है। जरूरत के मुताबिक

खुराक भी बदलनी चाहिए। पहले ली जानेवाली आम खुराक, आजकल बहुत असामान्य है। यदि कोई व्यक्ति इसी असामान्य खुराक पर टिके रहना चाहता है तो उसे यह निश्चित कर लेना चाहिए कि बहुत-सी शारीरिक गतिविधियां भी जिन्दगी का भाग होनी चाहिए। अन्यथा हृदय रोग, मोटापा, उच्च रक्तचाप आदि ज्यादा दूर नहीं हैं।

व्यायाम :
हृदय रोगियों के लिए बहुत आवश्यक है

एक मिनट में दिल करीब सत्तर बार धड़कता है, लेकिन इसमें दो सौ बार तक धड़कने की क्षमता है। यह हृदय की एक वयस्क में अधिकतम क्षमता है। लेकिन हम हृदय को प्रति मिनट में सत्तर से सौ बार से ज्यादा काम नहीं करने देते, यह इसकी सेहत और ऊपर तक पहुंचने की क्षमता को कम कर देता है और धीरे-धीरे अधिक भार के साथ काम करने की क्षमता को कम कर देता है, जैसे सीढ़ियां चढ़ते समय, दौड़ते समय, तेज चलते समय, भारी वजन उठाते समय आदि कामों में दिक्कत आने लगती है। यह हृदय की गलत अभ्यस्तता (Deconditioning) कहलाती है। गलत आदत के हृदयवाले व्यक्तियों को सांस कम आती है और हल्की-सी शारीरिक गतिविधि में ही थक जाते हैं।

यह गलत अभ्यस्तता और खराब हो सकती है, यदि हृदय की धमनियों में कोई रुकावट पाई जाए अर्थात एनजाइना के रोगियों में यह और गम्भीर होगी। हल्की-से-हल्की थकान में भी दिल की धड़कन तेज हो जाएगी और एनजाइना शुरू हो जाएगा। हृदय को खास तरह की शारीरिक गतिविधि करने की जरूरत बढ़ जाती है।

यही मुख्य कारण है जिसकी वजह से हृदय रोगियों को नियमित रूप से शारीरिक गतिविधि जरूर करनी चाहिए। यह हृदय को अधिक स्वस्थ रखता है, सही परिस्थिति में रखता है, सक्रिय रखता है और एनजाइना रोकता है।

व्यायाम इसलिए भी उपयोगी है कि यह कैलोरी को कम करता है, कोलेस्ट्रोल की मात्रा में कमी लाता है, ट्राइग्लिसराइड और रक्त में शर्करा के स्तर को कम करता है।

व्यायाम के फायदे

शारीरिक लाभ

- शारीरिक क्षमता में बढ़ोत्तरी (हृदय पर बिना किसी दबाव या थकान के कार्य करने की क्षमता)
- एनजाइना पर बेहतर नियन्त्रण
- रक्तचाप पर बेहतर नियन्त्रण
- लयबद्धता की गड़बड़ी में कमी
- शरीर के वजन पर बेहतर नियन्त्रण
- वसा के बांटने में सुधार
- फेफड़ों की बेहतर कार्यक्षमता
- शरीर के अंगों में बेहतर संचार
- उम्र के साथ हड्डियों के कमजोर होने से बचाव
- सर्दी और गर्मी के प्रति बेहतर सहनशक्ति
- जोड़ों की सुरक्षा
- एसिडिटी होने में कमी आती है
- पेट बेहतर तरीके से काम करता है
- त्वचा का बेहतर दिखना और बेहतर काम करना
- कॉरोनरी धमनीय रुकावट में कमी
- हार्ट अटैक होने की घटनाओं में कमी
- आयु में वृद्धि

जीव रासायनिक लाभ

- LDL (Low density cholesterol) में कमी
- HDC (High density cholestrol) में वृद्धि
- रक्त में वसा के स्तर में कमी
- डायबिटीज मेलिटस पर बेहतर नियन्त्रण
- जल्दी-जल्दी थक्के बन जाने में कमी
- तनाव और असामान्य रूप से हारमोन्स स्राव में कमी

मानसिक लाभ

- ऊर्जा, उत्साह और आत्म-छवि में सुधार व वृद्धि
- थकान और निराशा में कमी
- तनाव से निपटने की बेहतर योग्यता
- बेहतर आराम और नींद
- थकान या चिड़चिड़ेपन को रोकने के लिए नींद की गोलियों से छुटकारा या खपत में कमी

सामाजिक-आर्थिक लाभ

- जल्दी लाभदायक रोजगार मिलना
- मेडिकल खर्चों में कमी

कितना व्यायाम किया जाए?

सामान्य व्यक्ति

सामान्य व्यक्ति के लिए व्यायाम की कोई सीमा नहीं है, क्योंकि सुरक्षा का कोई पैमाना नहीं है। जितना अधिक व्यायाम करेंगे, उन्हें उतना अधिक लाभ होगा। एक स्वस्थ्य व्यक्ति के लिए रोज कम-से-कम आधे घंटे व्यायाम की सलाह दी जाती है। यदि वे बहुत अच्छी 'फिजिकल फिटनेस' गठीला शरीर, कम वजन चाहते हैं, खिलाड़ी या 'बॉडी बिल्डर' बनना चाहते हैं तो वे रोज दो घंटे तक व्यायाम कर सकते हैं। यह आम अनुभव है कि पुराने दिनों में जो लोग नियमित रूप से व्यायाम करते थे या पैदल चलते थे, उनमें बहुत बढ़िया 'स्टैमिना' (Stamina) होता था और बहुत अधिक वसा और मीट खाने पर भी वे हृदय रोग से बचे रहते थे।

अब, आधुनिक संसार में—शारीरिक गतिविधियां/व्यायाम बहुत कम हो गया है, यदि एक आम आदमी हृदय रोग से बचना चाहता है, तो उसे रोज कम-से-कम तीस मिनट व्यायाम करने की सलाह दी जाती है।

लेकिन यह भी जरूर याद रखना चाहिए कि हृदय रोग से बचने के लिए व्यायाम करते हुए आप अत्यधिक मीट न खाने लगें, ऐसा न हो कि धूम्रपान करने लगें या तनाव भरा जीवन जीने लगें।

हृदय रोगी

हृदय रोगी उस समय बहुत असमंजस में होते हैं जब एक ओर तो डॉक्टर उन्हें व्यायाम न करने को कहता है और दूसरी ओर हृदय को ठीक रखने के लिए व्यायाम करने को कहता है। जब वे अपनी क्षमता से परे काम करते हैं तो एनजाइना पैदा हो जाता है। इसी के कारण उन्हें चलने या व्यायाम करने से डर लगता है, जो कि रुकावटों को खत्म करने के लिए या उनसे बचने के लिए बहुत जरूरी है। जानकारी की कमी के कारण बहुत से हृदय रोगी व्यायाम छोड़ देते हैं और एक सुस्त जिन्दगी जीने लगते हैं। ऐसा करने पर बाद में रोग बढ़ता है।

बहुत से 'कार्डियक सर्जन' और फिजिशियन (जो एंजियोप्लास्टी या स्टेनटिंग

करते हैं) बिना वजह हृदय रोगियों को डराते हैं कि वे व्यायाम न करें। आमतौर पर यह रोगी पर इस बात का दबाव डालने की नियत से किया जाता है कि वह सर्जरी या एंजियोप्लास्टी करवा ले। 'कार्डियक केयर' के तेजी से हुए व्यवसायीकरण के कारण, अब यह आम बात बन चुकी है।

अब इस बात में कोई शक नहीं कि हृदय को बेहतर स्थिति में लाने के लिए रोगी को व्यायाम जरूर करना चाहिए। उसे जिस चीज के बारे में सावधान रहना है, वह सिर्फ व्यायाम की तीव्रता या अवधि है। इसके लिए हृदय पर व्यायाम के असर को अच्छी तरह से समझने की जरूरत है और लक्षण पैदा होने पर हृदय की धड़कन पर होनेवाले असर को समझने की जरूरत है।

इस जगह मैं यह भी मानूंगा कि रोगी बिना किसी मेडिकल डॉक्टर के इसे ठीक से नहीं कर सकता है। सिर्फ किताबें पढ़ लेने से उसकी जानकारी, इलाज कर रहे फिजिशियन से कम ही रहेगी। इसलिए ऐसे मामलों में हृदय रोग विशेषज्ञ की सलाह को नजरअन्दाज नहीं किया जा सकता।

इसलिए सीधा-सा सिद्धान्त यह ही है कि व्यायाम की तीव्रता उतनी ही होनी चाहिए कि वह रोगी में एनजाइना या इस्केमिया के लक्षण पैदा न करे। यदि तेज चलने या व्यायाम करने से लक्षण दिखाई देते हों तो इसे कम कर देना चाहिए। यदि एनजाइना के कारण चलना सम्भव नहीं है (एनजाइना का मतलब है छाती में दर्द, घुटन महसूस करना, सांस में कमी महसूस होना या अन्य लक्षण) तो इस बात की सलाह दी जाती है कि व्यायाम के दौरान दवाइयों की मात्रा बढ़ा दें (सॉर्बिट्रेट)। क्योंकि व्यायाम के दौरान दिल की धड़कन बढ़ जाती है और दिल की धड़कन बढ़ने के साथ-साथ हृदय की ऑक्सीजन की जरूरत भी बढ़ जाती है। जब तक धमनियां इस बढ़ी हुई मांग को पूरा करती रहती हैं और कोई कमी नहीं होती है, एनजाइना नहीं होगा। समस्या तभी पैदा होती है, जब रोगी इस हद को पार कर जाता है। इसलिए सभी हृदय रोगियों के लिए बीच के व्यायाम करना ही अच्छा है। जिसका मतलब होगा, ऐसी गति बनाए रखना जिससे रोगी को दिक्कत नहीं हो।

एक हृदय रोगी के लिए व्यायाम की तीव्रता को कैसे मापा जाए?

यदि कोई व्यक्ति व्यायाम की तीव्रता या गति को मापने का और अधिक वैज्ञानिक तरीका चाहता है तो उसे 'एक्सरसाइज स्ट्रेस टेस्ट' (EST) से गुजरने की जरूरत होगी। जैसा कि आपको याद होगा ECG जांच में हृदय की धड़कन को तब तक बढ़ाया जाता है, जब तक ECG में ऑक्सीजन की कमी दिखाई न दे। मोटोराइज्ड मशीन के द्वारा व्यायाम की तीव्रता को हृदय की धड़कन बढ़ाने के लिए बढ़ाया जाता है। हृदय की जिस धड़कन को ECG अधिकतम बदला हुआ दिखाता है, वह रोगी के लिए सुरक्षित भी होती है। अतिरिक्त सावधानी के लिए मैं स्ट्रेस टेस्ट सीमा से बीस धड़कन कम रखने की मान्यता दूंगा।

इस प्रक्रिया के लिए एक अन्य जरूरत यह भी है कि विश्राम की अवस्था में रोगी अपनी धड़कन स्वयं गिनने में सक्षम हो, चाहे वह चल रहा हो या व्यायाम कर रहा हो। ऐसा एक हाथ की दो अंगुलियों को दूसरे हाथ की कलाई पर सामने की ओर रखकर किया जा सकता है। भरोसा आ जाने पर यह रोगी के चलते-चलते अचानक रुक जाने पर करना भी सम्भव होगा और पहले दस सेकेंड में धड़कनें गिनी जा सकती हैं। व्यायाम करते हुए हृदय की वास्तविक धड़कनों को छह से गुणा करके पाया जा सकता है। यह धड़कन EST के दौरान प्रहुंची दर से बीस कम होनी चाहिए।

सेक्स और हृदय रोग

बहुत से हृदय रोगी इस डर से सभी तरह की सेक्सुअल गतिविधियां छोड़ देते हैं कि कहीं एनजाइना या हार्ट अटैक न हो जाए। मेरा मानना है कि यह सही नहीं है।

हृदय रोगियों को भी सेक्स करने की इजाजत है, क्योंकि ये तनाव से आराम दिलानेवाली होती हैं। हालांकि उन्हें इन निर्देशों का पालन करना चाहिए :

- शारीरिक रूप से अधिक कार्य न करें—जहां तक हो सके शान्त रहिए। जीवन साथी को सक्रिय भूमिका निभाने दीजिए।
- सौम्य रहिए और समय लीजिए। जल्दबाज़ी मत कीजिए और आनन्द लीजिए।
- सेक्स से पहले 'सब-लिंगुअल सॉर्बिट्रेट' (Sub-Lingual Sorbitrate) की एक गोली ली जा सकती है।
- जब भी एनजाइना हो, गति धीमी कर दीजिए या रुक जाइए।

यदि आप खान-पान, व्यायाम और योग के सभी नियमों का पालन करते हैं तो घबराने या चिन्ता की कोई बात नहीं है। आप सुरक्षित रहेंगे।

भाग 12

हृदय रोगियों के लिए अनुकरण

पालन करना सीखना नहीं है

हम क्या जानते हैं और हम क्या करते हैं, इसमें काफी अन्तर है। कोई पुस्तक पढ़ना, टेलीविजन पर हेल्थ शो देखना या स्वास्थ्य के बारे में गपशप करना या हृदय रोग के बारे में बहुत सारी कागजी जानकारी प्राप्त करने से बीमारी का अन्त नहीं होता! जब तक इसको व्यवहार में नहीं लाया जाता या ठीक से अपनाया नहीं जाता, परिणाम कुछ नहीं निकलेगा।

मैंने कई अच्छे हृदय रोग विशेषज्ञों तथा फिजिशयनों द्वारा रोगियों को प्रिंटिड नसीहतें देते हुए देखा है। जो कभी भी व्यवहार में नहीं आतीं! आदर्श फार्मेट पर निशान लगाकर कैलोरी सीमा का जो चार्ट डाइटिशन बांटते हैं उसका अनुसरण केवल थोड़े समय के लिए होता है। इस पुस्तक के साथ ऐसा नहीं होना चाहिए अन्यथा परिणाम नहीं मिलेगा। यदि आप जानते हैं कि अमुक खाने के पदार्थ में तेल और कोलेस्ट्रोल है और आप फिर भी उसे खा रहे हैं तो आपके हृदय रोग के इलाज में कोई सहायता नहीं कर सकता।

यदि आप व्यायाम या सैर के समय भी समाचार पत्र पढ़ते रहे या टेलीविजन देखते रहे या सुस्ताने लगे तो व्यायाम कभी प्राथमिकता नहीं बनेंगे! तीस मिनट का यह योग आपको वर्षों की बीमारी से बचा सकता है। यदि आप यह पुस्तक खरीदकर शेल्फ के ऊपर धूल जमाने के लिए रखेंगे तो कृपया इसे किसी ऐसे व्यक्ति को भेंट कर दें, जो इसका उपयोग करे। निश्चित ही आप उसे बड़ी बीमारी से बचा सकते हैं। परन्तु स्वयं के बारे में याद रखिए कि आप जीवन-पद्धति इलाज को टाल सकते हैं, उससे बच नहीं सकते। अगर एक बार बीमारी बिगड़ गई और एनजाइना उभरा या आपातकालीन परिस्थिति उत्पन्न हो गई तो फिर आपको वास्तविक इलाज को करना पड़ेगा। अपने इलाज को टालिए मत! 'हृदय रोग का इलाज' समय प्रबन्धन की तरह नहीं है कि जिसको न करने से कोई फर्क नहीं पड़ता। इसका एक न एक दिन खतरनाक नतीजा जरूर निकलेगा। निन्यानवे प्रतिशत असफलता उन लोगों को मिलती है जिन्हें बहाने बनाने की आदत होती है।

प्रोग्राम के सारे हिस्से महत्त्वपूर्ण हैं

दिल के मरीज पहले से ही जानते हैं या सीख जाते हैं कि कौन-सी सावधानी बरतनी है—फिर भी उनको साओल-जैसा हार्ट अटैक से बचाव या इलाज नहीं मिल पाता। इसका कारण अधिकांशतः अपर्याप्त अनुसरण या जानकारी होना है। जानकारी पूरी होनी चाहिए। तथा उन्हें सब निर्देशों का पालन पूरी तरह करना चाहिए।

साओल हार्ट प्रोग्राम के सारे हिस्से, हृदय रोग के सारे कारणों का अधिकतम नियन्त्रण सम्भव बनाएंगे और आहार के हिस्से प्रोग्राम के परिणाम को तय करेंगे।

आहार को हर लिहाज से अपनाना चाहिए। यदि आप मांस नहीं खाते तो यह हृदय के लिए अच्छा है। किन्तु यदि दूध को अच्छी मात्रा में लेना जारी रखते हैं तो प्रोग्राम अधूरा बन जाता है। यदि आप बादाम और अखरोट तेल की मात्रा कम करने के बाद भी खाते हैं तो आप प्रोग्राम की सफलता घटा रहे हैं। यदि आप तेल शून्य निर्देश का पालन करते हैं, फिर भी अधिक वजन वाले हैं तो यह पालन न करने के बराबर है। तनाव प्रबन्धन प्रोग्राम के बारे में भी यही सत्य है। आपको कायोत्सर्ग और ध्यान, दोनों करने चाहिए। इनका नियमित अनुसरण करना चाहिए। एक प्रकार का बर्ताव बदलना चाहिए। गुस्से को नियन्त्रित करना होगा। तनाव मुक्ति के लिए जीवन के खंडों को सन्तुलित करना चाहिए। यदि आपको अपनी पत्नी या बेटे के साथ साओल के तीन दिवसीय कोर्स में शामिल भी होना पड़े तो होना चाहिए। पर कृपया करके तनाव प्रबन्धन के सभी खंडों को अपनाएं।

व्यायाम और नियमित सैर भी प्रोग्राम का आवश्यक हिस्सा है। कम-से-कम आधा घंटा रोज चलिए और अधिकतम व्यायाम के स्तर के आसपास पहुंचने का प्रयत्न कीजिए, परन्तु अपनी सीमा को पार मत कीजिए।

योगासन और HRE स्वास्थ्य की पुनर्यौवनवाले व्यायाम अनुसरण का जरूरी पक्ष है। इसको करने में बीस-पच्चीस मिनट प्रतिदिन लगते हैं। तथा इन्हें सप्ताह में छह दिन करना चाहिए।

साओल सबसे अधिक व्यावहारिक प्रोग्राम है!

साओल यानी 'जीने का विज्ञान और कला' देश-भर में जीवन के प्रत्येक क्षेत्र से जुड़े लोगों पर आजमाया गया। यह सबसे अधिक व्यावहारिक प्रोग्राम है। इसका प्रत्यक्ष अनुसरण व्यस्त अधिकारी, मार्किटिंग व्यक्ति, गृहिणी या सेवानिवृत्त व्यक्ति, युवा या वृद्ध (हमने अस्सी वर्ष से अधिक आयु के कई लोगों को प्रोग्राम का एकदम सही अनुसरण करते देखा है) के साथ-साथ चिकित्सक, प्राध्यापक, अधिवक्ता तथा व्यवसायी कर सकते हैं। हमारे पास जो रोगी हैं, उनमें अभी-अभी शादी करके आए युवा, बिना शादी के अकेले रहने वाले हाई-फाई ज्ञान से दूर गांववाले तथा आक्रामक 'अ' प्रकार के व्यक्ति भी शामिल हैं। हमारे सहभागी सूची में प्रशिक्षित योग शिक्षक, जाने-माने आध्यात्मिक प्रमुख, डी.एम. कॉर्डियोलॉजिस्ट, सदा सफर करनेवाले हाई प्रोफाइल व्यवसायी सम्मिलित हैं तथा उन्होंने प्रोग्राम का अनुसरण किया। दृढ़ शाकाहारी, घी खानेवाले मारवाड़ी जैन, प्रतिदिन साठ सिगरेट पीनेवाले शराबी, ड्रग ऐडिक्ट, हठी सास, अति नियमित सैनिक अधिकारी इन सबने अपने जीवन को बदलने में सफलता पाई और अपने हृदय की स्थिति को सुधारा। हमने लोगों को तीस दिनों में तेईस शहरों में जाकर हर दिन होटलों में खाना खाने के बाद भी प्रोग्राम की अनुसरण करते देखा है।

सात वर्ष पूर्व साओल हार्ट प्रोग्राम की शुरुआत के बाद हम 6000 लोगों का (उत्तर से दक्षिण तक तथा पूर्व से पश्चिम तक) देश के प्रत्येक हिस्से का इलाज करने में सफल हुए हैं। हर छोटे-बड़े शहर में आज साओल के अनुयायी हैं जिन्होंने प्रोग्राम का अनुसरण करने के लिए अपनी जीवन-पद्धति साफ तौर से बदली है। नेपाल, बांग्लादेश, श्रीलंका, खाड़ी के देश, दक्षिण अफ्रीका, उत्तरी अमरीका, कनाडा, इटली, ग्रेट ब्रिटेन, नाइजीरिया से लेकर भारत के छोटे-से-छोटे गांव तक लोग साओल जीवन-पद्धति अपना चुके हैं। इससे प्रामाणित होता है कि इसका अनुसरण कहां तक हो सकता है। कई रोगी दो-दो बाईपास सर्जरी, दो-तीन एंजियोप्लास्टी या दोबारा हार्ट अटैक पड़ने के बाद वापस मेरे पास आते देखा क्योंकि वे बाईपास सर्जरी के बाद दो-तीन साल खराब जीवन-पद्धति जीते रहे। यह वास्तव में कोई इलाज नहीं है। कृपया इस वर्ग में मत आइए!

लम्बे समय तक अपनाओ

साओल के बारे में सबसे अच्छी बात यह है कि इसे लम्बे समय तक अपनाया जा सकता है। दवा छूटने के बाद तथा TMT नेगेटिव आने के बाद भी लोग इसे जीवन-भर अपनाने को लाभदायक समझते हैं। जी हां, अपने लक्ष्य को प्राप्त करने के बाद तीव्रता में कमी लाई जा सकती है।

मेरा एक सीधा-सा सुझाव है—अपनी समस्या को पलटने तक प्रोग्राम, आहार, तनाव प्रबन्धन का दवा की तरह सख्ती से अनुसरण करो। एक बार आप सामान्य हो जाएं खतरे के सारे कारण तथा एनजाइना पूरी तरह नियन्त्रण में आने के बाद आप कुछ ढिलाई बरत सकते हैं। तब तक यानी दो-तीन साल में आप आहार, व्यायाम और सुस्ताने के इतने आदी हो जाएंगे कि सम्भवतः आप पूर्व की जीवन-पद्धति को दोबारा अपनाना नहीं चाहेंगे।

सामान्य होने तक रिवर्स होएं, उसके बाद स्थिति बरकरार रखें : यही सबक है।

अपने आसपास जागरूकता उत्पन्न करें

जब आप स्वादिष्ट भोजन बिना तेल के खाते हैं तो न केवल यह हृदय के लिए स्वास्थ्यवर्धक होता है, बल्कि आपको गैस और मोटापे जैसी समस्या से भी आराम दिलाता है। यह न केवल हृदय रोग से मुक्ति दिलाएगा, अपितु आपकी तथा आपके मित्रों और रिश्तेदारों को भी हृदय रोग से बचाएगा! मैं साओल में आए रोगियों को सलाह देता हूं कि वे और लोगों के बीच में साओल आदतों के बारे में जागरूकता फैलाएं।

साओल आहार का अनुसरण करनेवाले दो प्रकार के समूहों से हमारा सामना हुआ है। एक समूह को इसका बड़ा दुख होता है कि वे अलग-थलग हो गए हैं। वे पार्टियों में जाना बन्द कर देते हैं। यदि वे कभी जाएं तो भी वे तेल शून्य आहार पर बात ही नहीं करेंगे क्योंकि उनको लगता है कि शायद लोग उन पर हसेंगे। वे घर पर साओल आहार का अनुसरण तो करेंगे, परन्तु और लोगों के साथ इस पर बात नहीं करेंगे। यद्यपि वे जो खाते हैं, उसे पसन्द भी करते हैं। वे अपने निकट जागरूकता नहीं उत्पन्न करेंगे और अलग-थलग महसूस करेंगे।

दूसरा समूह उन लोगों का है जो इस भोजन पर गर्व अनुभव करते हैं और वे जहां कहीं भी जाएंगे वहां पर इस प्रकार के कम चर्बी तथा हाई फाइबर वाले भोजन के उत्तम स्वाद और वैज्ञानिक लाभ की चर्चा करेंगे। यदि और लोगों की कोई शंका है तो वे रोगी उन्हें अपने घर भोजन पर बुलाते हैं, उन्हें साओल भोजन ही खिलाते हैं। एक बार जब मित्र और रिश्तेदार भोजन के स्वाद और स्तर को अच्छा पाते हैं तो वे तत्काल सराहना करते हैं। वे सन्देश आगे फैलाते हैं। इस प्रकार जागरूकता बढ़ती है।

यही HRE के लिए भी सत्य है। मेरे रोगियों के अनेक रिश्तेदार और मित्र अब स्वास्थ्य पुनर्यौवन वाले व्यायाम शौक से नियमित रूप से करते हैं तथा उनके प्रति आभार प्रकट करते हैं।

अपनी हिस्ट्री शीट स्वयं भरें

नीचे एक प्रोफॉर्मा और नियमित रूप से भरनेवाले (लगभग पन्द्रह दिन में एक बार) वैरिएबल्स (Variables) दिया गया है :

नाम..

आयु..

कद..

वजन..

चार्ट के अनुसार सामान्य वजन......................................

लक्ष्य..

खतरे के कारक

असंशोधनीय :

- आयु..
- लिंग–पुरुष/स्त्री (मेनोपॉज के बाद)
- पुस्तैनी

संशोधनीय (निश्चित रूप से मापा जानेवाला)

आज के दिन आप हैं :

- रक्त चाप : आदर्श 120-80 /mmhg
- रक्त (सेरम) कोलेस्ट्रोल : आदर्श 130-160 mg /dl
- ब्लड ट्राइग्लिसराइड : आदर्श 60-120 mg/dl
- ब्लड शुगर फास्टिंग : आदर्श 70-100 mg/dl
- ब्लड HDL (अच्छा) कोलेस्ट्रोल : आदर्श 40 mg/dl से अधिक
- ब्लड शुगर पी.पी (भोजोपरान्त) : आदर्श 120-140 mg/dl
- शरीर का वजन : आदर्श

संशोधनीय (निश्चित रूप से मापा न जा सकनेवाला)

- व्यायाम : कम/सन्तोषजनक/अच्छा
- तनाव : कम/मध्यम/पर्याप्त
- फाइबर इनटेक : कम/ठीक-ठीक/काफी अच्छा
- तेल शून्य भोजन : सख्ती से पालन। कुछ कमियां/काफी कमियां
- धूम्रपान, तम्बाकू : नहीं/कुछ-कुछ
- शराब : नहीं/एक बार/एक से अधिक बार
- मांसाहार : नहीं/एक बार/दो बार
- दूध और दुग्ध उत्पादन : 200 मिलीलीटर दूध/अधिक

अ प्रकार व्यवहार अंक गणना

अ प्रकार के व्यवहार का स्वयं मूल्यांकन
(ग्लेजर तनाव-नियन्त्रण जीवन-पद्धति प्रश्नावली)

		1 2 3 4 5 6 7	
1.	चीजों को अस्थाई रूप से अधूरा छोड़ने से चिन्ता नहीं होती	□□□□□□□	चीजों को एकदम समाप्त करना चाहिए
2.	मिलने के तय किए समय के बारे में शान्त और जल्दी नहीं	□□□□□□□	मिलने के लिए तय किए समय पर कभी देर से नहीं पहुंचते
3.	प्रतियोगी नहीं	□□□□□□□	हद से ज्यादा प्रतियोगी
4.	अच्छी तरह सुनते हैं, दूसरे को बोलने देते हैं	□□□□□□□	दूसरों के बोलने से पहले ही बोल पड़ते हैं
5.	दबाव में घबराहट नहीं	□□□□□□□	हमेशा जल्दी में
6.	शान्ति से प्रतीक्षा कर सकते हैं	□□□□□□□	प्रतीक्षा करते हुए बेचैनी
7.	एक समय एक काम करते हैं	□□□□□□□	एक समय एक से ज्यादा काम करने की कोशिश! आगे क्या करना है इसके बारे में विचार करते हैं।
8.	धीरे और सोचकर बोलते हैं	□□□□□□□	उत्साह और शक्ति से बोलते हैं। (हाव-भाव का काफी इस्तेमाल)
9.	दूसरों के बदले स्वयं को सन्तुष्ट करने की चिन्ता	□□□□□□□	अच्छे काम के लिए दूसरों से तारीफ की चाह
10.	चीजों को धीमे से करते हैं	□□□□□□□	खाना-पीना सब जल्दी में करते हैं
11.	भावनाओं को खुलकर प्रकट करते हैं	□□□□□□□	भावनाओं को दबाते हैं

12.	बहुत सारी दिलचस्पियां हैं	□□□□□□□□	काम को छोड़कर बहुत कम दिलचस्पी
13.	काम से सन्तुष्ट	□□□□□□□□	महत्त्वाकांक्षी, काम में तेजी से आगे बढ़ने की चाह
14.	कभी समय-सीमा तय नहीं करते	□□□□□□□□	स्वयं के लिए समय-सीमा अक्सर तय करते हैं
15.	नम्बरों की दृष्टि से कभी फैसला नहीं करते	□□□□□□□□	अक्सर नम्बरों की दृष्टि से (कितने और कितना) फैसला करते हैं
16.	सीमित जिम्मेदारी का अहसास	□□□□□□□□	जिम्मेदारी का हमेशा अहसास
17.	काम के बारे में सामान्य	□□□□□□□□	काम को संजीदगी से लेते हैं और घर तथा सप्ताहान्त पर भी काम करते हैं
18.	काम बिल्कुल सही नहीं कर पाते	□□□□□□□□	काम बिल्कुल सही, बारीकियों पर जोर
19.	स्वयं को सन्तुष्ट करने का प्रयत्न	□□□□□□□□	काम के पहचान की चाह
20.	बेपरवाह	□□□□□□□□	सख्त मेहनती

आपका योग ए/बी अंक गणना

अंक गणना

40-50 = बी$_2$, मस्त और निश्चिन्त
51-60 = मध्यम वर्ग का प्रकार ब, हालात का ठीक से सामना
61-80 = न प्रकार अ न प्रकार ब किन्तु स्वस्थ अ ब
81-100 = मध्यम वर्ग का प्रकार अ
101-140 = उग्र प्रकार का अ—कॉरोनरी सम्भावित

हृदय रोग के खतरे के कारकों की अंक गणना

यह हृदय रोग के खतरे के कारकों की विस्तृत अंक गणना करना है। हृदय रोग के खतरों को विस्तृत रूप से मापने का विशेष प्रकार है। यह अवरोधों के संचित खतरे का प्रतिनिधित्व करता है। यदि खतरा कम है तो उससे मुक्ति की ज्यादा सम्भावना है।

कृपया अपने अंक स्वयं भरकर गणना कीजिए और पता लगाएं कि आप कहां हैं?

भाग्य	आपके अंक
A. पुरुष = 10 स्त्री = 5 स्त्री = 10	
B. आयु 60 से ऊपर =10 50-59 = 8 40-49 = 6 30-39 = 4 23-29 = 2	
C. CHD/ उच्च रक्तचाप(PM)/ मधुमेह (PM) का पारिवारिक इतिहास दोनों माता-पिता = 20 माता-पिता में से एक = 15 भाई/बहन = 10 अन्य सम्बन्धी = 8 यदि CHD+HT = +2 + DM = +2	

भाग्य			आपके अंक
D.	शहर निवासी बड़ा शहर (मेट्रो) छोटा मेट्रो कस्बा गांव	 = 20 = 15 = 10 = 5	
E.	दो वर्ष या उससें ज्यादा हृदय रोग उच्च रक्तचाप मधुमेह HT और DM, दोनों	 = 20 = 15 = 15 = 20	
F.	व्यवसाय/नौकरी तनावग्रस्त ठीक-ठाक कम तनाव मजेदार	 = 20 = 16 = 10 = 5	

आदतें			आपके अंक
A.	धूम्रपान = काफी > 30 या तम्बाकू मध्यम वर्ग 10-30 कम 1-10 पहले नहीं	= 20 = 15 = 10 = 5 = 0	
B.	शराब रोज सप्ताह में 2 से 6 दिन सप्ताह में एक बार या कम नहीं	 = 10 = 8 = 6 = 0	

आदतें	आपके अंक
C. शाकाहारी = 5 मांसाहारी = 15 कभी-कभी मांसाहार = 10	
D. तेल की प्रतिदिन खपत 10 चम्मच से अधिक = 20 5-10 चम्मच = 15 कम = 10 नहीं = 10	
E. खपत मक्खन = 3 पनीर = 3 आइसक्रीम = 3 चॉकलेट = 3 फास्ट फूड = 3	
F. (6-7 दिन) नियमित खपत सलाद = (-) 10 हरी सब्जी = (-) 5 फल = (-) 5	
G. नियमित रूप से (6-7 दिन) तले खाने समोसा, पकौड़ा = 4 बर्गर = 4 परांठा = 4 पूरी = 4 कचौरी = 4	
H. दूध की खपत एक दिन में 1 लीटर = 15 500-990 मिली = 10 500 से कम = 5 मलाई रहित दूध = -2	

	मनोवैज्ञानिक	आपके अंक
A.	प्रकार ए = अंक 100+ = 20 70-90 = 15 60-70 = 10 60 से कम = 0	
B.	खंड विश्लेषण = समस्या धन = 5 कार्य = 5 परिवार = 5 प्रेम = 5 समाज = 5 अध्यात्म = 5 नफरत = 5	
C	पति/पत्नी की शिक्षा/कार्य व्यावसायिक = 5 शिक्षक/क्लर्क की नौकरी = 3 गृहिणी = 2	
D	स्वयं के तनाव को मापना = 0-10	
E	ओवर लोड विश्लेषण काम = 4 समय = 4 सूचना = 4 आवश्यकता = 4 अस्वस्थता = 4	
F	परिवार के साथ परस्पर सम्बन्ध पति/पत्नी = 5 बच्चे = 5 माता-पिता = 5 शेष = 5	

एन्थ्रोपोमेट्रिकल और मेडिकल			आपके अंक
A	वजन = + 20 kg + 10kg + 5 kg	= 20 = 10 = 5	
B	बीच का मोटापा ज्यादा मोटा कम नहीं	 = 10 = 5 = 0	
C	मुड़ी हुई चमड़ी की मोटाई = 10 मिमी. से ज्यादा = 5 मिमी. 2 मिमी.	 = 10 = 5 = 2	
D	रक्तचाप सिस्टॉलिक > 200 > 140-200 > 120-140	 = 20 = 10 = 5	
	डायस्टॉलिक > 130 > 100>129 > 90 > 80	= 220 = 15 = 10 = 5	
	शारीरिक आलस्य सैर > 5 किमी सैर 2-5 किमी < 2 किमी घर का काम या उससे कम कोई काम नहीं योग	 = -10 = -5 = 10 = 15 = 20 = -5	

बायोकेमिकल			आपके अंक
A	सेरम कोलेस्ट्रोल		
	< 150	= -5	
	150-180	= 5	
	180-200	= 10	
	200-245	= 20	
	> 245	= 30	
B	सेरम ट्राइग्लिसराइड		
	< 100	= 5	
	100-160	= 10	
	160-200	= 15	
	> 200	= 20	
C	HDL कोलेस्ट्रोल		
	> 50	= 5	
	40-50	= 10	
	30-39	= 15	
	20-29	= 20	
D	अनुपात		
	< 4	= 0-5	
	4.0-4.9	= 5	
	> 5	= 10	
E	मधुमेह		
	फास्टिंग > 120	= 10	
	100-120	= 6	
	< 100	= 2	
	पी.पी. > 200	= 10	
	150-199	= 6	
	< 150	= 4	
	< 120	= 2	

बायोकेमिकल	आपके अंक
F LDL कोलेस्ट्रोल > 200 = 10 150-199 = 5 130-149 =3 60-129 = 2	

आपके अंक

भाग्य
आदत
मनोवैज्ञानिक
एन्थ्रोपोमेट्रिकल/मेडिकल
बायोकेमिकल
योग

खतरे का विश्लेषण

अंक 400 से ज्यादा काफी खतरनाक	= 100%
200-400	= 33-99% खतरा है
200 तक	= पहले 33% ठीक-ठाक
(100-200 पलटने की रेंज)	
100 से कम	
लगभग कोई खतरा नहीं	= 0%

अनुसरण शीट

नाम..

साओल कोड नं...................................

कैम्प दिनांक............स्थान............

दवा : कोड और मात्रा	
1	7
2	8
3	9
4	10
5	11
6	12

दिनांक	दिन	सुबह	दोपहर	शाम	रात	SOS	रिमार्क

अनुसरण शीट

नाम..

साओल कोड नं......................................

कैम्प दिनांक...........................स्थान...........

योग और आहार

दिनांक	दिन	नब्जदर *	H.R.E. **	योगासन **	प्रेक्षा **	कायोत्सर्ग **	आहार ***	सैर **

* प्रति मिनट
** मिनटों में
*** क्या प्रतिबन्धों को अपनाया गया

जब भी आपसे गलती हो जाए उसे लिखें

इनसान गलती का पुतला है! हर व्यक्ति से जाने-अनजाने में गलती होती है। परन्तु यदि कभी आपके द्वारा निर्धारित या पहले से परिभाषित सीमा का उल्लंघन होता है तो सामान्य पर वापस लौट आओ। बहुत ज्यादा मजबूरी में ही नियमों का उल्लंघन करना चाहिए। बिल्कुल उल्लंघन न करना सम्भव ही नहीं है।

यदि आप साओल हार्ट प्रोग्राम के नियमों का भी उल्लंघन करते हैं तो उसका नोट बनाएं। कागज पर लिखने से गलती का अहसास हो जाता है। और आप आगे से अच्छा करते हैं।

मुझे याद है, मेरे एक रोगी ने शराब छोड़ने की मेरी सलाह को मानने से इनकार किया। वह यह मानता था कि शराब हृदय और स्वास्थ के लिए ठीक नहीं है और शराब के बिना भी बहुत लोग काफी खुश हैं। वह यह भी मानता था कि वह नहीं चाहेगा कि उसकी बीवी, बेटा या बेटी शराब पीना शुरू करें। पर उसने कहा, वह फिर भी शराब पिएगा। चूंकि वह मेरे नियन्त्रण में नहीं था, मैंने उससे केवल इतना-सा अनुरोध किया कि वह अनुसरण स्तम्भ में लिखे, जब भी वह शराब पिएगा। हर उस दिन जब वह शराब पिएगा, उसको केवल इतना लिखना होगा 'आज मैंने शराब पी'। यह अनुसरण स्तम्भ में उस दिन के आगे लिखना होगा।

उसको यह लिखने में झिझक हो रही थी। अन्ततः हम इस बात पर सहमत हो गए कि वह जब शराब पिएगा तो एक स्टार (*) का निशान स्तम्भ में लगाएगा। उससे अपेक्षा यह भी थी कि वह पन्द्रह दिन में एक बार मुझसे मिलेगा।

अगली बार जब वह मुझसे मिलने आया तो वह आहार का सख्ती से अनुसरण कर रहा था, परन्तु उसके चार्ट में बारह स्टार थे। अगली बार जब वह आया तो केवल चार स्टार थे। लगभग दो महीनों के बाद उसके चार्ट में कोई भी स्टार नहीं था। उसने शराब पीना पूरी तरह छोड़ दिया। यह प्रयोजन है अनुसरण न करने को लिखने का।

कभी-कभी मैं अपने रोगियों से वचन लेता हूं। यदि वह नियम तोड़े तो उसे सजा भुगतनी पड़ेगी और अपनी गलती लिखनी होगी। मैंने उससे कहा कि

जब कभी वह कोई नियम तोड़ेगा तो उसको एक दिन के लिए अपना मनपसन्द आइटम छोड़ना पड़ेगा।

आपको जो पसन्द है उसकी सूची बनाए; और निर्णय कर लीजिए कि आप सजा के तौर पर एक दिन क्या करना चाहेंगे? यह समाचार पत्र नहीं पढ़ना, परफ्यूम नहीं लगाना, अपना मनपसन्द प्रोग्राम टेलीविजन पर नहीं देखना कुछ भी हो सकता है।

पति/पत्नी तथा निकट सम्बन्धियों के कर्त्तव्य एवं जिम्मेदारी

हृदय रोगियों को अपने जीवन साथी से बहुत ज्यादा सहयोग की जरूरत होती है। अधिकांश एनजाइना रोगी पुरुष होते हैं, उनकी औरतों और पत्नियों को कुछ निर्देश देने चाहिए जो इलाज के परिणाम पर गहरा प्रभाव डाल सकते हैं। मैंने अनेक पत्नियों को समय-समय पर दवाइयां देते हुए देखा है परन्तु इससे उनकी जिम्मेदारी समाप्त नहीं हो जाती। वे बहुत ज्यादा सहायक हो सकती हैं। आप क्या कर सकती हैं, यह जानने के लिए कृपया निम्नलिखित बिन्दुओं को पढ़िए :

- कृपया हृदय रोग के बारे में पूरी शिक्षा ग्रहण कीजिए। इस पुस्तक को ध्यान से पढ़िए या फिर साओल द्वारा प्रस्तुत कोर्स में शामिल होइए। यह सारी जानकारी पति या पत्नी के लिए सहायक होगी। कई जगहों पर वह गलत हो सकते हैं, तो आप ठीक कर सकते हैं।
- रोगी के अनुसरण करने में दिलचस्पी लीजिए, वे क्या कर रहे हैं, क्या करना चाहिए। अपना सुझाव दीजिए। यह उनकी सहायता करेगा।
- रोगियों को परोसे गए भोजन को खाने का प्रयत्न कीजिए। यह उनको खुश करेगा और अनुसरण करने की दर को बढ़ाएगा। यह आपको भी अपने स्वास्थ्य को सुधारने में सहायता करेगा। मैंने बहुत सारी बीवियों को केवल अपने पति के लिए खाना बनाते हुए देखा है। यद्यपि वे स्वयं मोटी हैं, उन्हें उच्च रक्तचाप है परन्तु फिर भी वे प्रोग्राम का अनुसरण नहीं करती हैं। यह हास्यास्पद है।
- रोगियों को गलतियों पर बार-बार मत डांटिए। न ही बार-बार गलतियों की तरफ इशारा कीजिए! इससे वे चिढ़ते हैं। संचार कौशल का इस्तेमाल करके उनकी गलतियों की तरफ प्यार से ध्यानाकर्षित करके गलती सुधारने का रास्ता सुझाइए। बार-बार की बेइज्जती रोगी को हठी बनाती है और यह उनके अहं को चोट पहुचाता है।

- सैर करने के लिए रोगी के साथ जाइए। साथ चलने से वे सन्तुष्ट महसूस करते हैं और उन्हें लगता है, उनकी चिन्ता हो रही है। मैंने देखा है कि बहुत से लोग इकट्ठा सैर करने से मानसिक रूप से एक-दूसरे के नजदीक आते हैं। वह अपनी समस्याओं के बारे में चर्चा करते हैं। अकेले में विचारों का आदान-प्रदान करते हैं इससे एक-दूसरे से लगाव बढ़ता है। पहले व्यस्तता के कारण उन्हें बातचीत के लिए ज्यादा समय नहीं मिलता था।
- यदि आप अपने जीवन-साथी के साथ मिलकर HRE, योगासन तथा ध्यान लगाते हैं तो वह आदर्श होगा।
- रोगी के मन में कभी डर या शक उत्पन्न मत कीजिए। शक की सूरत में पुस्तक में से सम्बन्धित अध्याय पढ़िए या फिर डॉक्टर से बात कीजिए। शान्ति बनाए रखिए! चिन्ता और भय को अनावश्यक रूप से उत्पन्न मत कीजिए।
- नियमित जांच पर जोर डालिए। सेरम लिपिड प्रोफाइल जांच हर तीन महीने बाद करना चाहिए। यदि रोगी को उच्च रक्तचाप रहता है तो कुछ दिनों में रक्त जांच कराया करें। सप्ताह में दो बार। मधुमेह के रोगी को पन्द्रह दिन में एक बार ब्लड शुगर मापना चाहिए।
- साओल हार्ट प्रोग्राम में मैं जीवन साथी, सम्बन्धियों तथा बच्चों की सहभागिता पर जोर देता हूं।
- याद रखिए! रोगी थोड़ा तनाव में होते हैं और चिड़े-चिड़े रहते हैं। आपको उनके साथ थोड़ा-सा ज्यादा समझौता करना होगा।
- मैंने बहुत से मामलों में देखा है कि बीवी अपने पति को थोड़ा तेल, मांस के टुकड़े या मिठाई लेने पर जोर देती है। परन्तु याद रहे, ये छोटी-छोटी खुशियां उनसे प्रेम के साथ बात करने से भी मिलेंगी, उनको टिप्पणी सुनने से या उनकी अच्छी देखभाल करने से भी मिलेंगी, गलत खाने पर जोर मत डालिए। बहुत-सी औरतों को मालूम भी नहीं है कि यह उनके पति के लिए नुकसानदेह है।
- गलत प्रकार से टिप्पणी मत कीजिए! कई बार मैंने इस प्रकार से टिप्पणी सुनी है : "आप कमजोर दिख रहे हो?", "आप पीले लग रहे हो।", "आप थके हुए लगते हो।" हमेशा सकारात्मक बात कीजिए। उपलब्धियों को सराहिए।
- रोगी को नियमित रूप से मीनू बदलकर भोजन परोसें। एक ही प्रकार

का खाना आहार को एक सुरा बनाता है। रोगी को व्यंजनों की लिस्ट दीजिए और पसन्द करने को कहिए!

- डाइनिंग टेबल पर सलाद को सजाकर रखने से भी भूख पर प्रभाव पड़ता है और भोजन करना सुहाता है। कृपया इन विषयों पर काम कीजिए।

रोग को पलटने के लिए मुझे जो मापदंड चाहिए

साओल सुझाव और सामान्य कार्डियोलॉजी की तुलना

उत्पन्न करने वाले कारक	सामान्य कार्डियोलॉजी का सुझाव	साओल का सुझाव
सेरम कोलेस्ट्रोल	130-200 mg/dl	130-160 mg/dl
सेरम ट्राइग्लिसराइड	60-160 mg/dl	120mg/dl से कम
सेरम HDL कोलेस्ट्रोल	30-60 mg/dl	40 mg/dl से अधिक
कोलेस्ट्रोल HDL अनुपात	4-5	4 से कम
सेरम LDL कोलेस्ट्रोल	30-130 mg/dl	100 mg/dl से कम
रक्तचाप सिस्टॉलिक	120-140 mm/hg	120 mm/hg या इससे कम
रक्तचाप डिस्टॉलिक	70-90 mm/hg	80 mm/hg या कम
ब्लड ग्लुकोज (फास्टिंग)	80-110 mg/dl	80-90 mg/dl.
ब्लड ग्लुकोज (पी.पी.)	120-160 mg/dl	110-130 mg/dl.
धूम्रपान/तम्बाकू सेवन	कम करना	एक दम बन्द
व्यायाम/सैर	करना चाहिए	कम-से-कम एक घण्टा
वजन	किसी भी चार्ट से 20-30% अधिक	भारतीय चार्ट से केवल 1-3kg अधिक
फाइबर इनटेक	कुछ तय नहीं	प्रतिदिन अच्छी मात्रा
तनाव	परिभाषित नहीं; उपलब्ध नहीं	अच्छी प्रकार परिभाषित
चर्बी का कुल सेवन	10-30% कैलोरीज	कुल कैलोरीज का 10%
दिखाई देनेवाली चर्बी का सेवन	पूफा, मूफा आदि	पाबन्दी
प्रतिदिन कोलेस्ट्रोल का सेवन	परिभाषित नहीं	10 mg/ दिन

हृदय रोग से मुक्त समाज की रचना करें

हृदय रोग मनुष्य निर्मित बीमारी है। यह अज्ञानता में से जन्मी बीमारी है। यह इसलिए क्योंकि हम तनाव को समझने में और प्रसन्नता को उत्पन्न करने में असफल रहे हैं। यह इसलिए भी है क्योंकि हम अपने स्वास्थ्य की तरफ ध्यान देने में बड़ी भूल कर बैठे हैं। मैं अक्सर सोचता हूं कि क्या एक ऐसे समाज को रचना मुमकिन है जहां दिल की बीमारी न हो।

मेरे पास काफी सबूत हैं कि ऐसा समाज सही जानकारी से रचा जा सकता है। पिछले तीन दशकों में यूरोप और अमरीका में हृदय रोगियों की संख्या में कमी आई है। हाल ही में संयुक्त राज्य अमरीका में बाईपास सर्जरी की संख्या में कमी आई है। यह तब तक सम्भव हुआ जब लोगों ने सही खाना और नियमित व्यायाम करना शुरू किया। इसके लिए लगातार एवं व्यापक प्रयत्न करने की आवश्यकता है। वहां पर बिक रहे खाने पर कैलोरीज सैचुरेटिड फेट और कोलेस्ट्रोल सब अलग-अलग लिखा होता है ताकि लोग अपना खाना चुन सकें। शाकाहारी भोजन धीरे-धीरे फैशन बन रहा है।

दिल्ली और अन्य राज्यों में साओल केन्द्र

दिल्ली (मुख्य कार्यालय)

फार्म नं0.5, वेस्टेण्ड डी.एल.एफ, माण्डी रोड, छतरपुर नई दिल्ली–110030,

फोन न: 9811050427, 26802686, 26802685, 26802684

E-mail : info@saaol.com; **Website : www.saaolheartcenter.com**

- **दिल्ली (मुख्य कार्यालय)** : फार्म न. 5, वेस्टेण्ड डी.एल.एफ., माण्डी रोड, छत्तरपुर, नई दिल्ली–110 030 फोन :011–26802684, 26802685, 26802686, 9811050427
- **दक्षिणी दिल्ली** : 14/84, विक्रम विहार, लाजपत नगर–4 नई दिल्ली – 110024, फोन : 011–41641892, 26235168
- **पूर्वी दिल्ली** : 61, डिफेन्स इन्कलेव, विकास मार्ग दिल्ली–110 092, फोन :011–22422082, 43082788
  उत्तरी दिल्ली : ए–31, सरस्वती विहार, दिपाली चौक (निकट रानी बाग पुलिस थाना) पीतमपुरा दिल्ली–110034 फोन : 011–27012024, 46261879
- **केन्द्रीय दिल्ली** : एफ–272, न्यू राजेन्द्र नगर, शंकर रोड, अंध विद्यालय के पास, नई दिल्ली–110 060 फोन : 011–49061552, 28745611
- **द्वारका** : फ्लैट नंबर 238 ए पाकेट–1 सेक्टर 7, द्वारका, नयी दिल्ली पिन –110075 मोबाइल : 8383077606
- **फरीदाबाद:** हाउस नंबर 1185, सेक्टर–19, पफरीदाबाद (हरियाणा) पिन 121002 मोबाइल 9312269050, 8383077606

- **जालंधर**
- **पटियाला**
- **अजमेर**
- **बीकानेर**
- **श्रीगंगानगर**
- **सिरसा**
- **जयपुर –1**
- **कोटा**
- **सीकर**
- **हरिद्वार**
- **हल्द्वानी**
- **चैन्नई–1**
- **चैन्नई–2**
- **त्रिचि**
- **कोयम्बटूर**
- **हैदराबाद–1**
- **विजयवाड़ा**
- **भुवनेश्वर**
- **त्रिवेन्द्रम**
- **विजाग**
- **मुम्बई**
- **बोरिवली**
- **कल्याण**
- **गोवा**
- **ठाणे**
- **पनवेल**
- **पुणे**
- **नागपुर**
- **अहमदाबाद – 1**
- **अहमदाबाद – 2**
- **सूरत–1**
- **सूरत–2**
- **नवसारी**
- **आनंद**
- **भोपाल**
- **इन्दौर**
- **वडोदरा**
- **रायपुर**
- **भीलवाड़ा**
- **कोलकाता**
- **जमशेदपुर**
- **राँची**
- **गुवाहाटी**
- **ढांका (बांग्लादेश)**
- **काठमाण्डू (नेपाल)**
- **भिलाई**

अन्य राज्यों में साओल केन्द्र

मुम्बई

रोहित बिल्डिंग, भूतल, जे.डब्ल्यू. मॉरिट होटल के सामने, जुहू, मुम्बई– 49,

फोन : 9322049498, 09819809068,

बोरिवली

विक्ट्री हाउस, सुविदया स्कूल के पीछे, सी. के. पी. बैंक के पास, गोरई–1,

बोरिवली (वेस्ट) मुम्बई –400092

फोन : 09769210590

बंग्लुरू– 1

न.16, 17 'ए' क्रास, भुवनेशवरी नगर केम्पापुरा हिब्बल, कॉफी बोर्ड लेआउट

प्ले ग्राउण्ड के सामने, बंग्लुरु–560 024,

फोन : 080–22330072, 23620072, 09243400453

बंग्लुरू–2

मकान न.1135, 18 कोर्स, 24 मैन, बानासंकारी 2 स्टेज, पास में झप्डड

मेडिकल कॉलेज, बंग्लुरू–560024, फोन : 07899865554

बंग्लुरू–3

3/2, 2 मैन, मुन्नेकोलाल, लक्ष्मीनारायण मंदिर के पास, मैराथलली,

बंग्लुरू–560037

फोन : 7022621554, 7338495454

लखनऊ

एच डी–68, सेक्टर– आई, जानकीपुरम,(पास में आकांछा परिसर) पीछे एस बी

आई एटीएम, लखनऊ 226021, (उत्तर प्रदेष)

फोनः 0522–2730555, 9792507709

वाराणसी

प्लाट न.–52, वास्तु कुंज, लेन न.–6, श्रीराम नगर कालोनी,डी.एल.डब्लू. रोड,

वाराणसी–221109 फो. : 07380830585, 09473607942

पटना

शन्तिनिकेतन,बोरिंग–पाटलीपुत्रा रोड (सी. आई. एस. एफ. ऑफिस के ठीक

सामने), पटना–800013

फोन:0612–2273951, 09334123951, 8084264842ए 06122273951

लुधियाना

51, सतगुरू नगर, विरका मिल्क प्लान्ट के सामने, फिरोजपुर रोड़, लुधियाना

फोन. 9811080374, 9818162030

कोलकाता

65/4ए, फ्लैट न. 1ए, सरत बोस रोड कोलकाता–25,

फोन : 033–24545981, 9330870713

+91-9811050427 | www.youtube.com/channel/UCMcdocmS8t-0EURE8uvadA | https://twitter.com/drsaaol | www.facebook.com/Saaols

सॉओल हार्ट सेन्टर (मुख्य कार्यालय)

फार्म नं0.5, वेस्टेण्ड डी.एल.एफ, माण्डी रोड, छतरपुर नई दिल्ली–110030,

फोन नः 9811050427, 26802686, 26802685, 26802684

E-mail : info@saaol.com; **Website : www.saaolheartcenter.com**